U0214035

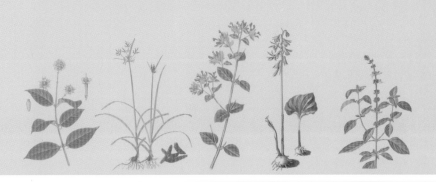

中国中草药

三维图典

第1册

叶华谷 李书渊 曾飞燕 刘运笑 叶育石 主编

SPM 南方出版传媒

广东科技出版社 | 全国优秀出版社

·广 州·

图书在版编目（CIP）数据

中国中草药三维图典（第1册） / 叶华谷等主编.
—广州：广东科技出版社，2015.4
ISBN 978-7-5359-6094-8

Ⅰ．①中… Ⅱ．①叶… Ⅲ．①中草药—图谱
Ⅳ.①R282-64

中国版本图书馆CIP数据核字（2015）第052293号

中国中草药三维图典（第1册）

Zhongguo Zhongcaoyao Sanwei Tudian（Diyice）

责任编辑：杜怡枫
封面设计：林少娟
责任校对：杨峻松　陈　静　陈素华　吴丽霞　黄慧怡
责任印制：任建强
出版发行：广东科技出版社
　　　　　（广州市环市东路水荫路11号　邮政编码：510075）
http://www.gdstp.com.cn
E-mail: gdkjyxb@gdstp.com.cn（营销中心）
E-mail: gdkjzbb@gdstp.com.cn（总编办）
经　　销：广东新华发行集团股份有限公司
排　　版：广州市友间文化传播有限公司
印　　刷：广州市岭美彩印有限公司
　　　　　（广州市荔湾区花地大道南海南工商贸易区A幢　邮政编码：510385）
规　　格：889mm×1 194mm　1/16　印张18.75　字数600千
版　　次：2015年4月第1版
　　　　　2015年4月第1次印刷
定　　价：138.00元

编辑委员会

本书承

　　"中国科学院战略生物资源科技支撑体系运行专项（CZBZX-1）、财政部战略生物资源科技支撑运行专项（KSCX2-YW-Z-1004）、植物园国家标准体系建设与评估（Y421051001）、植物园迁地保护植物编目及信息标准化（2009FY120200）、中国植物园联盟建设（KFJ-1W-NO1）、科技部基础性专项植物园迁地保护植物编目及信息标准化（2009FY120200）与植物园迁地栽培植物志编撰（2015FY210100）、广东省数字植物园重点实验室" 项目资助出版。

内容简介

　　《中国中草药三维图典》共4册，本书为第1册，共收录191味常见中草药。为了多维度、全方位地反映中草药的形态特征、生长习性和药材鉴别要点，配有多角度拍摄和手绘的820余幅彩色图片；为系统反映中草药应用，本书还编排了各品种的功能主治、用法用量、附方等内容。

　　原动植物图、手绘图和药材图三图合一，联袂呈现，"三位一体"是本套书的最大特色和独创的表现形式。拍摄的植物彩色图片，生动地反映了植物不同生长期的原貌；植物科学画师在植物生境现场观察、解剖后描摹，为原植物进行"写真"，制作标准图片，艺术地再现了中草药的风貌；高清晰度的药材图片，科学地呈现了药材的显著鉴别特征。

　　本书可供广大中医药从业人员及爱好者、植物野外观察爱好者和植物手绘人员使用。

前　言

　　中医中药是中华民族文化的瑰宝，数千年来，她为中华民族的繁衍、昌盛起着非常重要的作用。中华民族使用中草药防病治病历来已久，迄今已有五千余年，为人类的发展做出了特有的贡献。

　　由于中草药使用历史悠久，分布地域广阔、种类繁多、来源复杂，加之历史医学著作多有良莠，以及民间习惯用药等诸多因素，同名异物与同物异名现象普遍存在，新异品种也在不断涌现，致使业界众说纷纭，中草药质量也参差不齐。

　　编者为全面反映本套书所载中草药的原动植物的生长环境和习性，系统地介绍中草药的来源情况，厘清近似种及易混淆种的区别要点，历尽艰辛，跋山涉水，足迹遍布大江南北。在原植物生境地拍摄了大量的原色图片，生动地反映了植物不同生长期的原貌；一批植物科学画师现场观摩、临摹，为原植物进行"写真"，制作标准图片，精确地反映植株和器官的形态特征，艺术地再现了中草药的风貌；拍摄了高清晰度的药材图片，科学地呈现了药材的显著鉴别特征。负责中草药应用的专家查阅了大量资料，悉心纂写，历叙各药的别名、来源、动植物特征、生境、分布、采集加工、药材性状、性味归经、功能主治、用法用量、注意、附方和附注等。

　　本书力求以全球视野来描述中草药的生境分布和历史沿革，同时 又结合当代科研成果，希望能为中草药资源保护和科学利用提供参考使用。

　　由于中草药种类繁杂，加上编者的知识水平等方面的原因，书中错漏之处在所难免，祈盼海内外同道、读者批评指正，以便今后改正。

《中国中草药三维图典》编辑委员会

2015年2月

目录

一 全草类

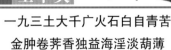

一九三土大千广火石白自青苦
金肿卷荠香独益海淫淡葫薄

二 根及根茎类

三 茎木类

四 皮类

五合牡苦鸭黄救紫

五 叶类

艾石芙侧桑假紫

六 花类

丁千广水鸡谷金剑洋扁素菊野葛槐

七 果实及种子类

山川广女木车牛巴瓜芒华红苍吴
佛余诃补苦使屈草荔南相枳柿
香益绿楮粤路蔓槟樟橙

八 藻类及菌类

广红灵茯雷蝉

九 其他类

五艾海

凡 例

一、本书共收录191味常见中草药。按中草药的药用部位进行编排，即全草类（30味）、根及根茎类（64味）、茎木类（19味）、皮类（8味）、叶类（7味）、花类（16味）、果实及味子类（38味）、藻类及菌类（6味）和其他类（3味）。

二、本书以中草药的正名或习用名为辞目，按顺序可列有：别名、来源、动植物特征、生境、分布、采集加工、药材性状、性味归经、功能主治、用法用量、注意、附方和附注等13个条目，资料不全的条目从略。

三、本书中绝大多数中草药附有原动植物、手绘和药材等3类彩色图片。对于有多来源的中草药图片均标明了其原动植物来源，而只有一种来源者则不标明。

四、部分手绘图包括原动植物全貌（或局部）和药材识别特征，在图片中分别标明。

五、药材性状条目下，对于有多来源的药材品种按来源分别叙述，详细描述常用的代表品种，其他来源的品种多仅反映与首选品种的不同之处。

六、药材图片的放大比例均附有比例尺。

七、凡有毒性的中草药，均在性味归经条目内注明。非毒性的中草药则不再标明。

八、用法先列内服法，后列外用法，除另有规定外，用法系指水煎内服。剂量以克（国际计量单位）为单位，如无特别说明，书中用量均为成人一日量，应用时需灵活掌握，但对有毒性的药物用量则须慎重。

九、品种项下收载的内容统称为正文。正文中来源于同一药用部位的中草药，按中文名笔画顺序排列，同笔画数的字按起笔笔形一 丨 丿 丶 乛 的顺序排列。

十、附注收录的药材图片均另行标注，但本条目中的原动植物拉丁名不突出标示，以区别于正文。

十一、本书附有中文名索引和拉丁名索引。

十二、本书附方仅供读者参考，需要时须咨询中医师，在中医辨证论治后使用。

全草类

QUAN CAO LEI

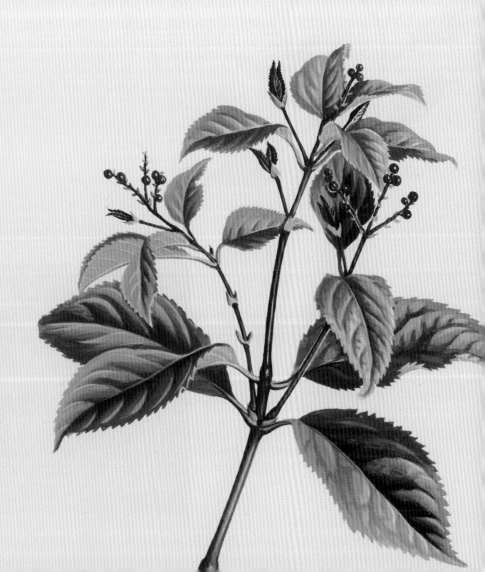

一枝黄花

【别　名】粘糊菜、破布叶、金柴胡。

【来　源】本品为菊科植物一枝黄花**Solidago decurrens** Lour. 的全草。

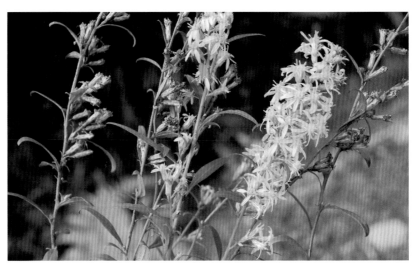

【植物特征】多年生草本。高达100cm。茎单一，不分枝或少分枝，紫红色。叶互生，下部叶常椭圆形或披针形，长4~7.5cm，宽1.5~4cm，基部渐狭，边缘有锯齿，具长柄，

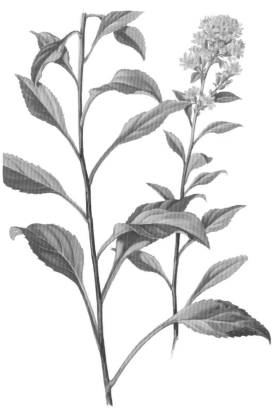

西、四川、贵州、湖南、湖北、广东、广西、云南、陕西、台湾等地。

【采集加工】夏秋采收，将全草晒干。

【药材性状】本品长30~100cm。茎圆柱形，直径0.2~0.5cm，黄绿色、灰棕色或暗紫红色，有直线纹，上部被毛，基部簇生根须；质脆，易折断，断面纤维性，有髓。叶多皱缩或破碎，完整叶片展平后呈椭圆形或披针形，长4~7cm，基部骤狭下延，全缘或有不规则疏锯齿。头状花序直径约0.7cm；总苞片数层，卵状披针形；舌状花为黄色，但常脱落，多皱卷扭曲。瘦果细小，冠毛黄白色。气微香，味微苦、辛。以叶多、色绿者为佳。

【性味归经】味苦、辛，性平；有小毒。归肺经、肝经。

【功能主治】清热解毒，疏散风热。用于上呼吸道感染，咽喉肿痛，小儿疳积。可治疗扁桃体炎，支气管炎，

肺炎，肺结核咯血，急、慢性肾炎。外用治跌打损伤，毒蛇咬伤，乳腺炎，痈疖肿毒。

【用法用量】用量9~30g。外用适量，鲜品捣烂敷患处，或水煎浓汁外搽。

【注　意】孕妇忌服。

【附　方】

❶上呼吸道感染、肺炎：一枝黄花9g，一点红6g，水煎服。

❷上呼吸道感染、扁桃体炎、咽喉炎、疮疖肿毒：一枝黄花冲剂，每次服6g，每日2次。

❸扁桃体炎：一枝黄花、白毛鹿茸草各30g，水煎服。

❹小儿喘息性支气管炎：一枝黄花、酢浆草各15~30g，干地龙、枇杷叶各6g，冰糖适量，水煎服。每日1剂，分2次服。

❺肺结核咯血：一枝黄花60g，冰糖适量，水煎服。每日1剂，分2次服。

上部叶无柄或具短柄，全缘或近全缘。头状花序鲜黄色，直径5~8mm，常1~4个聚于一腋生短的总梗上或多数结成带叶的顶生圆锥花序式；总苞片狭，数层；舌状花一层，雌性，管状花多数，两性；花托无毛。瘦果长约2mm，冠毛白色。花、果期8—10月。

【生　境】生于草坡、路旁或林缘等处。

【分　布】江苏、浙江、安徽、江

九头狮子草

【别　名】九节篱、辣叶青药。

【来　源】本品为爵床科植物九头狮子草Peristrophe japonica（Thunb.）Bremek.的全草。

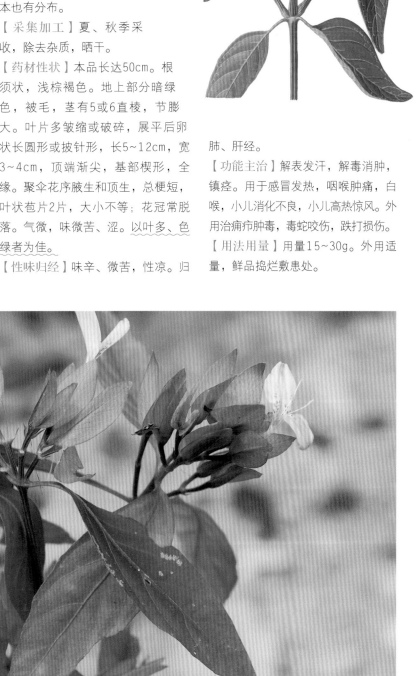

【植物特征】直立或基部外倾的草本。高30~80cm。茎有6或5钝棱，近无毛。叶对生，有柄，叶片纸质或薄纸质，通常为卵状长圆形或卵状椭圆形，长5~12cm，宽3~4cm，顶端渐尖，基部楔尖，全缘。花序顶生和腋生，由2~8个头状聚伞花序组成；聚伞花序有花数朵，但通常仅1朵发育；总苞状苞片2，对生，椭圆形至卵状长圆形，一大一小，长1.5~2.5cm；萼5裂几达基部，裂片钻状，长约3mm；花冠淡紫红色，长2.5~3cm，疏被短柔毛，冠管纤细，檐部二唇形，上唇伸展，近椭圆形，下唇近直立或上部微外折，3浅裂；雄蕊2，生喉部，药室2，线形，一上一下，均无距。蒴果长1~1.2cm，下部收缩成柄状，开裂时胎座不弹起。花期夏秋季。

【生　境】生于路旁、草地或林下阴处。

【分　布】福建、江西、湖南、湖北、广东、广西、贵州等地。日本也有分布。

【采集加工】夏、秋季采收，除去杂质，晒干。

【药材性状】本品长达50cm。根须状，浅棕褐色。地上部分暗绿色，被毛，茎有5或6直棱，节膨大。叶片多皱缩或破碎，展平后卵状长圆形或披针形，长5~12cm，宽3~4cm，顶端渐尖，基部楔形，全缘。聚伞花序腋生和顶生，总梗短，叶状苞片2片，大小不等；花冠常脱落。气微，味微苦、涩。以叶多、色绿者为佳。

【性味归经】味辛、微苦，性凉。归肺、肝经。

【功能主治】解表发汗，解毒消肿，镇痉。用于感冒发热，咽喉肿痛，白喉，小儿消化不良，小儿高热惊风。外用治痈疖肿毒，毒蛇咬伤，跌打损伤。

【用法用量】用量15~30g。外用适量，鲜品捣烂敷患处。

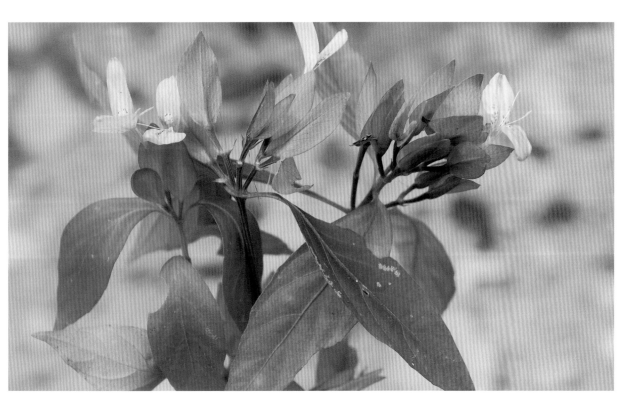

九层塔

【别　名】光明子、九层塔、香草。

【来　源】本品为唇形科植物罗勒Ocimum basilicum L. 的带果穗全草。

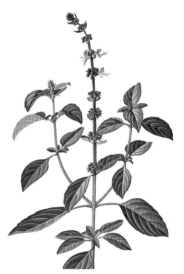

【植物特征】一年生直立草本。高30~80cm。主根圆锥状；茎方柱状，上部被倒生微柔毛，绿色或浅紫色。叶对生，纸质，卵形至卵状长圆形，长2.5~5cm，宽1~2.5cm，顶端钝或短尖，基部渐狭或楔尖，边缘有不规则牙齿或近全缘，两面无毛；叶柄长约1.5cm，上部常有狭翅。花紫色或白色，排成顶生总状花序；苞片小，常有颜色；花梗在结果时明显下弯；花萼阔钟状，长约4mm，萼管短，上唇中裂阔最大，近圆形，内凹，边缘下延至萼管，下唇裂片披针形，具刺状尖头；花冠长约6mm，唇片外面被微柔毛，上唇近相等的4裂，下唇长圆形，全缘，下倾；雄蕊4，后雄蕊花丝基部有齿状附属体，花药汇合成1室。果萼长达8mm，脉纹显著，下倾；小坚果卵珠状，长2.5mm，黑褐色，种脐白色。花期6—9月；果期9—11月。

【生　境】生于村边、路旁或空旷地，多为栽培。

【分　布】香港、台湾、广东、广西、福建、江西、安徽、江苏、浙江、湖南、湖北、河北、吉林、新疆等地。非洲至亚洲温暖地带均有分布。

【采集加工】夏、秋季采收带果穗的全草，晒干。

【药材性状】本品长40~80cm。茎方柱形，直径0.3~0.5cm，老茎达1cm，紫色或黄紫色，有倒生柔毛；折断面纤维状，有白色的髓。叶片多已脱落。花数朵簇生于茎枝上部节上，宿萼黄棕色，间断排列成5~9层（故称九层塔）。气芳香，有清凉感。以茎细、果穗长、气芳香者为佳。

【性味归经】味辛，性温。归肺、脾、大肠、胃经。

【功能主治】发汗解表，祛风利湿，散瘀止痛。用于风寒感冒，头痛，胃腹胀满，消化不良，胃痛，肠炎腹泻，跌打肿痛，风湿关节痛。外用治蛇咬伤，湿疹，皮炎。

【用法用量】用量9~15g。外用适量，鲜品捣烂敷患处或煎水洗患处。

【附　方】骨折：九层塔2份，朱砂根、杜仲藤（夹竹桃科）各1.5份，小蜡树4份，蔓胡颓子1份，共研为细末。取药末适量，加酒调成糊状，放入锅内蒸10~15分钟后，取药置于纱布上，骨折复位后敷患处，然后用小夹固定，每日或隔日换药1次，直至有少量骨痂出现为止，一般换药5~7次即可。换药前先洗净患处，以免发生皮炎。

【附　注】疏毛罗勒Ocimum basilicum L. var. pilosum (Willd.) Benth.和巨罗勒Ocimum basilicum L. var. majus Benth. 均为罗勒的栽培变种，广东等部分省区作香料植物栽培，能否入药，未见记载。罗勒的种子（光明子）也入药，用于目赤肿痛，角膜薄翳。

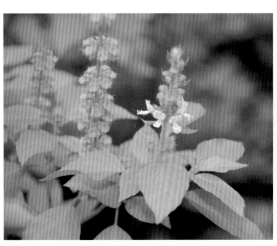

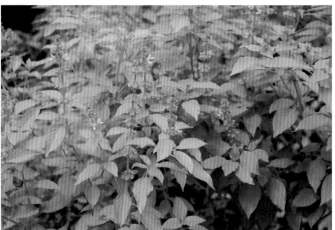

三白草

【别　名】塘边藕、白面姑、白舌骨。

【来　源】本品为三白草科植物三白草**Saururus chinensis** (Lour.) Baill的全草。

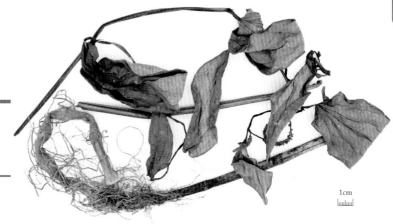

1cm

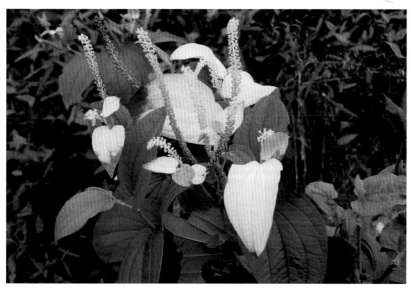

归肺经、膀胱经。

【功能主治】清热解毒，利水消肿。治尿路感染及结石，肾炎水肿，白带。外用治疗疮脓肿，皮肤湿疹，毒蛇咬伤。

【用法用量】用量15~30g。外用适量，鲜品捣烂敷患处。

【附　方】

❶腹肌脓肿：鲜三白草根90~120g，水煎服；适量鲜品捣烂敷患处。

❷肝癌：三白草根、大蓟根各90~120g，分别煎水，去渣后加白糖适量饮服，上午服三白草水煎液，下午服大蓟根水煎液。

❸尿路感染：三白草100g，车前草50g，水煎服。

【植物特征】多年生湿生草本。茎下部伏地生根，上部直立或斜升，高30~80cm，除花序外全株无毛。叶纸质，阔卵形至阔披针形，长9~14cm，宽4~7cm，顶端渐尖至短尖，基部心形，有时稍偏斜，绿色，但生于茎顶部的2或3片为白色；基出脉5条，网脉明显。叶柄与托叶合生成鞘状，略抱茎。总状花序花，与叶对生，长8~15cm，总花梗稍肉质，密被短柔毛；苞片匙形，长约3mm，贴生花梗基部；花被退化；雄蕊6枚；心皮3~4枚；花柱4枚，离生。蒴果圆球形，果实成熟时分裂为3或4个近球形的分果，直径约3mm，表面有疣状突点。种子球形，有光泽。花期4—6月。

【生　境】生于低湿沟边、塘边或溪边。

【分　布】河北、河南、山东及我国长江以南各地。日本、菲律宾、越南也有分布。

【采集加工】夏、秋季采收，将根及根茎或全草洗净、晒干。

【药材性状】本品匍匐茎圆柱形，稍弯曲，有分枝，长短不等，表面灰褐色或棕褐色，粗糙，有直纹，节上生须根，节间长约2cm；质坚而脆，易折断，断面灰白色，粉质。直立茎有纵沟4条，一条较宽大，断面黄色，纤维质，中空。叶片常卷缩，卵形或卵状披针形，长4~15cm，宽2~10cm，基部心形，全缘，基出脉5条，近枝顶的2~3片叶常为白色；叶柄有直纹。总状花序于枝顶与叶对生；花小，棕褐色。蒴果近球形。气微，味淡。以根黄者为佳。

【性味归经】味甘、辛，性寒。

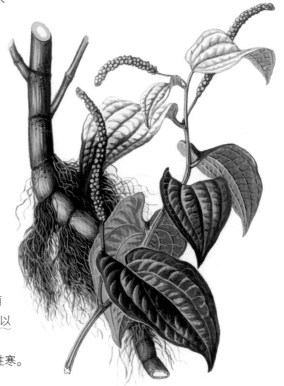

土茵陈

【别　名】白花茵陈、五香草。

【来　源】本品为唇形科植物牛至Origanum vulgare L. 的地上部分。

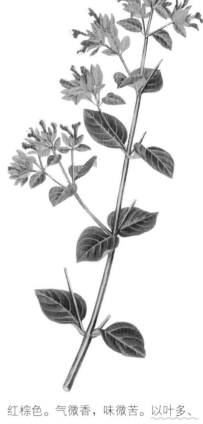

【植物特征】多年生草本或亚灌木。高25~70cm。茎多条，自根茎丛出，直立或基部卧地，方柱状，稍带紫色，被弯曲短柔毛，各节均有一对分枝。叶对生，近纸质，卵圆形或长圆状卵形，长1~4cm，宽0.4~1.5cm，顶端钝，基部楔尖、近圆形至微心形，全缘或有疏离小锯齿，上面常染紫晕，两面均被毛和腺点；叶脉上面不明显，侧脉每边3~4条，背面凸起。花紫红色、淡红色或白色，杂性，排成顶生、稠密多花的伞房状圆锥花序；苞片长圆状倒卵形至倒披针形，长约5mm，具平行脉，常染紫色；花萼钟状，长约3mm，里面喉部有一环白色柔毛，有纵脉13条，裂片三角形；两性花的花冠较大，长约7mm，雌性花较小，长约5mm，冠檐明显二唇形；发育雄蕊4，二强，花药2室，药室叉开。小坚果卵形，长

约0.6mm，微具棱，褐色。花期7—9月；果期10—12月。

【生　境】生于较干旱的山坡、草地或山谷、路旁。

【分　布】台湾、广东、福建、江西、江苏、浙江、安徽、湖南、湖北、河南、甘肃、陕西、贵州、云南、四川、西藏、新疆等地。欧洲、亚洲和非洲北部也有分布。

【采集加工】夏秋开花时采收，割取地上部分，晒干。

【药材性状】本品长20~70cm。茎下部近圆柱形，上部方柱形，稍有分枝，下部紫棕色或黄棕色，上部灰绿色，密被贴伏的柔毛；质脆，易折断，断面黄绿色，中空。叶对生，稍皱缩，展平后卵形至卵圆形，长1~4cm，黄绿色或灰绿色，两面被棕黑色腺点。花序顶生，花萼钟状；5裂；花冠多已脱落。小坚果扁卵形，

红棕色。气微香，味微苦。以叶多、香气浓者为佳。

【性味归经】味辛，性温。归肺、脾经。

【功能主治】发汗解表，消暑化湿。治中暑，感冒，急性胃肠炎，腹痛吐泻，水肿。

【用法用量】用量3~9g。

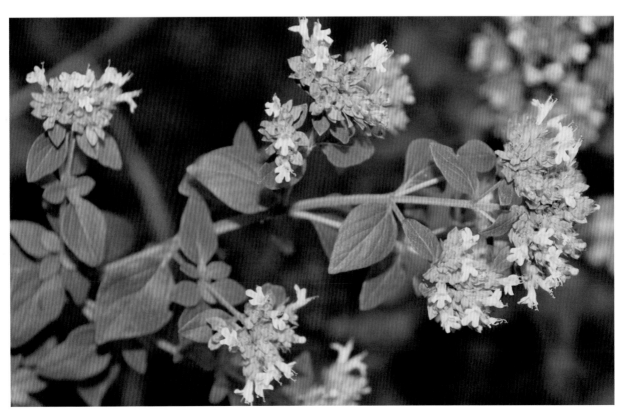

大头陈

【别　名】沙虫草、地松茶。

【来　源】本品为玄参科植物球花毛麝香**Adenosma indianum** (Lour.) Merr. 的全草。

【植物特征】一年生草本。高达60cm，密被白色多细胞长毛。茎直立，有分枝。叶柄长2~6mm；叶卵形至长椭圆形，长15~45mm，宽5~12mm，钝头，边缘具锯齿；叶面被多细胞长柔毛，千时多少黑色；背面仅脉上被多细胞长柔毛，密被腺点。花无梗，排列成紧密的穗状花序；穗状花序球形或圆柱形，长7~20mm，宽7~11mm；苞片长卵形，在花序基部的集成总苞状；小苞片条形，长3~4mm；萼长4~5mm；萼齿长卵形至长圆状披针形，长2~3mm，顶端渐尖；花冠淡蓝紫色至深蓝色，长约6mm，喉部有柔毛；上唇顶端微凹或浅二裂；下唇3裂片彼此几相等，近圆形，长1mm，宽1~1.2mm；雄蕊前方一对较长，花药仅一室成熟，另一室很小或完全缺失，后方一对较短，药室均成熟或仅其中1室成熟；花丝着生处有白色柔毛；子房长卵形，基部为一歪斜的杯状花盘所托；花柱顶端扩大，有狭翅，柱头头状。蒴果长卵珠形，长约3mm，有2条纵沟。种子多数，黄色，有网纹。花、果期9—11月。

【生　境】生于海拔100~500m的瘠地、干燥山坡、溪旁、荒地。

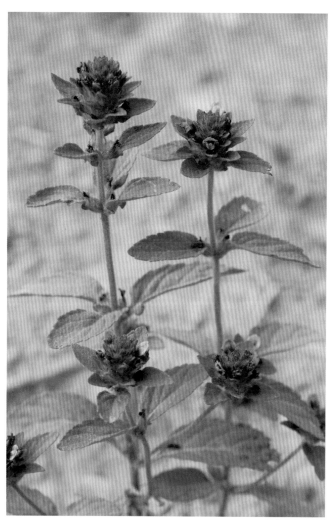

【分　布】香港、广东、海南、广西、云南等地。南亚、东南亚、斯里兰卡、印度和中南半岛均有分布。

【采集加工】秋、冬季开花时采收，除去杂质，晒干。

【药材性状】本品长30~50cm或过之，茎棕褐色或褐色，密被灰色腺毛。分枝具直棱，节明显。叶皱缩，多脱落，质脆易破碎，叶面茶褐色，叶背棕褐色，两面有灰白色长毛。头状花序顶生和腋生，圆球形或长圆形，稠密多花，长、宽各1~1.5cm，棕褐色，质硬而脆，易折断，断面髓心为一小空洞。气芳香，味苦，辛。以叶多、黑褐色、带花穗、气香浓者为佳。

【性味归经】味辛、微苦，性微温。归肺、脾经。

【功能主治】疏风解表，化湿消滞。治感冒，发热头痛，消化不良，肠炎，腹痛。

【用法用量】用量9~15g。

【附　方】

❶预防流行性感冒：大头陈15g，煎汤代茶饮。

❷感冒、流行性感冒：大头陈、岗梅根各15g，黄荆9g，水煎服。

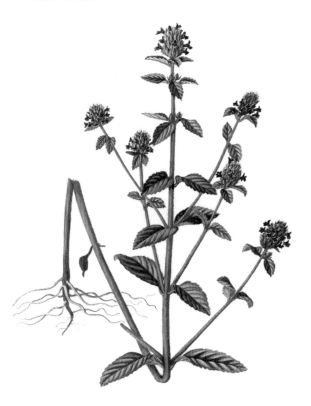

千里光

【别　名】九里明、九里光、眼明草。

【来　源】本品为菊科植物千里光Senecio scandens Buch.-Ham. ex D. Don的地上部分。

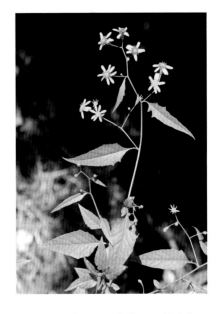

1cm

【植物特征】攀缘状草本。长通常2~3m。茎带木质，多分枝，枝有密细纵纹，幼时被短柔毛。叶互生，纸质，卵形或卵状披针形，长4~12cm，宽2~5cm，顶端渐尖，基部阔楔形或截平，边缘有不规则的粗齿，两面被短柔毛；侧脉5~7对，斜升；叶柄长约1cm。头状花序多数，

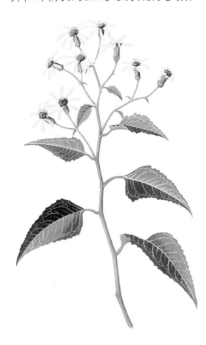

花序直径约1cm，排列成伞房花序；总苞钟形，有1层总苞片；外围雌花1层，金黄色，舌状，舌片开展，中央两性花多数，管状，冠檐扩大，5齿裂；花药基部钝，无尖尾；花柱枝顶端画笔状。瘦果近圆柱形，长3~4mm；冠毛白色，约与花冠管等长。花期9月至翌年3月。

【生　境】常见于路旁或旷野间。

【分　布】海南、广东、西藏、陕西、湖北、四川、贵州、云南、安徽、浙江、江西、福建、湖南、广西、台湾等地。印度、尼泊尔、不丹、缅甸、泰国、菲律宾、日本、中南半岛也有分布。

【采集加工】夏、秋季采收，拔取全草，晒干。

【药材性状】本品茎细长，稍曲折，上部和分枝草质，基部木质，长常1m以上，灰绿色或紫褐色，具纵棱，密被灰白色柔毛。叶互生，叶片多卷缩，展平后呈长卵形或卵状披针形，边缘有不规则锯齿，两面有短柔毛。花黄色，头状花序多数，排成伞房状。气微，味苦。以叶多、色绿者为佳。

【性味归经】味苦、辛，性寒。归肺、肝、大肠经。

【功能主治】清热解毒，凉血消肿，清肝明目。用于上呼吸道感染，扁桃体炎，丹毒，疖肿，湿疹，过敏性皮炎，痔疮。可治疗咽喉炎，肺炎，眼结膜炎，痢疾，肠炎，阑尾炎，急性淋巴管炎。

【用法用量】用量15~30g。外用适量，鲜全草捣烂敷患处或煎水洗患处。

【附　方】

❶各种炎症性疾病：千里光片，每日4次，每次服3片（相当于千里光药材30g）。

❷急性、亚急性、慢性结膜炎、沙眼：50%千里光眼药水，滴眼，每2~4小时1次，每次1~2滴。

❸急性阑尾炎：千里光全草500g，加水煎至沸后15分钟，过滤，滤液浓缩至500mL。成人每次服20~30mL；小儿每次服10~20mL，每日3次。连服

5~7日，一般3日后症状可逐渐消失。

❹皮肤瘙痒症、过敏性皮炎：千里光90g，煎水洗。

❺疖、痈、蜂窝组织炎、丹毒等急性感染：千里光、三桠苦、六耳铃各5份，土荆芥2份。共研细粉，加适量米酒拌成湿粉状，再加适量凡士林调匀，涂患处。

广东土荆芥

【别　名】粗糙荠苧、土荆芥、沙虫药。
【来　源】本品为唇形科植物石荠苧 **Mosla scabra**（Thunb.）C. Y. Wu et H. W. Lu的全草。

【植物特征】一年生直立草本。高通常20～80cm。茎、枝均方柱状，有纵条纹，密被短柔毛。叶纸质或近草质，卵形至披针形，长1.5～3.8cm，宽0.8～1.7cm，顶端短尖或近渐尖，钝头，基部阔楔尖或近圆，边缘有锯齿，上面被灰色微柔毛，下面无毛或被稀疏短柔毛，密生洼点状腺点。花粉红色，排成顶生、长2.5～15cm的总状花序；苞片卵形，长约3mm，尾状渐尖；花萼阔钟状，长约2.5mm，被疏柔毛，檐部二唇形，上唇3裂，裂片卵状披针形，渐尖；花冠长4～5mm，冠管外面被微柔毛，里面基部有一环密毛，冠檐上唇直立，微凹头，下唇中裂边缘具齿缺；发育雄蕊和不育雄蕊各2枚。果萼长4mm，有明显的脉纹；小坚果球形，径约1mm，表面有深雕纹。花期5—10月；

果期6—11月。
【生　境】生于丘陵山坡、村边、路旁或旷地上。
【分　布】香港、广东、台湾、福建、江西、江苏、安徽、浙江、湖南、湖北、河南、陕西、甘肃、辽宁、广西、四川等地。越南和日本也有分布。
【采集加工】夏、秋季采收，拔取全株，除净泥沙，晒干。
【药材性状】本品长20～80cm。茎方柱形，多分枝，灰黄色或浅绿色，被灰白色柔毛。叶多卷摺皱缩，展平为卵形、椭圆形至披针形，灰绿色，长1～3cm，宽0.5～1.5cm，下面有小腺点，边缘有疏锯齿。总状花序顶生，花冠多已脱落，残存花萼黄绿色。气香，带有不愉快清凉感，味苦。以茎幼嫩、色黄绿者为佳。

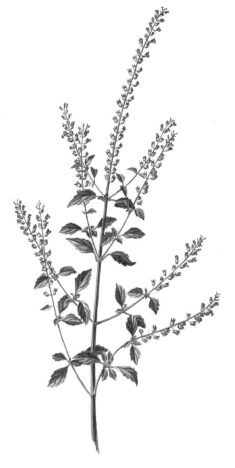

【性味归经】味辛、苦，性微温。
【功能主治】疏风清暑，行气理血，利湿止痒。治感冒头痛，咽喉肿痛，中暑，急性胃肠炎，痢疾，小便不利，肾炎水肿，白带；炒炭用治便血，子宫出血。外用治跌打损伤，外伤出血，痱子，皮炎，湿疹，脚癣，多发性疖肿，毒蛇咬伤。
【用法用量】用量3～9g。外用适量，鲜品捣烂敷患处或煎水洗患处。
【附　方】
❶中暑发高烧：广东土荆芥、苦蒿、水灯心。煎水加白糖服。
❷软组织挫伤：广东土荆芥适量，洗净和红糖共捣烂，取汁内服，药渣敷患处。
❸感冒，中暑：广东土荆芥15g，水煎服。
❹风疹：广东土荆芥9～15g，菊花5～9g，水煎服。
【附　注】小鱼仙草Mosla dianthera（Buch. - Ham.）Maxim.与石荠苧相似，区别只是前者的茎枝近无毛，叶缘齿缺粗而稍疏离，萼齿微钝。这两植物民间常不加区分地用以治病，并认为有同等功效，这一观点尚待验证。

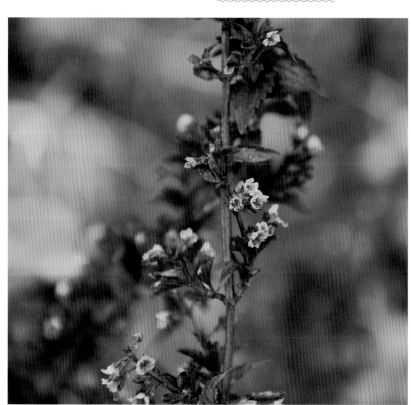

火炭母

【别　名】赤地利、火炭星。

【来　源】本品为蓼科植物火炭母Polygonum chinense L.的全草。

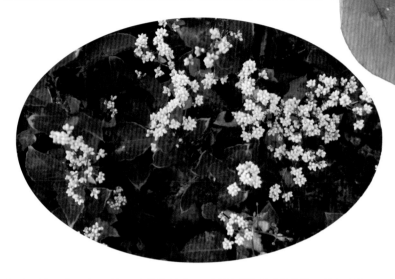

1cm

【植物特征】多年生披散或攀缘状草本。长达2.5m；茎下部多分枝，节上常匍地生根，嫩部带红色，被疏毛或无毛。单叶互生，纸质，卵形、卵状长圆形或卵状三角形，长5~12cm，宽2.5~6cm，顶端渐尖，基部截平或近心形，全缘或有小齿，两面无毛或下面脉上有毛，上面明显有紫蓝色斑块；叶柄长1~1.5cm，有时近顶部叶无柄而抱茎；托叶鞘状，膜质，抱茎，无毛。花序近头状，呈二歧状或伞房状排于枝顶，花序梗常被腺毛；花萼5裂，白色或淡红色；无花瓣；雄蕊8；子房上位，花柱3，下部合生。瘦果卵形，具3棱，包于宿萼内。花期4—9月；果期6—10月。

【生　境】生于山谷、水边湿地。

【分　布】我国东南至西南各地。日本、印度、马来西亚也有分布。

【采集加工】夏秋采收，拔取全草，除去泥沙，晒干。

【药材性状】本品长30~100cm。茎扁圆柱形，有分枝，节稍膨大，下部节上有褐色须根，淡绿色或紫褐色，嫩枝紫红色，无毛，有细线棱；质脆，易折断，断面灰黄色，疏松，常中空。叶多卷缩或破碎，完整叶片展平后卵状长圆形，长5~10cm，基部截形或稍圆，全缘，上面暗绿色，有淡紫色斑块，下面色较浅，两面近无毛；托叶鞘筒状，膜质，抱茎。无臭，味酸、微涩。以叶多，色黄绿者为佳。

【性味归经】味微酸、涩、甘，性凉。归肝、脾经。

【功能主治】清热解毒，利湿消滞，凉血止痒，明目退翳。治痢疾、肠炎，肝炎，消化不良，扁桃体炎，百日咳，咽喉炎，白喉，角膜薄翳，霉菌性阴道炎，白带，乳腺炎，疖肿，小儿脓疱疮，湿疹，毒蛇咬伤。

【用法用量】用量15~30g。外用适量，鲜品捣烂敷患处。

【附　方】

❶ 急性胃肠炎：火炭母、凤尾草各9g，海金沙、六耳苓各6g，水煎服。每日1~2剂。

❷ 白喉：火炭母鲜叶150g，蜂蜜5mL。将鲜叶捣烂取汁30mL，加蜂蜜，分5~6次服。

病重者少量多次灌服。疗程一般为2~4日。服药期间忌油煎炙炒食品。

❸ 小儿支气管炎：火炭母60g，野花生（小号野花生）、仙鹤草、紫珠草、鱼腥草各15~30g，枇杷叶、胡颓叶各9g，甘草3g。水煎2次，分3~4次服。

❹ 防暑：火炭母2份，海金沙藤、地胆草各1份，甘草适量。成人每次总量30g，水煎代茶饮。

❺ 角膜薄翳、白斑：火炭母、十大功劳各50g，加水2000mL，煎煮4~5小时，过滤浓缩至150mL，再次过滤。药液pH5.5~6。每2小时滴眼1次，疗程1~2个月。药液3~5日换1次，过期失效。

❻ 霉菌性阴道炎：火炭母30g，煎水坐浴；火炭母粉，冲洗患部后局部喷撒。两者交替使用，3~5天为1个疗程。

❼ 子宫颈癌：火炭母120g，茅莓60g，榔榆片30g，蛇床子12g，水煎服。（先服苏铁叶120g，红枣12枚，后服本方。）

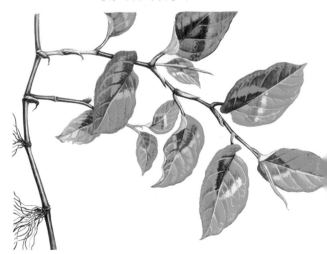

石上草

【别　名】石蚕干、石面莲。

【来　源】本品为兰科植物异色血叶兰**Ludisia discolor**（Ker-Gawl.）A. Rich. 的全草。

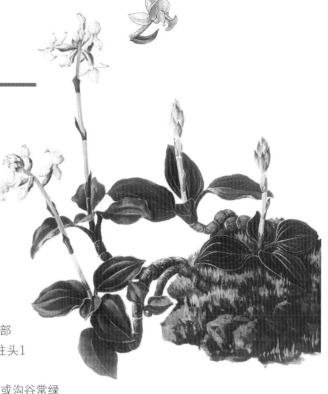

【植物特征】多年生草本。高10~25cm。根茎伸长，匍匐，具节。茎直立，在近基部具3~4枚叶。叶卵形或卵状长圆形，鲜时较厚，肉质，长3~7cm，宽1.7~3cm，顶端急尖或短尖，上面黑绿色，具5条金红色有光泽的脉，背面淡红色，具柄；叶柄长1.5~2.2cm，下部扩大成抱茎的

部通常扭转，中部稍扩大，宽2mm，顶部扩大成横长方形片，宽5~6mm；唇瓣基部的囊2浅裂，囊内具2枚肉质的胼胝体；蕊柱长约5mm，下部变细，顶部膨大；柱头1个。花期2—4月。

【生　境】生于山坡或沟谷常绿阔叶林下阴湿处。

【分　布】香港、广东、海南、广西和云南南部等地。缅甸、越南、泰国、马来西亚、印度尼西亚和大洋洲的纳吐纳群岛也有分布。

【采集加工】全年可采，除去须根，晒干。

【药材性状】本品卷曲成团状。根茎长3~10cm，直径0.2~0.5cm，鲜时肉质，干后收缩，具环节，形似蚕体或莲藕，黄棕色，稍扁而多纵皱纹，节上常有须根痕。叶互生，卵形，长

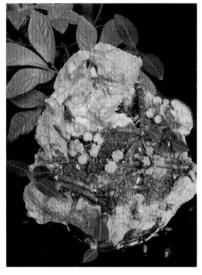

鞘；叶之上的茎上具2~3枚淡红色的鞘状苞片。总状花序顶生，具几朵至10余朵花，长3~8cm，花序轴被短柔毛；花苞片卵形或卵状披针形，带淡红色，膜质，长约1.5cm，顶端渐尖，边缘具细缘毛；子房圆柱形，扭转，被短柔毛，连花梗长1.5~2cm；花白色或带淡红色，直径约7mm；中萼片卵状椭圆形，凹陷呈舟状，长8~9mm，宽4.5~5mm，与花瓣联结呈兜状；侧萼片偏斜的卵形或近椭圆形，长9~10mm，宽4.5~5mm，背面前端有很短的龙骨状突起；花瓣近半卵形，长8~9mm，宽2~2.2mm，顶端钝；唇瓣长9~10mm，下部与蕊柱的下半部合生成管，基部具囊，上

2~3cm，紫红色或淡红色，上面可见金黄色叶脉3~5条。有草菇样香气，味微甘涩。以根茎粗、叶幼嫩、紫红色、有草菇样香气者为佳。

【性味归经】味淡、甘，性凉。归肝、肺、肾经。

【功能主治】滋阴润肺，清热凉血。治肺结核咯血，肺热咳嗽，神经衰弱，食欲不振，阴虚火扰所致的失眠多梦、心烦不安。

【用法用量】用量3~10g。

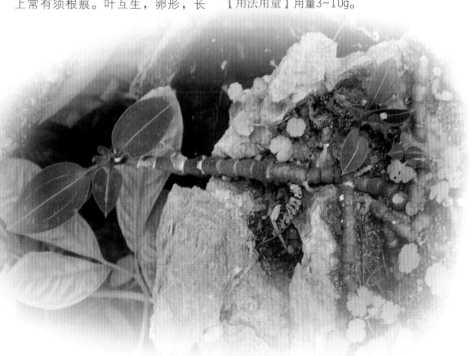

石仙桃

【别　名】石橄榄、石莲。

【来　源】本品为兰科植物石仙桃**Pholidota chinensis** Lindl. 的全草。

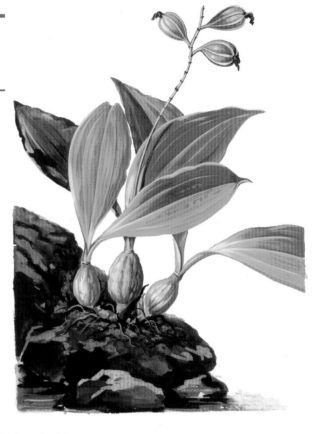

【植物特征】多年生附生草本。根茎粗壮，呈匍匐状；假鳞茎卵形或梭形，肉质，大小不一，通常长2.5~6cm，宽1~2.5cm，顶生2叶。叶倒卵形或倒卵状椭圆形，长10~18cm，宽3~7cm，顶端短尖，基部渐狭成柄，有较明显的弧形脉3~5条。花葶生于假鳞茎顶端，长12~38cm，先叶发出，总状花序具8~20朵疏离的花，花序轴稍曲折；苞片在花未开时2列套叠；花白色或带黄色，芳香；萼片3，卵形；花瓣与萼片等长，线状披针形，唇瓣凹陷或基部呈囊状，3裂，长约8mm；蕊柱长4~5mm，顶端翅状。花期4—5月；果期9月至翌年1月。

【生　境】附生于山谷树上或溪旁岩石上。

【分　布】香港、广东、海南、福建、浙江、广西、贵州、云南和西藏等地。越南、缅甸也有分布。

【采集加工】全年可采，拔取全株，洗净，用热水烫后，晒干。

【药材性状】本品根茎粗短，匍匐状，覆有膜质鳞片状叶，每隔1~2cm，生有一假鳞茎，其下有须根1~2条。假鳞茎干时缩成条状或纺锤状，有不规则的纵皱纹和纵沟纹，顶端有芽痕或叶痕，灰黄色或黄褐色，有时绿黄色；质韧，断面灰白色。叶片与假鳞茎常分离，卷曲或折叠，灰黄色。味淡，气微。以假鳞茎肥厚、断面白色、根茎和须根少者为佳。

【性味归经】味甘、淡，性凉。归肺、胃、肾经。

【功能主治】清热养阴，化痰止咳。用于肺热咳嗽，小儿疳积。可治疗肺结核咯血，淋巴结结核，胃、十二指肠溃疡。外用治慢性骨髓炎。

【用法用量】用量15~30g。外用适量，鲜草捣烂敷患处。

【附　方】慢性骨髓炎：鲜石仙桃全草，捣烂外敷患处。或用干品，用淡米酒浸软捣汁，调温开水外搽患处。

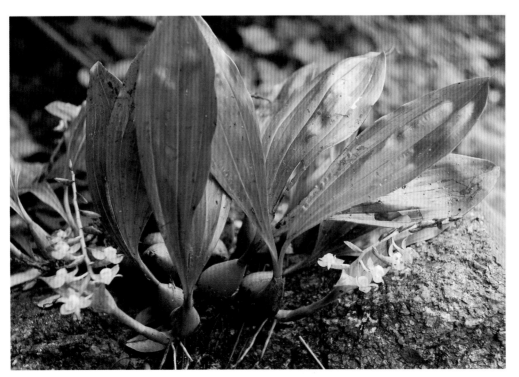

石斛

石斛的植物来源较多，各地分类亦不尽一致，名称也很复杂，但性味、功能相近。根据市场习惯可分为**环钗石斛、金钗石斛、黄草石斛、有爪石斛、铁皮石斛和金黄泽石斛**等六大类。

一、环钗石斛

【别　名】环钗。

【来　源】本品为兰科植物美花石斛**Dendrobium loddigesii** Rolfe、细茎石斛**Dendrobium moniliforme**（L.）Sw. 或广东石斛**Dendrobium wilsonii** Rolfe的茎。

◎美花石斛

【植物特征】多年生附生草本。茎柔弱，常下垂，细圆柱形，长10~45cm，直径约3mm，有时分枝，具多节；节间长1.5~2cm，干后金黄色。叶纸质，2列，互生于整个茎上，舌形，长圆状披针形或稍斜长圆形，通常长2~4cm，宽1~1.3cm，顶端锐尖而稍钩转，基部具鞘，干后上表面的叶脉隆起呈网格状；叶鞘膜质，干后鞘口常张开。花白色或紫红色，每束1~2朵侧生于具叶的老茎上部；花序柄长2~3mm，基部被1~2枚短的、杯状膜质鞘；花苞片膜质，卵形，长约2mm，顶端钝；花梗和子房淡绿色，长2~3cm；中萼片卵状长圆形，长1.7~2cm，宽约7mm，顶端锐尖，具5条脉；侧萼片披针形，长1.7~2cm，宽6~7mm，顶端急尖，基部歪斜，具5条脉；萼囊近球形，长约5mm；花瓣椭圆形，与中萼片等长，宽8~9mm，顶端稍钝，全缘，具3~5条脉；唇瓣近圆形，直径1.7~2cm，上面中央金黄色，周边淡紫红色，稍凹的，边缘具短流苏，两面密布短柔毛；蕊柱白色，正面两侧具红色条纹，长约4mm；药帽白色，近圆锥形，密布细乳突状毛，前端边缘具不整齐的齿。花期4—5月。

【生　境】附生于山地密林中的大树上或石壁上。

【分　布】香港、广东、海南、广西、贵州、云南等地。印度、老挝、越南也有分布。

◎细茎石斛

【植物特征】多年生附生草本。茎直立，细圆柱形，通常长10~20cm，具多节，节间长2~4cm，

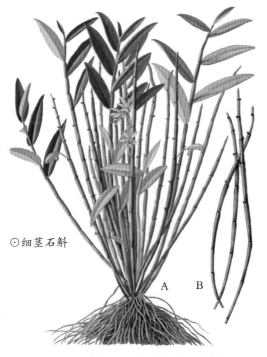

⊙细茎石斛

A　B

A. 植株；B. 药材（环钗石斛）

⊙美花石斛

干后金黄色或黄色带深灰色。叶数片，2列，常互生于茎的中部以上，披针形或长圆形，长3~4.5cm，宽5~10mm，顶端钝并且稍不等侧2裂，基部下延为抱茎的鞘；总状花序2至数个，生于茎中部以上具叶和落了叶的老茎上，通常具1~3花；花序柄长3~5mm；花苞片干膜质，浅白色带褐色斑块，卵形，长3~4mm，宽2~3mm，顶端钝；花梗和子房纤细，长1~2.5cm；花黄绿色、白色或白色带淡紫红色，有时芳香；萼片和花瓣相似，卵状长圆形或卵状披针形，长1.3~1.7cm，宽3~4mm，顶端锐尖或钝，具5条脉；侧萼片基部歪斜而贴生于蕊柱足；萼囊圆锥形，长4~5mm，宽约5mm，末端钝；唇瓣白色、淡黄绿

色或绿白色，带淡褐色或紫红色至浅黄色斑块，整体轮廓卵状披针形，比萼片稍短，基部楔形，3裂；侧裂片半圆形，直立，围抱蕊柱，边缘全缘或具不规则的齿；中裂片卵状披针形，顶端锐尖或稍钝，全缘，无毛；唇盘在两侧裂片之间密布短柔毛，基部常具1个椭圆形胼胝体，近中裂片基部通常具1个紫红色、淡褐或浅黄色的斑块；蕊柱白色，长约3mm；药帽白色或淡黄色，圆锥形，顶端不裂，有时被细乳突；蕊柱足基部常具紫红色条纹，无毛或有时具毛。花期通常3—5月。

【生　境】生于山谷或林缘的岩石或树干上。

【分　布】台湾、福建、江西、浙江、安徽、湖南、河南、陕西、甘肃、广东、广西、贵州、云南、四川等地。印度东北部、朝鲜半岛南部、日本也有分布。

◎广东石斛

【植物特征】　多年生附生草本。细圆柱形，通常长10~30cm，具少数或多数节，节间长1.5~2.5cm，干后淡黄色带污黑色。叶革质，2列、数片，互生于茎的上部，狭长圆形，长3~5cm，宽6~12mm，顶端钝并且稍不等侧2裂，基部具抱茎的鞘；叶鞘革质，老时呈污黑色，干后鞘口常呈杯状张开。总状花序1~4个，从落了叶的老茎上部发出，具1~2朵花；花序柄长3~5mm，基部被3~4枚宽卵形的膜质鞘；花苞片

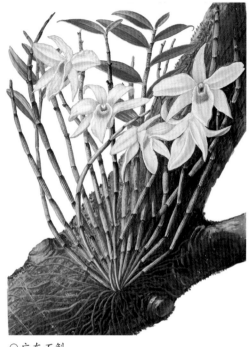
⊙广东石斛

干膜质，浅白色，中部或顶端栗色，长4~7mm，顶端渐尖；花梗和子房白色，长2~3cm；花大，乳白色，有时带淡红色，开展；中萼片长圆状披针形，长2.5~4cm，宽7~10mm，顶端渐尖，具5~6条主脉和许多支脉；侧萼片三角状披针形，与中萼片等长，宽7~10mm，顶端渐尖，基部歪斜而较宽，具5~6条主脉和许多支脉；萼囊半球形，长1~1.5cm；花瓣近椭圆形，长2.5~4cm，宽1~1.5cm，顶端锐尖，具5~6条主脉和许多支脉；唇瓣卵状披针形，比萼片稍短而宽得多，3裂或不明显3裂，基部楔形，其中央具1个胼胝体；侧裂片直立，半圆形；中裂片卵形，顶端急尖；唇盘

中央具1个黄绿色的斑块，密布短毛；蕊柱长约4mm；蕊柱足长约1.5cm，内面常具淡紫色斑点；药帽近半球形，密布细乳突。花期4~5月。

【生　境】附生于树上和石上。

【分　布】福建、湖南、湖北、广东、广西、贵州、云南、四川等地。

【采集加工】全年可采，置沸水中略烫，取出，边晒边搓，使弯曲缠结成团状。

【药材性状】美花石斛　茎呈细圆柱形，柔弱，长10~45cm，粗约3mm，有时分枝，具多节；节间长1.5~2cm，干后金黄色。表面金黄色，有光泽，具细纵皱纹。质柔韧而密实，有黏性。断面较平整，黄白色，显颗粒状。气微，味淡。以茎细瘦，卷曲，节间短，色金黄，质密实而柔韧，嚼之有黏性者为佳。环钗石斛是石斛中的优质品种，质量仅次于霍山石斛。

细茎石斛　茎呈细圆柱形，通常长10~20cm，具多节，节间长2~4cm，干后金黄色或黄色带深灰色。

广东石斛　茎呈细圆柱形，长10~30cm，具少数至多数节，节间长1.5~2.5cm，干后淡黄色，略带污黑色。

【性味归经】味甘淡，性平。归胃、肾经。

【功能主治】滋阴补肾，除烦止渴，益胃生津，清热。用于阴伤津亏，热病伤津，口干燥渴，食欲不振，遗精，病后虚弱，腰膝酸软无力，目暗不明。可治疗肺结核。

【用法用量】用量6~15g。

【附　方】热病伤阴口渴：石斛、麦冬各12g，鲜地黄30g，天花粉、桑叶、沙参各9g，水煎服。

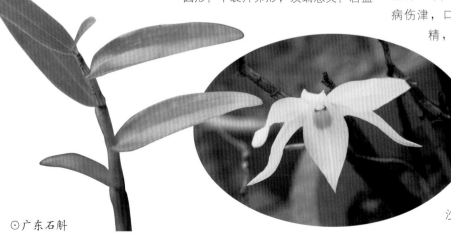
⊙广东石斛

二、金钗石斛

【别　名】川金钗、扁金钗、石斛。
【来　源】本品为兰科植物金钗石斛**Dendrobium nobile** Lindl. 的茎。

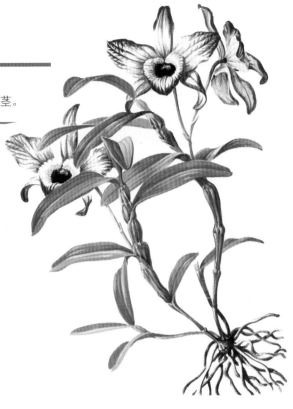

【植物特征】多年生附生草本。茎丛生，高20~40cm，直径1~1.3cm，有沟纹，节间长3~4cm。叶互生，长圆形或线状长圆形，长5~10cm，顶端微凹，二侧不等，无柄，基部有关节及鞘。春末开花，花1~4朵自茎上部的节上生出，直径4~6cm，花被片白色而顶端带紫色，萼片3，长3.5~4.5cm，具7朵脉，萼囊短；花瓣椭圆形，比萼片宽；唇瓣倒卵状长圆形，长约4.5cm，顶端不裂，下半部向上反卷，被微柔毛，上面有一紫色斑块，基部围抱蕊柱，边缘稍外反；蕊柱高7mm。蒴果椭圆形，长3~4cm，有直棱。花期4—5月。
【生　境】附生于树上或岩石上。
【分　布】香港、广东、海南、台湾、湖北、广西、贵州、云南、四川、西藏等地。印度、尼泊尔、不丹、缅甸、泰国、老挝、越南也有分布。
【采集加工】全年可采，茎用火烘软，搓去外表粗皮，晒干，或蒸熟晒干。
【药材性状】本品呈扁柱形，长20~40cm，直径4~6mm，节间长2.5~3cm。表面金黄色或绿黄色，上部节间粗而扁，弯曲成蛇矛状，弯曲处有深纵沟。质硬而脆，可折断，断面较平整近白色。气微，味微苦。以体长、中上部扁而弯、色金黄、有光泽、质坚实者为佳。

【性味归经】味甘淡，性平。归胃、肾经。
【功能主治】滋阴补肾，除烦止渴，益胃生津，清热。用于热病伤津，阴伤津亏，口干燥渴，食欲不振，遗精，病后虚弱，腰膝酸软无力，目暗不明。
【用法用量】用量6~15g。
【附　方】热病伤阴口渴：见"环钗石斛"项下。

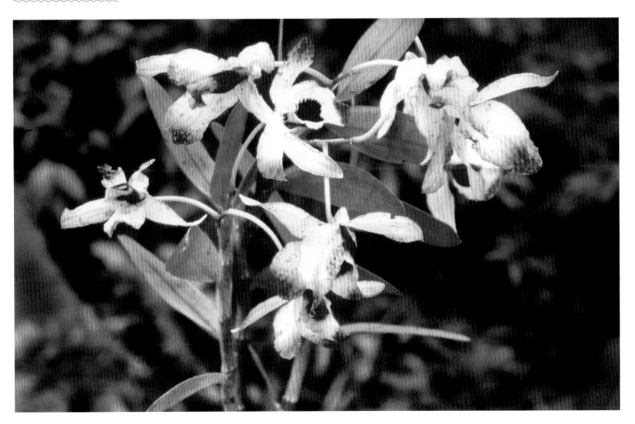

中国中草药三维图典
Zhongguo Zhongcaoyao Sanwei Tudian

三、黄草石斛

【别　名】石斛、中黄草、小黄草。

【来　源】本品为兰科植物束花石斛**Dendrobium chrysanthum** Wall. ex Lindl.、钩状石斛**Dendrobium aduncum** Wall. ex Lindl.［*Dendrobium faulhaberianum* Schltr.］或重唇石斛**Dendrobium hercoglossum** Reichb. f.的茎。

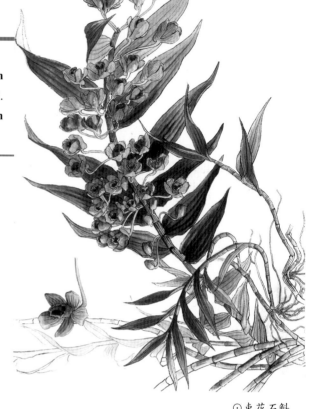

⊙束花石斛

◎束花石斛

【植物特征】多年生附生草本。茎肉质，下垂或弯垂，圆柱形，长50~200cm，不分枝，具多节，节间长3~4cm，干后浅黄色或黄褐色。叶2列，互生于整个茎上，纸质，长圆状披针形，通常长13~19cm，宽1.5~4.5cm，顶端渐尖，基部具鞘。伞状花序近无花序柄，每2~6朵花为一束，侧生于具叶的茎上部；花苞片膜质，卵状三角形，长约3mm；花梗和子房稍扁，长3.5~6cm，直径约2mm；花黄色，质地厚；中萼片略凹，长圆形或椭圆形，长15~20mm，宽9~11mm，顶端钝，具7条脉；侧萼片稍凹的斜卵状三角形，长15~20mm，基部稍歪斜而较宽，宽10~12mm，顶端钝，具7条脉；萼囊宽而钝，长约4mm；花瓣稍凹的倒卵形，长16~22mm，宽11~14mm，顶端圆形，全缘或有时具细啮蚀状，具7条脉；唇瓣凹的，不裂，肾形或横长圆形，长约18mm，宽约22mm，顶端近圆形，基部具1个长圆形的胼胝体并且骤然收狭为短爪，上面密布短毛，下面除中部以下外

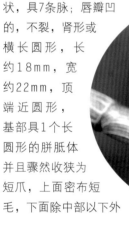

亦密布短毛；唇盘两侧各具1个栗色斑块，具1条宽厚的脊从基部伸向中部；蕊柱长约4mm，具长约6mm的蕊柱足；药帽圆锥形，长约2.5mm，几乎光滑的，前端边缘近全缘。蒴果长圆柱形，长7cm，直径约1.5cm。花期9—10月。

【生　境】生于山谷或林缘的岩石或树干上。

【分　布】广西、贵州、云南东南部至西藏东南部等地。亚洲热带地区均有分布。

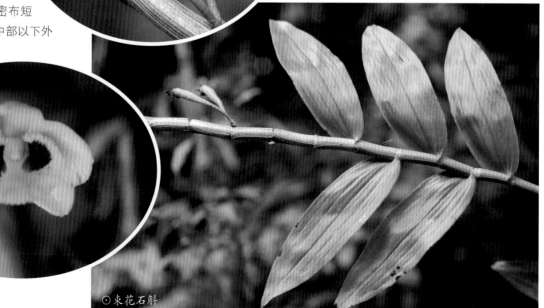

⊙束花石斛

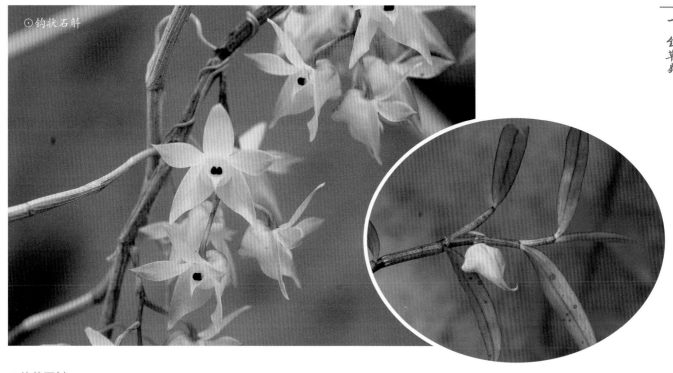

◎钩状石斛

◎钩状石斛

【植物特征】多年生附生草本。茎下垂,圆柱形,长50~100cm,直径2~5mm,不分枝,具多个节,节间长3~3.5cm,干后淡黄色。叶长圆形或狭椭圆形,长7~10.5cm,宽1~3.5cm,顶端急尖并且钩转,基

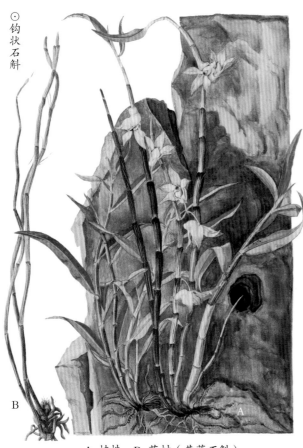

A. 植株;B. 药材（黄草石斛）

部具抱茎的鞘。总状花序通常数个,出自落了叶或具叶的老茎上部,花序轴纤细,长1.5~4cm,1~6朵花;花序柄长5~10mm,基部被3~4枚长2~3mm的膜质鞘;花苞片膜质,卵状披针形,长5~7mm,顶端急尖;花梗和子房长约1.5cm;花开展,萼片和花瓣淡粉红色;中萼片长圆状披针形,长1.6~2cm,宽7mm,顶端锐尖,具5条脉;侧萼片斜卵状三角形,与中萼片等长而宽得多,顶端急尖,具5条脉,基部歪斜;萼囊明显坛状,长约1cm;花瓣长圆形,长1.4~1.8cm,宽7mm,顶端急尖,具5条脉;唇瓣白色,朝上,凹陷呈舟状,展开时为宽卵形,长1.5~1.7cm,前部骤然收狭而顶端为短尾状并且反卷,基部具长约5mm的爪,上面除爪和唇盘两侧外密布白色短毛,近基部具1个绿色方形的胼胝体;蕊柱白色,长约4mm,下部扩大,顶端两侧具耳状的蕊柱齿,正面密布紫色长毛;蕊柱足长而宽,长约1cm,向前弯曲,末端与唇瓣相连接处具1个关节,内面有时疏生毛;药帽深紫色,近半球形,密布乳突状毛,顶端稍凹的,前端边缘具不整齐的齿。花期5~6月。

【生　境】生于山谷或林缘的岩石或树干上。

【分　布】广东、海南、广西、云南、贵州等地。印度东北部至中南半岛也有分布。

◎重唇石斛

【植物特征】多年生草本。茎下垂,通常长8~40cm,直径2~5mm,具少数至多数节,节间长1.5~2cm,干后淡黄色。叶薄革质,狭长圆形或长圆状披针形,长4~10cm,宽4~8mm,顶端钝并且不等侧2圆裂,基部具紧抱于茎的鞘。总状花序通常数个,从落了叶的老茎上发出,常具2~3朵花;花序轴瘦弱,长1.5~2cm,有时稍回折状弯曲;花

序柄绿色，长6~10mm，基部被3~4枚短筒状鞘；花苞片小，干膜质，卵状披针形，长3~5mm，顶端急尖；花梗和子房淡粉红色，长12~15mm；花开展，萼片和花瓣淡粉红色；中萼片卵状长圆形，长1.3~1.8cm，宽5~8mm，顶端急尖，具7条脉；侧萼片稍斜卵状披针形，与中萼片等大，顶端渐尖，具7条脉，萼囊很短；花瓣倒卵状长圆形，长1.2~1.5cm，宽4.5~7mm，顶端锐尖，具3条脉；唇瓣白色，直立，长约1cm，分前后唇，后唇半球形，前端密生短流苏，内面密生短毛；前唇淡粉红色，较小，三角形，顶端急尖，无毛；蕊柱白色，长约4mm，下部扩大，具长约2mm的蕊柱足；蕊柱齿三角形，顶端稍钝；药帽紫色，半球形，密布细乳突，前端边缘啮蚀状。花期5—6月。

【生　境】生于山谷或林缘的岩石或树干上。

【分　布】广东、海南、台湾、江西、广西、贵州、云南等地。

【采集加工】全年可采，去净须根、叶和叶鞘，置沸水中略烫，晒干或烘干。

【药材性状】束花石斛　茎呈圆柱形，长50~200cm，不分枝，具多个节，节间长3~4cm，干后浅黄色或黄褐色。体

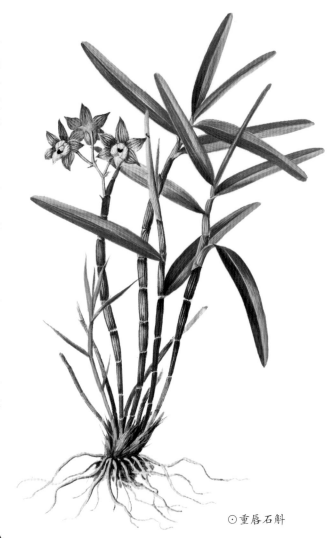

⊙重唇石斛

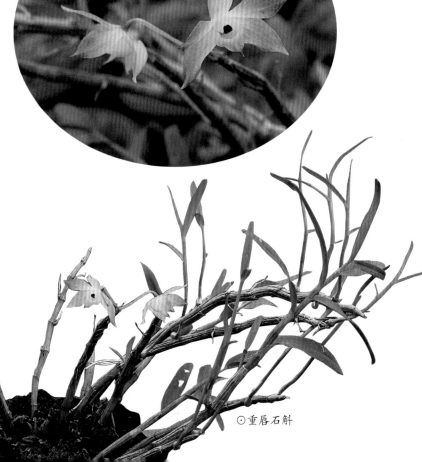

⊙重唇石斛

轻，略结实，易折断，断面轮廓为圆形，有多数小棱角，中间散布白色小点。气微，味微苦，嚼之有黏性。以大小长短匀称、色金黄、富粉质者为佳。

钩状石斛　茎呈圆柱形，长50~100cm，直径2~5mm，不分枝，具多个节，节间长3~3.5cm，干后淡黄色。

重唇石斛　茎呈圆柱形，长8~40cm，直径2~5mm，具少数至多个节，节间长1.5~2cm，干后淡黄色。

【性味归经】味甘淡，性平。归胃、肾经。

【功能主治】滋阴补肾，除烦止渴，益胃生津，清热。用于阴伤津亏，热病伤津，口干燥渴，食欲不振，遗精，腰膝酸软无力，目暗不明。可治疗肺结核。

【用法用量】用量6~15g。

【附　方】热病伤阴口渴：见"环钗石斛"项下。

四、有爪石斛

【别　名】石斛。

【来　源】本品为兰科植物流苏金石斛**Flickingeria fimbriata**（Bl.）Hawkes［*Ephemerantha fimbriata*（Bl.）P. F. Hunt et Summerhayes］的茎。

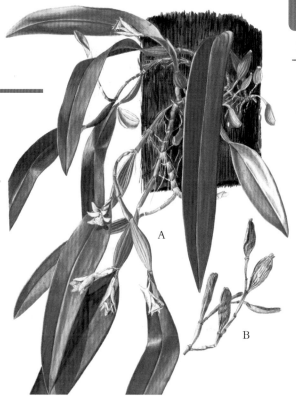

A. 植株；B. 药材（有爪石斛）

【植物特征】多年生草本。具分枝的葡匐茎；茎坚挺，高30~50cm，分枝顶端节间膨大成假鳞茎(俗称瓜)；假鳞茎扁纺锤形，长约5cm。叶1片顶生，几无柄，叶片长圆状披针形或狭椭圆形，长10~20cm。4—6月间开花，花1至数朵集生于假鳞茎顶端，垂悬，奶黄色而具粉红斑纹，有香味；花梗长约1cm，萼片3，中萼片披针形，长约9mm，侧萼片较长，萼囊圆锥状；花瓣与中萼片等长，唇瓣长约1.5cm，3裂，基部有爪，中裂片倒三角形，两侧边缘深浅不等的撕裂，上面具2~3条鸡冠状纵摺片；侧裂片半倒卵形，唇囊钝。蕊柱粗短。果为蒴果。花期4—6月。

【生　境】生于树上或林下岩石上。

【分　布】广东、海南、广西、云南、贵州、四川等地。马来西亚和印度尼西亚也有分布。

【采集加工】全年可采，去净须根、叶和叶鞘，置沸水中略烫，晒干或烘干。

【药材性状】本品呈圆柱形，下部竹枝状，有较密的节，分枝节间膨大成纺锤形，表面具深纵沟的假鳞茎。全体金黄色，有光泽。体轻，含较多纤维，不易折断，切断面灰白色。气微，味淡。以假鳞茎大而密、去净毛衣及须根、色金黄色者为佳。

【性味归经】味甘淡，性平。归胃、肾经。

【功能主治】滋阴补肾，除烦止渴，益胃生津，清热。用于阴伤津亏，热病伤津，口干燥渴，遗精，病后虚弱，腰膝酸软无力，目暗不明。可治疗肺结核。

【用法用量】用量6~15g。

【附　方】热病伤阴口渴：见"环钗石斛"项下。

五、铁皮石斛

【别　名】黑节草。

【来　源】本品为兰科植物铁皮石斛 **Dendrobium officinale** Kimura et Migo［*Dendrobium candidum* Wall. ex Lindl.］的茎。

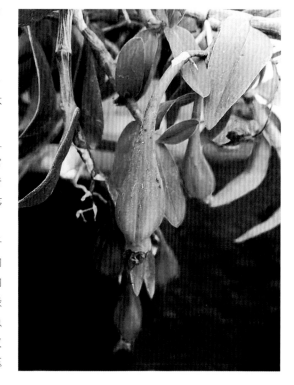

【植物特征】多年生草本。茎圆柱形，长9~35cm，直径2~4mm，不分枝，具多节，节间长1.3~1.7cm，常在中部以上互生3~5枚叶；叶2列，纸质，长圆状披针形，长3~4cm，宽9~11mm，顶端钝并且多少钩转，基部下延为抱茎的鞘，边缘和中肋常带淡紫色；叶鞘常具紫斑，老时其上缘与茎松离而张开，并且与节留下1个环状铁青的间隙。总状花序常从落了叶的老茎上部发出，具2~3朵花；花序柄长5~10mm，基部具2~3枚短鞘；花序轴回折状弯曲，长2~4cm；花序苞片干膜质，浅白色，卵形，长5~7mm，顶端稍钝；花梗和子房长2~2.5cm；萼片和花瓣黄绿色，近相似，长圆状披针形，长约1.8cm，宽4~5mm，顶端锐尖，具5条脉；侧萼片基部较宽阔，宽约1cm；萼囊圆锥形，长约5mm，末端圆形；唇瓣白色，基部具1个绿色或黄色的胼胝体，卵状披针形，比萼片稍短，中部反折，顶端急尖，不裂或不明显3裂，中部以下两侧具紫红色条纹，边缘多少波状；唇盘密布细乳突状的毛，并且在中部以上具1个紫红色斑；蕊柱黄绿色，长约3mm，顶端两侧各具1个紫点；蕊柱足黄绿色带紫红色条纹，疏生毛；药帽白色，长卵状三角形，长约2.3mm，顶端近锐尖并且2裂。花期3~6月。

【生　境】生于陡峭的岩石上或附生于树上。现部分地区有栽培。

【分　布】香港、广东、海南、湖南、广西、贵州、云南等地。不丹、印度东北部、缅甸、泰国、越南也有分布。

【采集加工】全年可采，茎用火烘软，搓去外表粗皮，晒干，或蒸熟晒干。

【药材性状】木品呈螺旋形或弹簧状，通常为2~6个旋纹，茎拉直后长3~8cm，直径0.2~0.4cm。表面黄绿色或略带金黄色，有细纵皱纹，节明显，节上有时可见残留的灰白色叶鞘；一端可见茎基部留下的短须根。质坚实，易折断，断面平坦，灰白色至灰绿色，略角质状。气微，味淡，嚼之有黏性。以无须根、色金黄，质坚实者为佳。

【性味归经】味甘淡，性平。归胃、肾经。

【功能主治】生津养胃，滋阴清热，润肺益肾，明目强腰。用于热病津伤、口干烦渴、胃阴不足、食少干呕、虚热不退、阴虚火旺、阴伤目暗、腰膝软弱。

【用法用量】用量6~15g。

【注　意】温热病早期阴未伤者、湿温病未化燥者、脾胃虚寒者均禁服。

【附　方】热病伤阴口渴：见"环钗石斛"项下。

六、金黄泽石斛

【别　名】上树虾。

【来　源】本品为兰科植物聚石斛Dendrobium lindleyi Stendel [*Dendrobium jenkinsii* Wall. ex Lindl.] 或密花石斛**Dendrobium densiflorum** Lindl.的假鳞茎。

◎聚石斛

【植物特征】多年生附生草本。假鳞茎密集或丛生，两侧压扁状，纺锤形或卵状长圆形，长1~5cm，直径5~15mm，顶生叶1片，基部收狭，具4棱和2~5节，干后淡黄褐色且具有光泽；节间长1~2cm，被白色膜质鞘。叶革质，长圆形，长3~8cm，宽6~30mm，顶端钝并且微凹，基部收狭，但不下延为鞘，边缘多少波状。总状花序从茎上端发出，远比茎长，长达27cm，疏生数朵至10余朵花；花苞片小，狭卵状三角形，长约2mm；花梗和子房黄绿色带淡紫色，长3~5.5cm；花橘黄色，开展，薄纸质；中萼片卵状披针形，长约2cm，宽7~8mm，顶端稍钝；侧萼片与中萼片近等大；萼囊近球形，长约5mm；

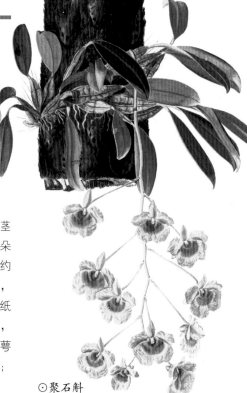

⊙聚石斛

花瓣宽椭圆形，长2cm，宽1cm，顶端圆钝；唇瓣横长圆形或近肾形，通常长约1.5cm，宽2cm，不裂，中部以下两侧围抱蕊柱，顶端通常凹缺，唇盘在中部以下密被短柔毛；蕊柱粗短，长约4mm；药帽半球形，光滑，前端边缘不整齐。花期4—5月。

【生　境】附生于树上。

【分　布】香港、广东、海南、广西、贵州等地。不丹、印度、缅甸、泰国、老挝、越南也有分布。

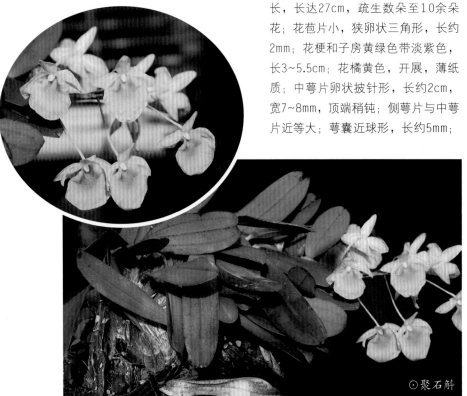

⊙聚石斛

◎密花石斛

【植物特征】多年生附生草本。茎粗壮，常棒状或纺锤形，长25~40cm，下部常收狭为细圆柱形，不分枝，具数个节和4个纵棱，有时棱不明显，干后淡褐色并且带光泽；叶3~4枚，近顶生，革质，长圆状披针形，长8~17cm，宽2.6~6cm，顶端急尖，基部不下延为抱茎的鞘。总状花序从去年或2年生具叶的茎上端发出，下垂，密生许多花，花序柄基部被2~4枚鞘；花苞片纸质，倒卵形，长1.2~1.5cm，宽6~10mm，顶端钝，具约10条脉，干后多少席卷；花梗和子房白绿色，长2~2.5cm；花开展，萼片和花瓣淡黄色；中萼片卵形，长1.7~2.1cm，宽8~12mm，顶端钝，具5条脉，全缘；侧萼片卵状披针形，近等大于中萼片，顶端近急尖，具5~6条脉，全缘；萼囊近球形，宽约5mm；花瓣近圆形，长1.5~2cm，宽1.1~1.5cm，基部收狭为短爪，中部以上边缘具啮齿，具3条主脉和许多支脉；唇瓣金黄色，圆状菱形，长1.7~2.2cm，宽达2.2cm，顶端圆形，基部具短爪，中部以下两侧围抱蕊柱，上面和下面的中部以上密被短绒

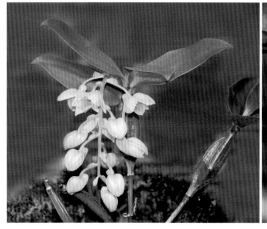
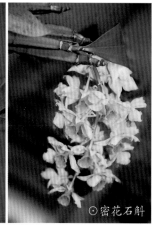
⊙密花石斛

毛；蕊柱橘黄色，长约4mm；药帽橘黄色，前后压扁的半球形或圆锥形，前端边缘截形。花期4—5月。

【生　境】附生于密林中树上或岩石上。

【分　布】广东、海南、广西、云南南部和西藏东南部等地。印度锡金、尼泊尔也有分布。

【采集加工】全年可采，茎用火烘软，搓去外表粗皮，晒干备用，或蒸熟晒干。

【药材性状】聚石斛　假鳞茎密集，两侧压扁状，纺锤形或卵状长圆形，长1~5cm，直径5~15mm。基部收

狭，具4棱和2~5节，干后淡黄褐色且有光泽；节间长1~2cm。

密花石斛　茎粗壮，常棒状或纺锤形，长25~40cm，直径达2cm。下部常收狭为细圆柱形，不分枝，具数个节和4个纵棱，有时棱不明显，干后淡褐色且有光泽。

【性味归经】味甘、淡，性微寒。归肺、胃、肾经。

【功能主治】滋阴补肾，清热除烦，益胃生津。治热病津少，肺痿咳嗽，阴虚病咳，肺痨潮热。

【用法用量】用量10~15g。

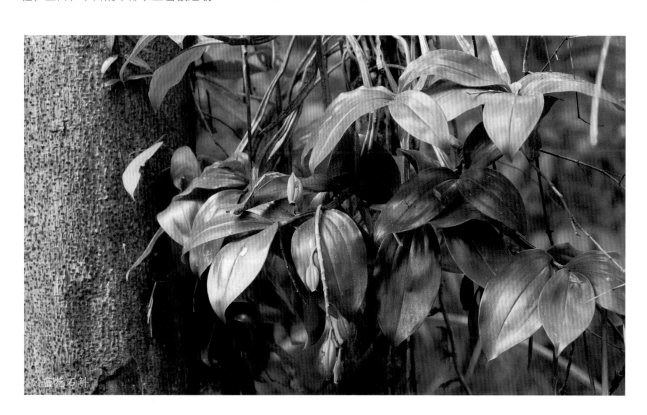
◎密花石斛

白花蛇舌草

【别　名】蛇舌草、蛇舌癀、蛇针草、蛇总管、二叶律、蛇脷草。

【来　源】本品为茜草科植物白花蛇舌草**Hedyotis diffusa** Willd.［*Oldenlandia diffusa*（Willd.）Roxb.］的全草。

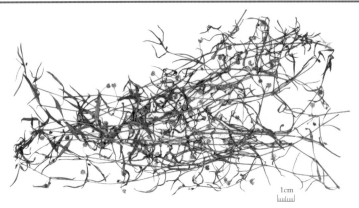

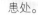

1cm

【植物特征】一年生披散矮小草本。长约20cm，多分枝，基部略方柱形。单叶对生，近无柄，纸质，线形，长1～2cm，宽1～3mm，全缘，上面光滑，下面稍粗糙，顶端急尖或渐尖；中脉上面凹陷，侧脉不显；托叶长约2mm，下部合生，上部具1～3条钻形裂片。花通常春天开放，白色，单生或有时双生叶腋；花梗长2～3mm；萼管球形，长约1.5mm，檐部4裂，裂齿长圆状披针形，长1.5～2mm；花冠筒状，长约4mm，檐部4裂，裂片卵状长圆形，长约2mm；雄蕊4，着生于花冠喉部；花柱稍外伸，柱头2裂。蒴果扁球形，直径2～3mm，顶具宿萼裂片，果皮膜质，室背开裂。花期

6—9月；果期8—10月。

【生　境】生于田埂和潮湿的旷地上。

【分　布】广东、香港、广西、海南、安徽、云南。热带亚洲国家西至尼泊尔、日本均有分布。

【采集加工】夏秋采收，将全草洗净，晒干。

【药材性状】本品缠绕成团块状，灰绿色或灰褐色。茎纤弱，圆柱形，有分枝，秃净。叶对生，近无柄，常皱缩、破碎或脱落，完整叶展平后叶片线形，长1～2cm；托叶长0.1cm左右。花或蒴果常单生叶腋，花白色，蒴果小，扁球形。气微，味微苦。以叶多、色灰绿色者为佳。

【性味归经】味甘、淡，性凉。归心、肝、脾经。

【功能主治】清热解毒，利尿消肿，消炎止痛。治肺热喘咳，扁桃腺炎，咽喉炎，阑尾炎，痢疾，盆腔炎，恶性肿瘤，阑尾炎，肝炎，泌尿系统感染，支气管炎，扁桃体炎，喉炎，跌打损伤；外用治疮疖痈肿，毒蛇咬伤。

【用法用量】用量15～60g。外用适量，捣烂敷

患处。

【附　方】

❶胃癌、食管癌、直肠癌：白花蛇舌草75g，薏苡仁30g，黄药子9g，乌药、龙葵各3g，乌梅6g，三七1.5g，水煎服。每日1剂。

❷胃癌：白花蛇舌草、白茅根各45g，薏苡仁30g，红糖90g，水煎，分3次服。每日1剂。

❸阑尾炎：a. 发病在1～2日者，白花蛇舌草30~60g，水煎服。每日1～2剂。b. 重症患者，白花蛇舌草、海金沙藤、野菊花各30~60g，水煎服。第1日服3剂，以后每日1剂。c. 白花蛇舌草、紫花地丁、大血藤各30g，水煎，分3次服。

❹慢性盆腔炎：白花蛇舌草30g，两面针、当归各9g，穿破石、五指毛桃各15g，水煎服。每日1剂，连服3～4周。

【附　注】同属植物伞房花耳草（水线草）Hedyotis corymbosa（L.）Lank.的形态和药效均与本品相似，民间常作白花蛇舌草用，其与本品的主要不同处为其花具总花梗，通常2至数朵组成腋生的伞房花序，花梗较长而纤细，呈毛发状。

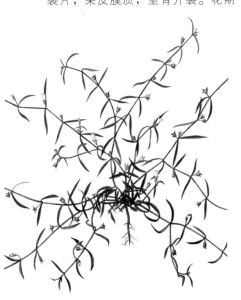

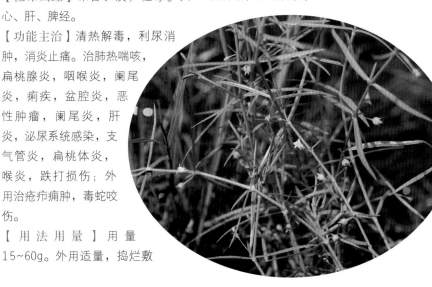

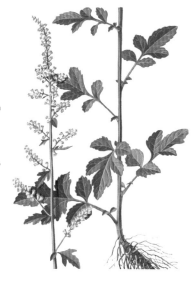

白花蒿

【别　名】广东刘寄奴、鸭脚艾、四季菜、甜菜子、刘寄奴。

【来　源】本品为菊科植物白花蒿**Artemisia lactiflora** Wall. ex DC. 的干燥全草。

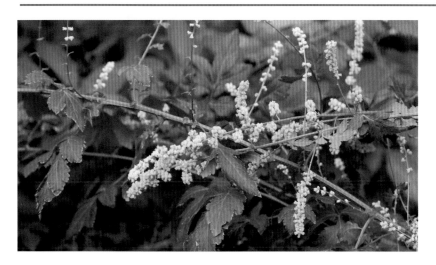

【植物特征】多年生草本。茎直立，高50~150cm，具细纵棱，上部分枝，枝长5~15cm；茎、枝初时微有稀疏、白色的蛛丝状柔毛，后脱落。叶薄纸质或纸质，两面初时被稀疏短柔毛，后脱落；基生叶与茎下部叶二回或一至二回羽状全裂，花期凋萎；茎中部叶卵形或长卵形，长5.5~15cm；宽4.5~12cm，一至二回羽状全裂，稀深裂，每侧有裂片3~4枚，裂片或小裂片变化大，卵形、长卵形、倒卵形或椭圆形，基部与侧裂片最大，长2~8cm，边缘常有细锯齿或近全缘，中轴具狭翅；叶柄长2~5cm，基部具假托叶；上部叶与苞叶小，羽状分裂。头状花序长圆球形，直径1.5~2.5mm，无梗，在小枝上排成稠密穗状花序，并在茎上部组成开展的圆锥花序；总苞片3~4层，背面无毛，雌花3~6朵，两性花4~10朵。瘦果小，倒卵形。花、果期8—11月。

【生　境】生于林缘、草坡及荒野地。

【分　布】我国西部、西南部、南部、东南部、中部等地。越南、老挝、柬埔寨、新加坡、印度、印度尼西亚也有分布。

【采集加工】夏、秋季采收，将全草切段，晒干。

【药材性状】本品长短不一，嫩苗长通常不超过30cm，成熟时超过100cm。茎近圆柱形，有明显纵棱，绿黄色或褐黄色。叶片常皱缩，但较完整，深裂成鸭掌状，顶生裂片较大。头状花序小，白色，集成顶生圆锥状花序或腋生穗状花序。气微弱，味淡。以嫩叶多、色青绿、茎细而不带根、梗者为佳。

【性味归经】味甘、微苦，性平。归心、肝、脾经。

【功能主治】理气，活血，调经，利湿，解毒，消肿。治月经不调，闭经，慢性肝炎，肝硬化，肾炎水肿，白带，荨麻疹、腹胀，疝气；外用治跌打损伤，外伤出血，烧、烫伤，疮疡，湿疹。

【用法用量】用量9~18g。外用适量，鲜品捣烂敷患处，或研末撒患处。

【注　意】孕妇忌服。

【附　注】据记载，我国各地以刘寄奴入药的植物至少五六种，都是地方习惯用药。白花蒿仅在广东和广西部分地区使用。

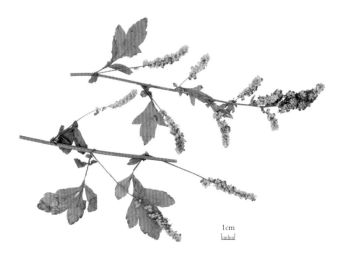

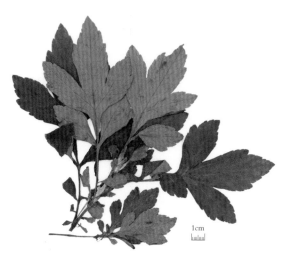

自扣草

【别　名】小回回蒜、假芹菜。

【来　源】本品为毛茛科植物禺毛茛Ranunculus cantoniensis DC.
的全草。

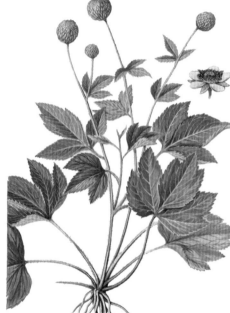

【植物特征】多年生草本。须根多数，白色。茎直立，高30~80cm，分枝，圆柱形，中空。茎与叶柄均密被伸展的淡黄色糙毛。基生叶簇生，具长柄，通常二回3裂，一回裂片阔楔形，长3~5cm，宽0.8~1.5cm，二回裂片长方状倒披针形，上端具不规则的齿裂或3深裂；茎生叶与基生叶相似，但叶柄较短。花黄色，直径6~8mm，单生于枝顶；萼片5，狭卵形，外反，外面有长毛；花瓣5，阔倒卵形，长约5.5mm，宽3mm，基部有圆形的小鳞片；雄蕊和雌蕊多数，均分离。聚合果球形，直径约1cm；瘦果扁，狭倒卵形，长约4mm。花、果期4~7月。

【生　境】生于溪边、沟旁、田边湿地上。

【分　布】我国长江中、下游及其以南各地。印度、越南、日本也有分布。

【采集加工】夏秋采收，将全草洗净、晒干。

【药材性状】本品全长30~60cm，绿灰色，被灰黄色柔毛；须根多数，柔软，黄褐色。叶棕褐色，多卷缩，展平后为二回3裂，基生叶有长而灰褐色的叶柄，有纵皱纹，茎生叶常已脱落。花及瘦果多已脱落。味微苦、凉。

【性味归经】味辛，性温；有毒。归肝经。

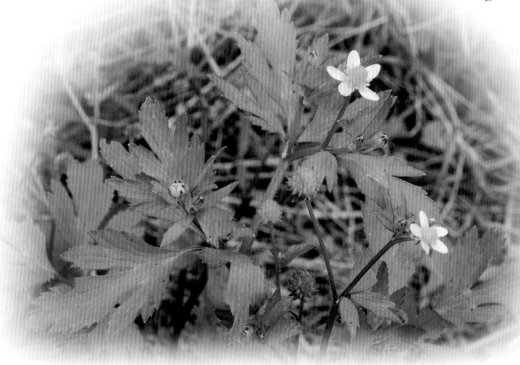

【功能主治】消炎，截疟，通翳。可治疗疟疾，结膜炎，外伤性角膜白斑。

【用法用量】本品有毒，通常外用，不内服。

【附　注】广东民间常用本品医治眼疾。据《生草药性备要》记载"性烈，不内服，治眼病，去膜如神。其法：先以铜钱一个，置于脉门上，将捣烂之叶敷于钱眼处，毒即由钱眼处扯出，眼膜自消，虽敷至起泡亦无碍。"情况是否如此，有待证实。

青天葵

【来　源】本品为兰科植物毛唇芋兰**Nervilia fordii**（Hance）Schltr. 的全草。

【植物特征】小草本。块茎球形或扁球形，直径5~20mm，其上散生小根。叶基生，通常1片，很少2片，于花茎凋萎后生出，叶片纸质，稍扁的圆心形或心形，长5~10cm，宽稍过之，顶端短尖，边缘波状；基出脉多条，自茎部放射状伸出，脉间有许多小脉交织呈网状；叶柄长2~20cm，鞘管状，紫红。花茎于春夏间自块茎抽出，高达30cm；总状花序有花10余朵；萼片披针形；花冠裂片较狭，唇瓣绿色，有褐色斑纹，3裂，侧裂片直立，平头，无距；蕊柱长，棒状，无蕊柱脚。

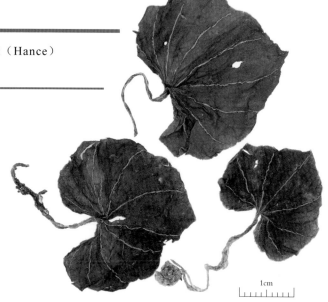

【生　境】生于疏林下、山坡草丛中。

【分　布】香港、广东、广西和四川中部至西部等地。泰国也有分布。

【采集加工】夏季采收，洗净，晒干，或晒半干时，将叶片揉搓成团，再晒干或微火烘干。

【药材性状】本品柔软，每株由一叶一肉质块茎组成。叶片灰绿色、黄绿色或带紫色，多皱卷，展平后呈圆形或心脏形，通常5~10cm长，有8~12条明显纵脉自基部伸向叶缘，隐约可见网状小脉。叶柄长3~6cm，间有长达20cm，稍扁，灰白色或黄白色，常已与叶分离。气香，味甘，具有草菇样气味。以叶幼嫩、叶柄短、色青绿、草菇样香气浓者为佳。

【性味归经】味苦、甘，性平。归肺经。

【功能主治】清肺止咳，健脾消积，镇静止痛，清热解毒，散瘀消肿。用于跌打肿痛，小儿疳积，疮毒。治疗支气管炎，肺结核咯血，小儿肺炎，口腔炎，急性咽喉炎。

【用法用量】用量5~15g。外用适量，新鲜块茎捣烂敷患处。

【附　方】

❶小儿疳积、疝气痛：青天葵鲜块茎6~12g，炖猪瘦肉或鸡蛋吃。

❷口腔炎、急性咽喉炎：青天葵鲜全草1株，嚼含片刻。

【附　注】

❶本植物外观因产地不同而有很大的不同，产于海南的叶片大，叶柄也长；产于广东北部石灰岩地区的叶明显较小，叶柄也短。

❷海南习惯用叶作青天葵入药，不取块茎，此方法可在一定程度上保护植物资源。

❸同属的毛叶芋兰Nervilia plicata（Andr.）Schltr.和本种很相似，有些地区亦作青天葵入药，因其叶下面脉上被短硬毛，常褐紫色，故又称紫背天葵。至于药效如何，还有待进一步研究。

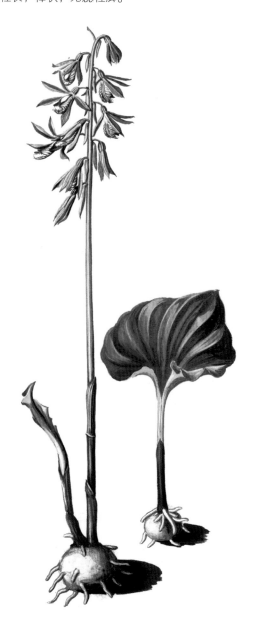

青蒿

【别　名】臭蒿、蒿子、香蒿。

【来　源】本品为菊科植物黄花蒿**Artemisia annua** L.
的地上部分。

【植物特征】一年生草本。茎直立，高0.8~2m，具纵棱，幼时绿色，后变为红褐色。茎、枝、叶及总苞片背面无毛或初时有疏短柔毛，后脱落。叶纸质，茎下部与中部叶宽卵形或三角状卵形，长3~7cm，宽2~6cm，三回栉齿状羽状深裂，每侧有裂片5~8枚，裂片长椭圆状卵形，小裂片边缘具三角形深裂齿，裂齿长1~2mm，中肋明显，中轴两侧有小栉齿；叶柄长1~2cm，基部有半抱茎的假托叶；中上部叶与苞叶一至三回栉齿状羽状全裂。头状花序小，球形，直径1.5~2.5mm，有短梗，基部具小苞叶，在分枝上排成总状或复总状花序，并在茎上集成开展、尖塔形的圆锥花序；总苞片3~4层，中肋绿色；边缘雌花10~18朵，花冠狭管状；中央两性花15~30朵，花冠管状。瘦果小，椭圆状卵形。花、果期8—11月。

【生　境】生于山地、路旁、山坡、林缘。

【分　布】广东、海南、湖北、河北、河南、江西、香港、广西、江苏、山东、浙江、安徽、青海。亚洲其他国家、欧洲、非洲、加拿大、美国也有分布。

【采集加工】夏、秋季采收，将全草切段，晒干。

【药材性状】茎呈圆柱形，表面黄绿色或灰棕色，有明显线棱。质略硬，易折断，折断面黄白色，髓部白色。叶黄绿色，多皱缩成破碎状，完整者为三回羽状深裂，两面被短毛，质脆，易脱落。花序上的花多已脱落，仅剩下黄色的总苞，直径约0.1cm，质脆易碎。具浓烈的香气，味苦，有清凉感。以色黄绿，花穗密，香气浓，无粗茎者为佳。

【性味归经】味苦，性寒。归肝、胆经。

【功能主治】清热凉血，退虚热，解暑。用于暑邪发热，阴虚发热，夜热早凉，骨蒸劳热，疟疾寒热，湿热黄疸，疥痒恶疮，结核病潮热。可灭蚊。

【用法用量】用量3~9g。

【附　方】

❶肺结核潮热：青蒿6g，鳖甲15g，生地黄12g，知母6g，牡丹皮9g，水煎服。

❷疟疾：a. 鲜青蒿30g，水煎服。每日1剂。b. 青蒿叶晒干，研末，每日用3g，发疟前4小时服用，连服5日，每日1次。c. 鲜青蒿捣汁。每日1次，每次服3g。

❸中暑：青蒿15~30g，开水泡服，或捣烂取汁，冷开水冲服。

❹夏令感冒：青蒿9g，薄荷3g，水煎服。

❺皮肤瘙痒、荨麻疹、脂溢性皮炎：鲜青蒿5kg。洗净，切碎，放入锅内，加水10kg，煎煮，浓缩至3~3.5kg，每500g药液加冰片5g（先用乙醇溶解）。用棉球蘸药液涂患处，每日3~4次。

1cm

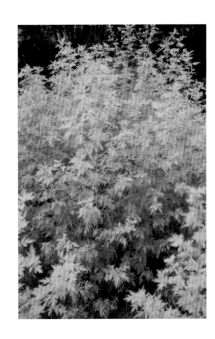

A. 植株上部；B. 花序；C. 药材（青蒿）

苦地胆

【别　名】土公英、草鞋根、草鞋底、磨地胆、理肺散。
【来　源】本品为菊科植物地胆头Elephantopus scaber L. 的全草。

【植物特征】多年生草本。根茎平卧或斜升，具多数纤维状根；茎直立，高20~60cm，基部直径2~4mm，常二歧分枝，稍粗糙，密被白色贴生长硬毛；基部叶花期生存，莲座状，匙形或倒披针状匙形，长5~18cm，宽2~4cm，顶端圆钝，或具短尖，基部渐狭成宽短柄，边缘具圆齿状锯齿；茎叶少数而小，倒披针形或长圆状披针形，向上渐小，全部叶上面被疏长糙毛，下面密被长硬毛和腺点；头状花序多数，在茎或枝端束生的团球状的复头状花序，基部被3个叶状苞片所包围；苞片绿色，草质，宽卵形或长圆状卵形，长1~1.5cm，宽0.8~1cm，顶端渐尖，具明显凸起的脉，被长糙毛和腺

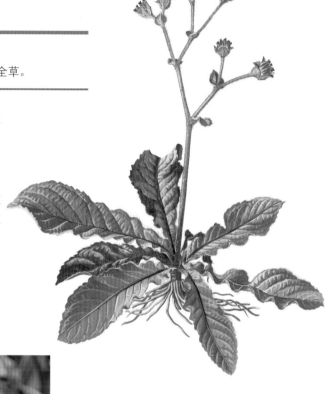

点；总苞狭，长8~10mm，宽约2mm；总苞片绿色或上端紫红色，长圆状披针形，顶端渐尖而具刺尖，具1或3脉，被短糙毛和腺点，外层长4~5mm，内层长约10mm；花4朵，淡紫色或粉红色，花冠长7~9mm，管部长4~5mm；瘦果长圆状线形，长约4mm，顶端截形，基部缩小，具棱，被短柔毛；冠毛污白色，具5稀6条硬刚毛，长4~5mm，基部宽扁。花期7—11月。

【生　境】生于山坡、路旁或旷地。

【分　布】海南、广东、浙江、江西、福建、台湾、湖南、广西、贵州、云南等地。美洲、亚洲其他地区、非洲也有分布。

【采集加工】春、夏、秋季均可采收。拔取全株，洗净，晒干。

【药材性状】本品根茎长仅1~2cm，下端丛生黄色须根。叶多为根生，近无柄，叶片纸质，皱缩，匙形或长圆状倒披针形，长通常8~12cm，灰绿色，疏被白色长硬毛，边缘具疏齿或近全缘。花茎自叶丛中抽出，高出叶丛之上，直而硬，稍扁，长达25cm，被硬毛，断面中空；茎生叶极少。头状花序于花茎上顶生，花冠多脱落。以叶多、色灰绿、无花者为佳。

【性味归经】味苦，性凉。归肺、肝经。

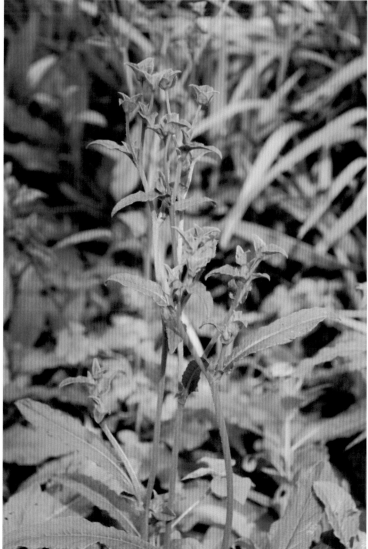

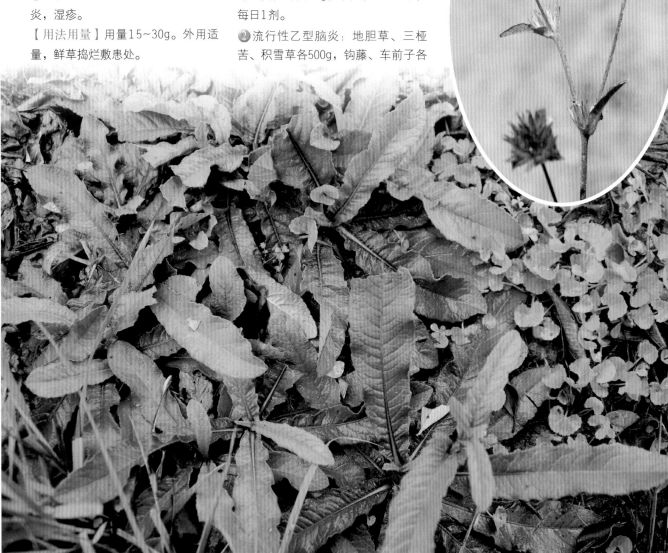

1cm

150g，地龙90g。加水煎1.5小时，过滤，浓缩成3 000mL。每次服30mL，每日3次，小儿酌减。

❸眼结膜炎：地胆草、小叶榕树叶各30g，水煎服。每日1剂。

【附　注】广东汕头和梅州等地所用的苦地胆为本种同属植物白花地胆头Elephantopus tomentosus L.的全草。后者茎多分枝，叶茎生，花白色与本种不同。

【功能主治】清热解毒，利尿消肿。可治疗感冒，急性扁桃体炎，咽喉炎，眼结膜炎，流行性乙型脑炎，百日咳，急性黄疸型肝炎，肝硬化，急、慢性肾炎，疖肿，肠胃炎，肾炎，湿疹。

【用法用量】用量15～30g。外用适量，鲜草捣烂敷患处。

【注　意】孕妇慎服。

【附　方】

❶流行性感冒、上呼吸道感染：地胆草、紫珠草、黑面神叶各30g，大青叶、黄皮叶各15g，水煎，分2次服。每日1剂。

❷流行性乙型脑炎：地胆草、三桠苦、积雪草各500g，钩藤、车前子各

金耳环

【别　名】长花轴细辛、金耳环细辛。

【来　源】本品为马兜铃科植物金耳环**Asarum insigne** Diels
[*Asarum longepedunculatum* O. C. Schm .] 的全草。

【植物特征】多年生草本。根茎粗短，根丛生，稍肉质，直径2~3mm，有浓烈的辛辣味。叶片长卵形、卵形或三角状卵形，长10~15cm，宽6~11cm，顶端急尖或渐尖，基部耳状深裂，两侧裂片长约4cm，宽4~6cm，通常外展，叶面中脉两旁有白色云斑，偶无，具疏生短毛，叶背可见细小颗粒状油点，脉上和叶缘有柔毛；叶柄长10~20cm，有柔毛；芽苞叶窄卵形，长1.5~3.5cm，宽1~1.5cm，顶端渐尖，边缘有睫毛。花紫红色，直径3.5~5.5cm，花梗长2~9.5cm，常弯曲；花被管钟状，长1.5~2.5cm，直径约1.5cm，中部以上扩展成一环突，然后缢缩，喉孔窄三角形，无膜环，花被裂片宽卵形至肾状卵形，长1.5~2.5cm，宽2~3.5cm，中部至基部有一半圆形垫状斑块，斑块直径约1cm，白色；药隔伸出，锥状或宽舌状，或中央稍下凹；子房下位，外有6棱，花柱6枚，顶端2裂，裂片长约1mm；柱头侧生。花期3—4月。

【生　境】生于山谷溪边林下阴湿处。

【分　布】我国南部各地。

【采集加工】春、夏季采挖全草，洗净，晒干。

【药材性状】本品根茎粗短，具节。根簇生于根茎下端，细长，绳索状圆柱形，稍弯曲，长5~12cm，灰色或土黄色。质脆，易折断，断面白色，粉性，中央有一黄色小木心。叶自根茎节上长出，通常为2~4片；叶柄长8~20cm，叶片灰绿色或棕绿色，常皱缩，展平后呈卵状三角形至卵形，膜质，长8~16cm，宽6~10cm；基部深2裂，裂片叉开，稍尖或钝圆；两面无毛或叶脉上疏生短毛，对光透视，可见有许多小油点。花单生，花

梗长4~10cm，花被阔钟形，管部向上扩大，至近喉部突然缢缩，裂片3瓣，扩展平伸，紫色，基部有一近圆形白色斑块。气辛香。以有强烈辛辣味者为佳。

【性味归经】味辛、微苦，性温；有小毒。归肺、胃经。

【功能主治】熄风开窍，祛风散寒，解毒镇痛，消肿，平喘止咳。用于风寒感冒，支气管哮喘，胃痛，牙痛，跌打损伤，毒蛇咬伤。

【用法用量】用量2~5g。

【附　注】

❶金耳环的主要特点是叶片有油点，根丛生，稍肉质，根和叶嚼之有强烈麻舌感，花被裂片紫红色而基部有一

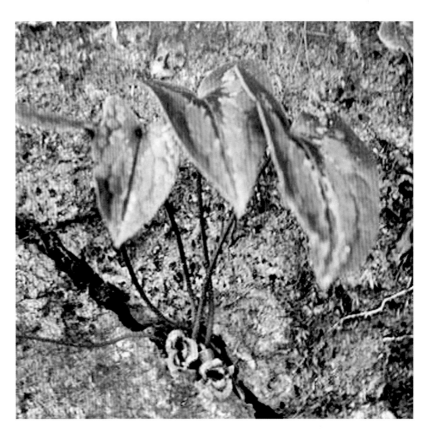

白色大斑块，花梗长。根据这些特点可以比较准确地判别金耳环的真伪。

❷小叶细辛Asarum ichangense C. Y. Cheng et C. S. Yang的根外形，根和叶的辛辣味都与金耳环有些相似，是否能作金耳环入药，尚待研究。

肿节风

【别　名】九节茶、接骨莲、竹节茶。

【来　源】本品为金粟兰科植物草珊瑚 **Sarcandra glabra** （Thunb.）Nakai的全草。

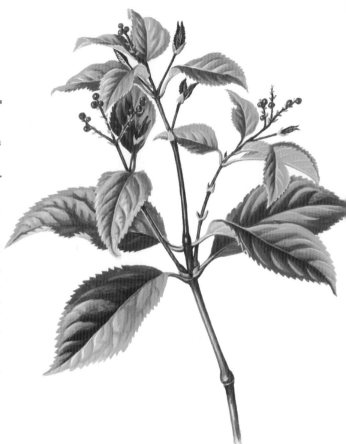

【植物特征】常绿亚灌木。高1~1.5m。茎直立，无毛，节显著膨大。叶对生，纸质，椭圆形、卵形或卵状披针形，长6~17cm，宽2~6cm，顶端渐尖，基部狭或楔形，边缘除基部之外有粗锯齿，齿端有1腺体，两面均无毛；侧脉5~7对，离缘弯拱连接；叶柄长5~15mm，无毛，基部合生成鞘状；托叶早落。花小，黄绿色，无花被，聚集成顶生的穗状花序或分枝而成圆锥花序状；苞片三角形，黄绿色；雄蕊1枚，肉质，棒状，花药2室，着生于药隔上部的两侧；雌蕊由1个心皮所组成，无花柱。核果球形，直径3~4mm，成熟时亮红色。花期6—7月；果期8—10月。

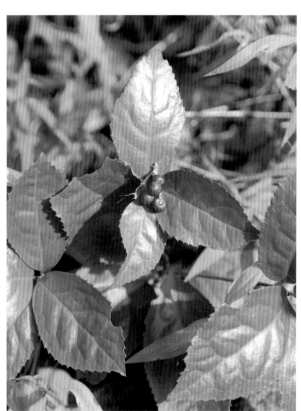

沟，散生皮孔，节膨大；质脆，易折断，断面有髓或中空。叶对生，叶片卵状披针形至椭圆形，长5~17cm，宽3~6cm，表面光滑，边缘有粗锯齿；质甚脆，易破碎。穗状花序顶生，常分枝。气微香，味微辛。以叶绿色者为佳。

【性味归经】味苦、辛，性平；有小毒。归心、肝经。

【功能主治】清热凉血，活血，消斑，祛风通络，通经接骨。用于疮疡肿毒，骨折，跌打损伤，风湿性关节痛。可治疗流行性感冒，流行性乙型脑炎，咽喉炎，麻疹肺炎，小儿肺炎，大叶性肺炎，细菌性痢疾，急性阑尾炎。

【用法用量】用量9~30g。

【附　方】

多种炎症和感染：肿节风15g，水煎，分3次服。

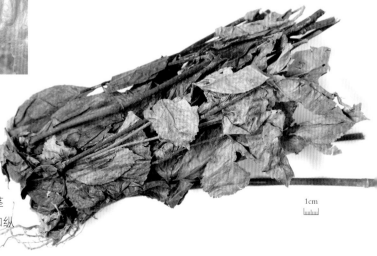

1cm

【生　境】生于海拔1 500m以下的山坡、山谷林下。

【分　布】我国东南至西南以南各地。日本、朝鲜、印度、越南、马来西亚、菲律宾、斯里兰卡也有分布。

【采集加工】夏秋采收，将全草切段，晒干。

【药材性状】本品长50~120cm。根须状，很多。茎圆柱形，多分枝，暗绿色或棕褐色，有明显纵纹和纵

卷柏

【别　名】还魂草、不死草。

【来　源】本品为卷柏科植物卷柏**Selaginella tamariscina** (Beauv.) Spring或垫状卷柏**Selaginella pulvinata** (Hook. et Grev.) Maxim. 的全草。

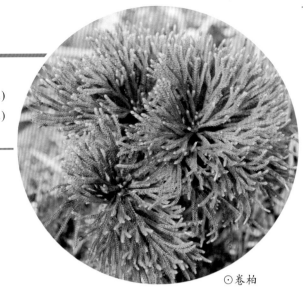

⊙卷柏

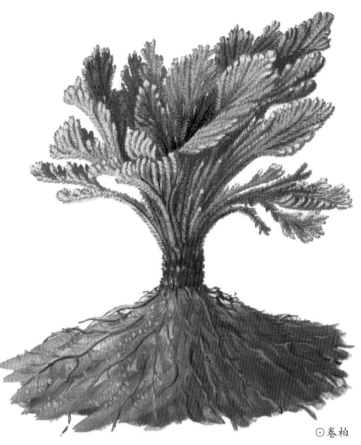

⊙卷柏

◎卷柏

【植物特征】草本。植株呈莲座状，高5~15cm。主茎短或稍长，直立，下生许多须根；分枝直立，丛生，扇状，二或三回羽状分枝，干时卷曲如拳状，吸水后复展开。叶小，四行排列于一平面上，二型，侧脉近平展，披针状钻形，长约3mm，下面有龙骨，顶端有长芒，远轴一侧有阔的膜质边檐，全缘，近轴一侧的膜质边檐很狭，有微锯齿，中叶二行，斜贴于分枝上，卵状披针形，长约2mm，两侧不对称，顶端有长芒，边缘有微锯齿。孢子囊穗生枝顶，有4棱，孢子叶三角形，有阔的膜质边檐，有锯齿，顶端长芒状，腋间着生一肾形孢子囊，大孢子囊含1~4个大孢子，小孢子囊含多数小如粉尘的孢子。

【生　境】生于山地潮湿的岩石上。

【分　布】辽宁、河北、山东、甘肃、安徽、四川、江西、江苏、浙江、福建、台湾、广东、香港等地。日本、印度、菲律宾、朝鲜、俄罗斯也有分布。

◎垫状卷柏

【植物特征】土生石生草本。呈垫状，无匍匐根茎或游走茎。根托只生于茎的基部，长2~4cm，直径0.2~0.4mm，根多分叉，密被毛，和茎及分枝

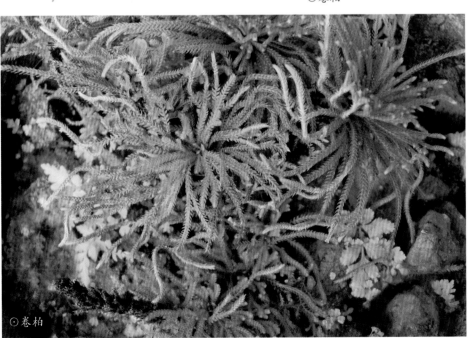

⊙卷柏

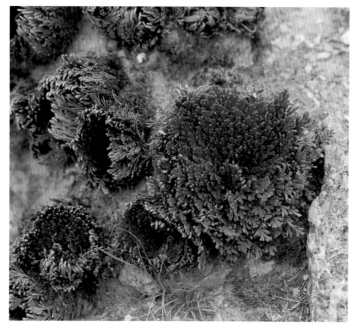

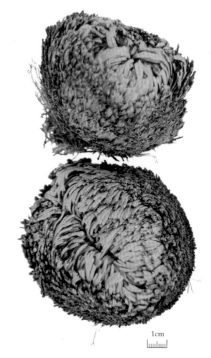

1cm

⊙垫状卷柏

密集形成树状主干。主茎自近基部羽状分枝，不呈"之"字形，禾秆色或棕色，主茎下部直径1mm，不具沟槽，光滑，维管束1条；侧枝4~7对，二至三回羽状分枝，小枝排列紧密，主茎上相邻分枝相距约1cm，分枝无毛，背腹压扁，主茎在分枝部分中部连叶宽2.2~2.4mm，末回分枝连叶宽1.2~1.6mm。叶全部交互排列，二形，叶质厚，表面光滑，不具白边，主茎上的叶略大于分枝上的叶，相互重叠，绿色或棕色，斜升，边缘撕裂状。

【生　境】生于山地潮湿的石上。

【分　布】我国各地。蒙古、俄罗斯的西伯利亚、朝鲜半岛、日本、印度北部、越南、泰国也有分布。

【采集加工】全年可采。拔取全株，洗净，除去须根，晒干。

【药材性状】卷柏　地上部分卷曲如拳状，长3~10cm，绿色或绿黄色。茎不明显或甚短，下端常残留部分灰黑色须根。枝丛生，稍扁，多分枝，向内卷曲，枝上密生厚而稍硬的鳞片状叶；叶近卵形，长0.15~0.2cm，顶端有浅绿色或浅棕色长芒，边缘膜质，有不整齐的细锯齿。质脆，易断。气微，味淡。以叶多、青绿色者为佳。

垫状卷柏　须根散生，中叶（复叶）两行，卵状披针形，直向上排列，

叶片左右两侧不相等，内缘较平直，外缘常因内折而加厚，呈全缘状。

【性味归经】味辛，性平。归肝、心经。

【功能主治】活血通经，炒炭止血。用于闭经，子宫出血，癥瘕块，便血，脱肛。卷柏炭可散瘀止血，用于尿血，便血，吐血，衄血，跌打损伤。

【用法用量】用量6~15g。

【附　方】

❶便血、痔出血、子宫出血：卷柏炭、地榆炭、侧柏炭、荆芥炭、槐花各9g，研粉，每次4.5g，开水送服。每日2~3次。

❷宫缩无力、产后流血：卷柏15g，开水浸泡后去渣，1次服。

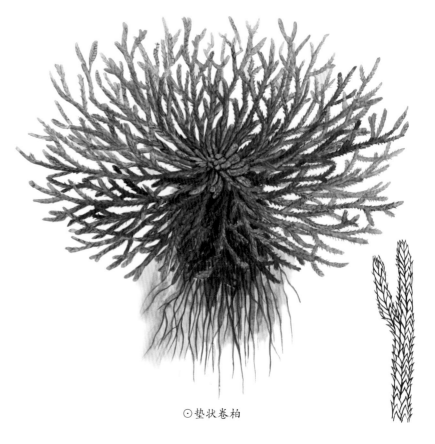

⊙垫状卷柏

荠菜

【别　名】菱角菜、地菜、鸡翼菜、荠。

【来　源】本品为十字花科植物荠菜Capsella bursa-pastoris
（L.）Medic. 的全草。

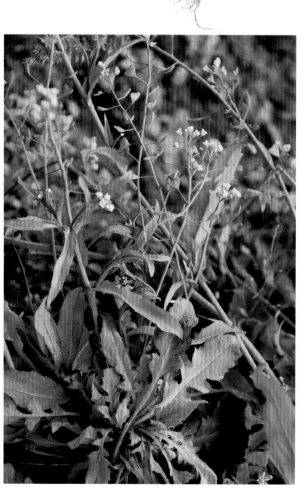

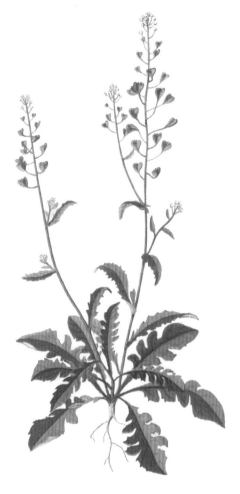

【生　境】生于山坡、田边和路旁。

【分　布】几乎遍布我国各地。全世界温带地区广泛分布。

【采集加工】春末夏初开花结实时采收，拔取全株，洗净，晒干。

【药材性状】本品长15~55cm，有须状根。茎纤细，圆柱形，直径2~3mm，黄绿色或淡褐色；质脆易断。叶多卷缩破碎，灰绿色或黄绿色，二形，根生叶大，羽状分裂，茎生叶长圆形至披针形，长0.8~1.5cm，全缘或有细锯齿，基部抱茎。总状花序生于茎枝顶端；花小，白色，多脱落。果实倒三角形，长5mm，稍扁平，果柄长1.5~2cm。气微，味淡。以黄绿色、果实多者为佳。

【性味归经】味甘、淡，性平。归肝、胃经。

【功能主治】利尿止血，清热解毒。治疗泌尿系统结石，肾结石尿血，肾炎水肿，产后子宫出血，月经量过多，肺结核咯血，高血压，感冒发热，乳糜尿，肠炎。

【用法用量】用量15~60g。

【附　方】

❶高血压：（1）荠菜、夏枯草各30g，水煎服。（2）荠菜、猪毛菜各9g，水煎服。服3日，停药1日。

❷肾结石：荠菜30g，加水3碗，煎至1碗，加入鸡蛋1个，再煎至蛋熟，加食盐少许，喝汤吃蛋。

【植物特征】一年生或二年生草本。高15~55cm。茎具少数分枝，无毛或有稀疏星状毛。基生叶较大，长达10cm，具长柄，常呈不规则的羽状深裂，顶端裂片较大；茎生叶较小，长圆形或披针形，长1~2cm，边全缘或有锯齿，基部耳状抱茎。春末夏初开小白花，两性，排成顶生的总状花序；萼片4，不等大，侧生的2片较大；花瓣4片，匙形，十字形排列；雄蕊4枚，分离，花药背着。荚果倒三角形，长约5mm，宽4~7mm，扁平，顶端微凹；种子多数，椭圆形，有斑点。花、果期4—6月。

香薷

【别　名】江香薷。

【来　源】本品为唇形科植物海州香薷**Elsholtzia splendens** Nakai ex F. Maekawa的地上部分。

【植物特征】直立草本。高30~50cm。茎常淡紫色，被二列疏柔毛。叶对生，卵状三角形、卵状长圆形或披针形，长3~6.5cm，宽1~2.5cm，顶端渐尖，基部楔尖，常下延于叶柄，边缘疏生锯齿，两面被短柔毛，下面散生洼点状腺点；叶柄长达1.5cm。花红紫色，排成顶生、密花、长达5cm的穗状

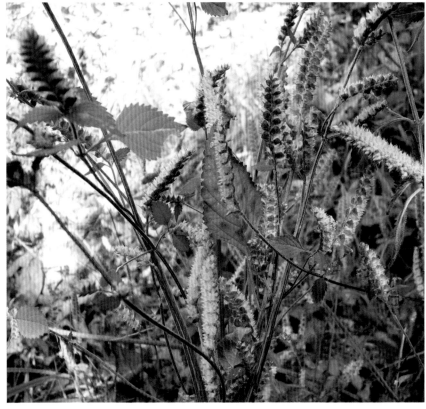

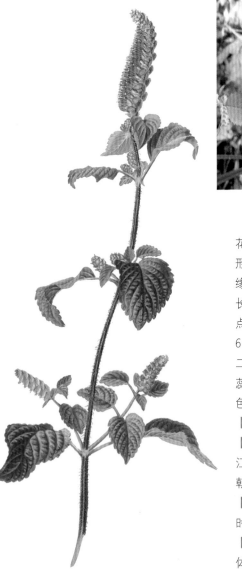

花序；花偏向花序一侧；苞片近圆形，长约5mm，顶端骤然尾尖，仅边缘被短柔毛，常带紫色；花萼钟形，长2~2.5mm，外面被白色短硬毛和腺点，裂片近等大，三角形；花冠长6~7mm，近漏斗状，密被柔毛，檐部二唇形，上唇直立，下唇伸展；雄蕊4枚，全发育，伸出。小坚果暗棕色，有疣点。花、果期9—11月。

【生　境】生于山坡、路旁或灌丛。

【分　布】广东、湖南、江西、浙江、江苏、河南、河北、山东等地。朝鲜也有分布。

【采集加工】秋季茎叶茂盛、花初开时采割，除去杂质，晒干。

【药材性状】本品长30~50cm，全体被白色柔毛。茎方柱形，基部紫红色，上部黄绿色或淡黄色，直径1~2mm，节明显，节间长4~7cm；质脆，易折断，断面纤维质。叶多皱缩或脱落，叶片展平后呈长卵形或披针形，暗绿色或黄绿色，边缘有疏锯齿。穗状花序顶生及腋生；苞片宽卵形，脱落或残存；花萼宿存，钟状，淡紫红色或灰绿色，密被茸毛；花冠常脱落。小坚果4枚，近卵圆形。气清香，味凉而微辛。以枝嫩、穗多、香气浓者为佳。

【性味归经】味辛，性温。归肺、胃经。

【功能主治】发汗解表，和中利湿。用于暑湿感冒，恶寒发热，无汗，腹痛，吐泻，浮肿，脚气。

【用法用量】用量3~9g。

独脚金

【别　名】疳积草、黄花草、消米虫。

【来　源】本品为玄参科植物独脚金**Striga asiatica**（L.）O. Kuntze的全草。

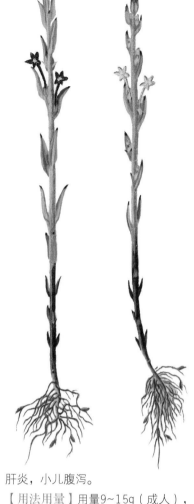

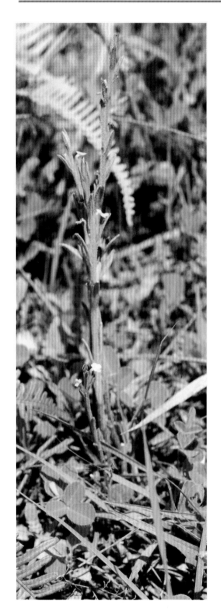

深裂，冠管长约8mm，被腺毛，近顶端弯曲；雄蕊4，2长2短，内藏，花药1室；花柱上部扩大，棍棒状。蒴果长卵形，长约3mm；种子极小，黄色。花期秋季。

【生　境】生于山坡、丘陵、草地、田边，常寄生于禾本科草本植物的根部。

【分　布】广东、香港、海南、台湾、福建、江西、湖南、广西、贵州、云南等地。亚洲和非洲的热带地区也有分布。

【采集加工】夏、秋季采收，洗净泥沙，扎成小束，晒干。

【药材性状】茎单一或间有下部分枝，纤细，长6~15cm，灰褐色，被粗糙短毛，茎部生稀疏微细须根，质稍柔韧。叶小，互生，线形或披针形，上部叶较大，长5~10mm，常贴生于茎上，下部叶小，鳞片状。花黄色或紫色，腋生或排成稀疏穗状花序；苞片明显，长于萼；萼筒有10脉。气微，味淡。以色灰黑、柔嫩、带花穗者为佳。

【性味归经】味甘、淡，性凉。归肝、脾经。

【功能主治】清热杀虫，健脾消积。用于小儿疳积，小儿夏季热、黄疸型肝炎，小儿腹泻。

【用法用量】用量9~15g（成人），3~9g（小儿）。

【附　方】小儿疳积：独脚金、地耳草、瓜子金、山扁豆、山花生等量，共研细粉，每日用6~9g与猪瘦肉或动物肝脏同蒸，分3次服；或水煎服。

【附　注】本种的变种宽叶独脚金Striga asiatica var. humilis（Benth.）Hong以及同属的大独脚金Striga masuria（Buch.-Ham.）Benth.，在广东西南部和海南省等地有时也作独脚金入药，药效可能不如本品。

【植物特征】一年生寄生草本。高6~15cm，全株被短硬毛。茎单生或有时于基部分枝，微呈四方形，黄绿色。单叶互生或茎下部的近对生，无柄，线形或披针形，长5~12mm，茎上部的较大，往下逐渐变小，最下部的常退化呈鳞片状。花单生于上部叶腋，夏、秋季开放，黄色或粉红色；萼管长6~7mm，具10脉，裂齿5，线形；花冠二唇形，上唇2浅裂，下唇3

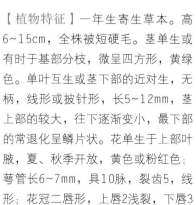

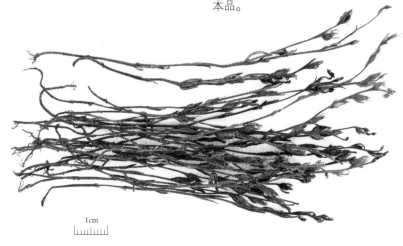

1cm

益母草

【别　名】坤草、益母艾、茺蔚。

【来　源】本品为唇形科植物益母草**Leonurus japonicus** Houttuyn
［*Leonurus artemisia* (Lour.) S. Y. Hu］的地上部分。

【植物特征】一年生或二年生草本。高达1m。
茎呈方柱形，有4钝棱和4浅槽，被倒生糙伏毛，
多分枝。叶对生，生于茎下部的为卵形，基部楔
形，二或三回掌状深3裂，叶柄长2~3cm，上半部
常具狭翅；生于茎中部的为菱形，较小，通常分
裂成3个或偶有多个长圆状线形的裂片，叶柄长
0.5~2cm；上部叶近无柄，线形或线状披针形，长
3~12cm，宽2~8mm，全缘或有少数牙齿状裂片。
花粉红色或淡紫红色，常8~15朵组成球状轮伞花
序；花萼管状钟形，长6~8mm，被微柔毛，有显
著的纵脉，裂片宽三角形，有刺状尖头；花冠长
1~1.2cm，超出萼筒的部分被柔毛，冠檐上唇直
立，内凹，长圆形，长约7mm，全缘，下唇较短，
3裂，中裂倒心形，边缘膜质，基部缢缩，里面有
鳞状毛；雄蕊4，伸至上唇下，小坚果长圆三棱
形，长约2.5mm，淡褐色。花期6—9月；果期9—
10月。

【生　境】生于村边、路旁、旷野或荒地上。

【分　布】我国南北各省区。俄罗斯、日本、朝
鲜、亚洲热带地区、非洲和美洲也有分布。

【采集加工】夏、秋季采收，将全草切段晒干。

【药材性状】茎呈方柱形，每边有一条纵沟，长
30~50cm，上部多分枝，密被柔毛，质稍脆，折断

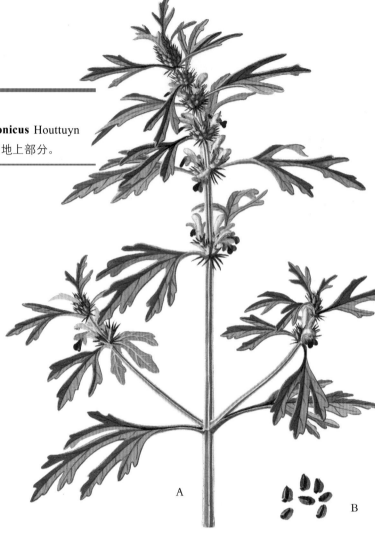

A. 植株；B. 果实

面有白色的髓部。叶多皱缩，脱落或破碎不全，完整上面深绿
色，背面色较浅，两面均有细毛茸，叶片一般3种形状，下部茎
生叶阔卵形，二或三四掌状深3裂，具长柄；中部叶三全裂，裂
片线形；上部叶为线形，浅裂或不裂。轮伞花序腋生，苞片刺
状；萼宿存，黄绿色，檐部5
齿裂；花冠二唇形，淡紫红
色，常已脱落。萼内具4枚棕
色的小坚果。有青草气，味
辛、甘而苦。以幼嫩、叶多、
色绿、未开花者为佳。

【性味归经】味苦、辛，性微
寒。归肝、心包经。

【功能主治】活血调经，祛瘀
生新，利尿消肿。治月经不
调，闭经，产后瘀血腹痛，肾
炎浮肿，小便不利，尿血。外
用治疮疡肿毒。

【用法用量】用量9~30g。外
用适量，研粉或鲜品捣烂敷患
处；水煎洗患处。

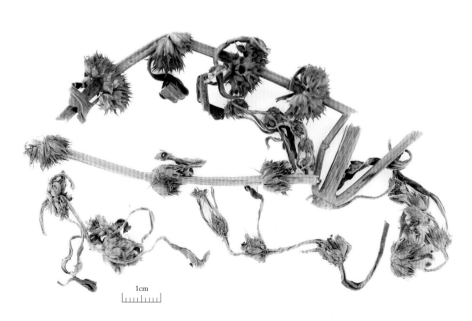

1cm

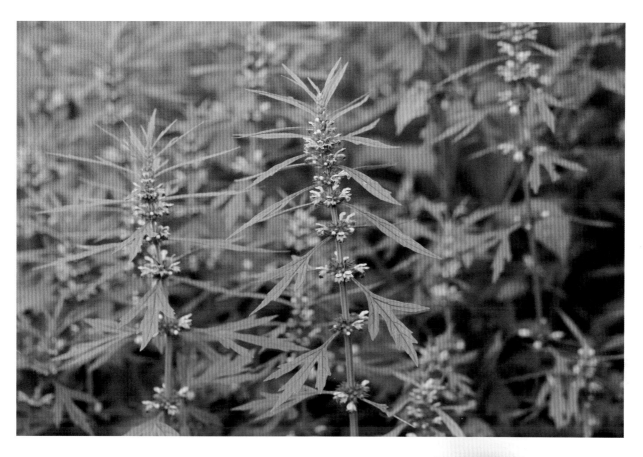

【附　方】

①月经不调、痛经、产后及刮宫后子宫恢复不良：a. 鲜益母草120g，鸡血藤60g，水煎，加红糖服。每日1剂。b. 益母草片：每次5片，每日2~3次。

②急性肾炎，浮肿：鲜益母草180~240g（干品90~120g，均用全草），加水700mL，文火煎至300mL，分2次服。每日1剂。

③流产后胎盘残留：当归、益母草各15g，川芎、桃仁、红花、炮姜、艾叶各9g，熟地黄、牡丹皮各18g（加味生化汤）。轻症每日1剂，重症每日2剂。

④产后腹痛、子宫复旧不良：益母草12g，生蒲黄、川芎各6g，当归、山楂炭各9g，水煎服。

【附　注】白花益母草Leonurus japonicus Houttuyn var. albiflorus（Migo）S. Y. Hu是益母草的变种，开白花，茎基部非紫红，但性能、用途和益母草相同。

益母草的干燥成熟果实称茺蔚子，亦可入药。味辛、苦，性微寒。活血调经，清肝明目。常用量3~10g。

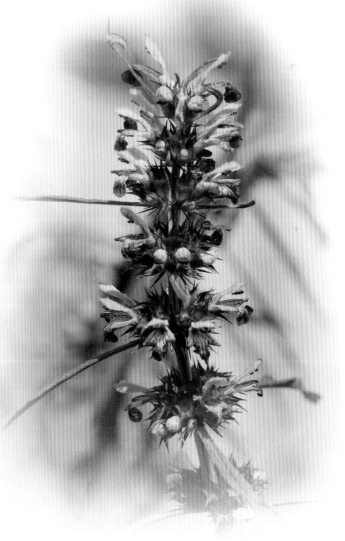

海地丁

【别　名】地丁、土地丁、紫花地丁、广地丁。

【来　源】本品为龙胆科植物华南龙胆**Gentiana loureirii** Griseb. 的全草。

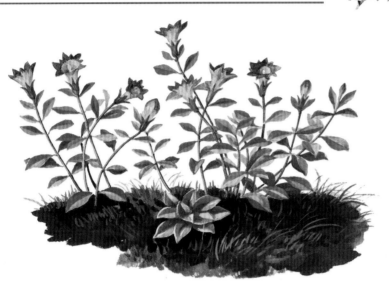

1cm

【植物特征】多年生丛生草本。高3~8cm。根粗壮，稍肉质，表皮易剥落；茎直立，紫红色，单生或有少数分枝，具密集的乳突。叶纸质，基生叶密集，莲座状，狭椭圆形，长1.5~3cm，有时无；茎生叶疏离，对生，较小，椭圆形，长5~7mm，上面有极细的乳突，边缘有短睫毛；叶柄长1~1.5mm，连合成短管状。花紫色或紫蓝色，通常单朵生于小枝顶端，有时2~3朵聚生；萼钟形，长5~6mm，裂齿狭披针形，长2.5~3.5mm；花冠漏斗形，长1.2~1.8cm，裂片卵形，长2~2.5mm；雄蕊5枚，着生于冠筒的中部之下，整齐，花药线形，长约2mm。蒴果倒卵形，压扁，长3~4mm，顶端浑圆，具阔翅，两侧的翅狭；种子多数。花、果期2—9月。

【生　境】生于海拔300~2 300m的荒山路旁草丛中或疏林下。

【分　布】香港、广东、海南、台湾、福建、江西、浙江、江苏、湖南、广西等地。不丹、印度、缅甸、泰国、越南也有分布。

【采集加工】夏、秋季采收，将全草晒干。

【药材性状】本品常卷缩成不规则团块，摊平后通常长2~5cm，暗绿色或深绿色。根土黄色，稍粗壮。茎纤细，深紫红色。丛生，不分枝或少分枝。叶对生或基生叶呈莲座状，长圆形至椭圆形，偶有披针形，长1~3cm，宽0.3~1.5cm，两端渐尖，叶柄短或无，基生叶较大，紫蓝色。花生于茎顶，花萼筒状，花冠漏斗状，顶端5裂，质稍脆易碎。有青草气，味淡而稍苦。以色绿、叶多、须根少者为佳。

【性味归经】味苦、辛，性寒。归心、肝经。

【功能主治】清热利湿，解毒消痈。用于咽喉肿痛，阑尾炎，白带多，尿血，瘰疬，疔痈瘰疬。外用治疮疡肿毒，淋巴结结核。

【用法用量】用量6~15g。外用适量，捣烂敷患处。

【附　注】

❶本品为华南地区的地方性品种，与《中华人民共和国药典》所载紫花地丁不同，后者的原植物是堇菜科植物紫花地丁Viola yedoensis Makino。

❷堇菜科的犁头草Viola japonica Langsd.广东部分地区也作紫花地丁入药。

❸菊科夜香牛Vernonia cinerea（L.）Less.民间称白花地丁，其性味功能均不同于紫花地丁。

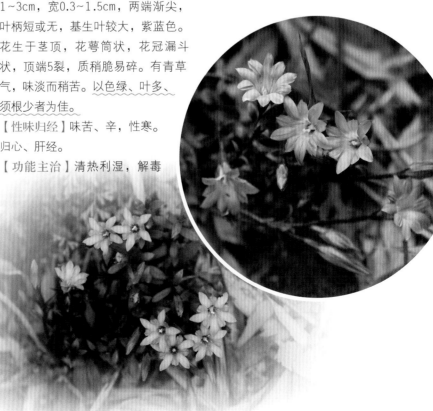

淫羊藿

【别　名】三枝九叶草。

【来　源】本品为小檗科植物箭叶淫羊藿**Epimedium sagittatum**（Sieb. et Zucc.）Maxim.、淫羊藿**Epimedium brevicornu** Maxim.、朝鲜淫羊藿**Epimedium koreanum** Nakai或柔毛淫羊藿**Epimedium pubescens** Maxim. 的枝叶。

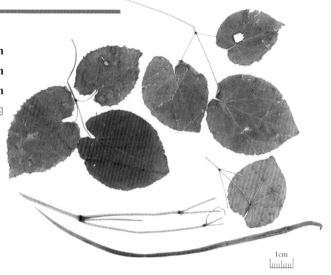

1cm

◎箭叶淫羊藿

【植物特征】多年生草本。高通常25~55cm。根茎质硬，稍粗壮，块状，黑褐色，生有许多须根。茎细瘦，稍坚挺。基生叶1~3片，为三出复叶，叶柄纤细，长达15cm；小叶卵状披针形，长4~15cm，宽3~9cm，顶端渐尖，基部心形或箭形，侧生小叶两侧不对称，边缘有刺毛或刺毛状小齿；基出脉常3~5条，网脉清晰可见。花春季开放，白色（内萼片），直径约6mm，多朵排成顶生圆锥花序或总状花序；萼片8，排成2轮，外轮较小，有紫斑点，内轮花瓣状；花瓣4，黄色，有短距；雄蕊4；心皮1。蓇葖果卵圆形，背裂，含多个种子。花期4—5月；果期5—7月。

【生　境】常生竹林下及路旁岩石隙中，亦见于林下和沟边较阴湿的地方。

【分　布】江苏、江西、浙江、安徽、福建、台湾、广东、广西、湖南、湖北、四川等地。

◎淫羊藿

【植物特征】多年生草本。植株高20~60cm。根茎粗短，木质化，暗棕褐色。二回三出复叶基生或茎生，具9枚小叶；基生叶1~3枚丛生，具长柄，茎生叶2枚，对生；小叶纸质或厚纸质，卵形或阔卵形，长3~7cm，宽2.5~6cm，顶端急尖或短渐尖，基部深心形，顶生小叶基部裂片圆形，近等大，侧生小叶基部裂片稍偏斜，急尖或圆形，上面常有光泽，网脉显著，背面苍白色，光滑或疏生少数柔毛，基出7脉，叶缘具刺齿；花茎具2枚对生叶，圆锥花序长10~35cm，具20~50朵花，序轴及花梗被腺毛；花

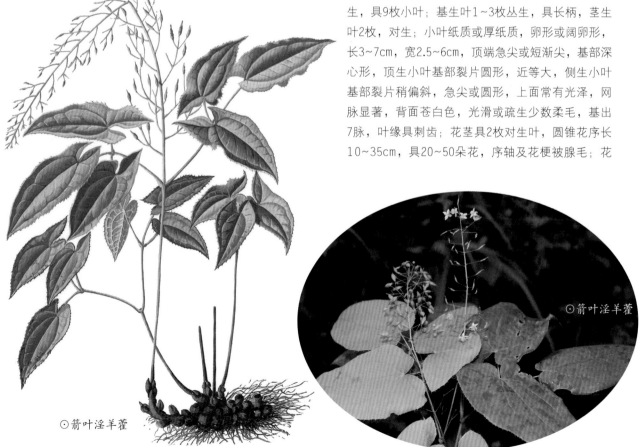

⊙箭叶淫羊藿

⊙箭叶淫羊藿

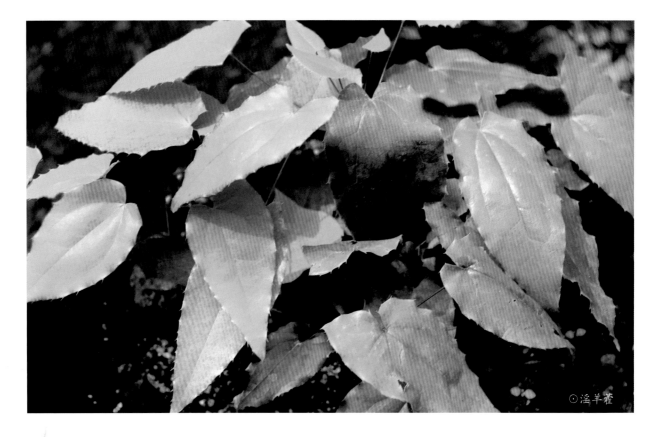

⊙淫羊藿

梗长5~20mm；花白色或淡黄色；萼片2轮，外萼片卵状三角形，暗绿色，长1~3mm，内萼片披针形，白色或淡黄色，长约10mm，宽约4mm；花瓣远较内萼片短，距呈圆锥状，长仅2~3mm，瓣片很小；雄蕊长3~4mm，伸出，花药长约2mm，瓣裂。蒴果长约1cm，宿存花柱喙状，长2~3mm。花期5—6月；果期6—8月。

【生　境】常生林下及路旁岩石隙中等阴湿的地方。

【分　布】陕西、甘肃、山西、河南、青海、湖北、四川等地。

◎柔毛淫羊藿

【植物特征】多年生草本。高20~70cm。根茎粗短，有时伸长，被褐色鳞片。一回三出复叶基生或茎生；茎生叶2枚对生，小叶3枚；小叶叶柄长约2cm，疏被柔毛；小叶片革质，卵形、狭卵形或披针形，长3~15cm，宽2~8cm，顶端渐尖或短渐尖，基部深心形，有时浅心形，顶生小叶基部裂片圆形，近等大；侧生小叶基部裂片极不等大，急尖或圆形，上面深绿色，有光泽，背面密被绒毛，短柔毛和灰色柔毛，边缘具细密刺齿；花茎具2枚对生叶。圆锥花序具30~100朵花，长10~20cm，通常序轴及花梗被腺毛，有时无总梗；花梗长1~2cm；花直径约1cm；萼片2轮，外萼片阔卵形，长2~3mm，带紫色，内萼片披针形或狭披针形，急尖或渐尖，白色，长5~7mm，宽1.5~3.5mm；花瓣远较内萼片短，长约2mm，囊状，淡黄色；雄蕊长约4mm，外露，花药长约2mm；雌蕊长约4mm，花柱长约2mm。蒴果长圆形，宿存花柱长喙状。花期4—5月；果期5—7月。

【生　境】常生林下及路旁岩石隙中等阴湿的地方。

【分　布】陕西、甘肃、湖北、四川、河南、贵州、安徽等地。

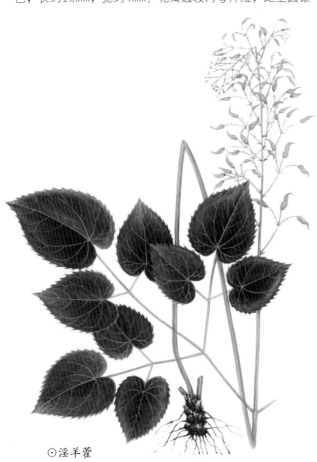

⊙淫羊藿

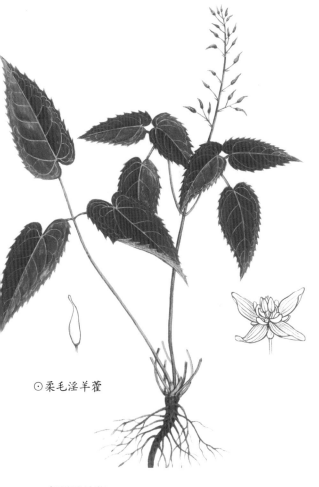

◎柔毛淫羊藿

淫羊藿　三出复叶，小叶卵形，长3~8cm，宽2~6cm；顶端微尖，顶生小叶基部心形，两侧小叶偏心形，较小，外侧较大，呈耳状，边缘具黄色刺毛状细锯齿；基出7脉；小叶柄长1~5cm。叶片近革质。气微，味微苦。

柔毛淫羊藿　主要特征是叶背面及叶柄密被绒毛状柔毛。

朝鲜淫羊藿　小叶较大，长4~13cm，宽3.5~7cm，顶端渐尖，叶片较薄。

以上4种药材均以色黄绿、叶多、茎嫩者为佳。

【性味归经】味辛、甘，性温。归肝、肾经。

【功能主治】补精壮阳，祛风湿，补肝肾，强筋骨。用于阳痿早泄，小便失禁，风湿关节痛，腰痛，目眩，耳鸣，四肢麻痹，神经衰弱。治疗冠心病，慢性支气管炎，白细胞减少，更年期高血压，慢性气管炎，慢性前列腺炎等

【用法用量】用量9~15g。

【附　方】

❶阳痿、早泄：淫羊藿500g，白酒3 000mL，浸泡1周，密闭，前4日温度控制在50℃以上，后3日温度保持在5~8℃，过滤，备用。每次服10~20mL，每日3次。

❷慢性气管炎：淫羊藿4份，紫金牛1份，共研细粉，加蜂蜜1倍制成丸，每丸9g。每日2次，每次服2丸，连服10日为1个疗程。

❸更年期高血压：淫羊藿、仙茅、当归、巴戟、知母、黄柏各9g，水煎服。每日1剂。或用7日的药量，水煎后浓缩

◎朝鲜淫羊藿

【植物特征】多年生草本。植株高15~40cm。根茎横走，褐色，质硬，直径3~5mm，多须根。二回三出复叶基生和茎生，通常小叶9枚；小叶纸质，卵形，长3~13cm，宽2~8cm，顶端急尖或渐尖，基部深心形，基部裂片圆形，侧生小叶基部裂片不等大，上面暗绿色，无毛，背面苍白色，无毛或疏被短柔毛，叶缘具细刺齿；花茎仅1枚二回三出复叶。总状花序顶生，具4~16朵花，长10~15cm，无毛或被疏柔毛；花梗长1~2cm。花大，直径2~4.5cm，颜色多样，白色、淡黄色、深红色或紫蓝色；萼片2轮，外萼片长圆形，长4~5mm，带红色，内萼片狭卵形至披针形，急尖，扁平，长8~18mm，宽3~6mm；花瓣通常远较内萼片长，向顶端渐细呈钻状距，长1~2cm，基部具花瓣状瓣片；雄蕊长约6mm，花药长约4.5mm，花丝长约1.5mm；雌蕊长约8mm，子房长约4.5mm，花柱长约3.5mm。蒴果狭纺锤形，长约6mm，宿存花柱长约2mm。种子6~8枚。花期4—5月；果期5月。

【生　境】常生林下及路旁岩石隙中等阴湿的地方。

【分　布】吉林、辽宁、浙江、安徽等地。朝鲜北部及日本也有分布。

【采集加工】夏、秋季采集全株，洗净晒干。

【药材性状】箭叶淫羊藿　本品茎细长，圆柱形，直径约3mm，黄色，光滑；质脆，易折断，断面中空。叶为三出复叶，有细长的叶柄；小叶薄革质，卵状披针形，基部心形或戟形，侧生小叶基部明显两侧不对称，灰绿色或棕绿色，叶缘有刺状锯齿。气微，味苦。

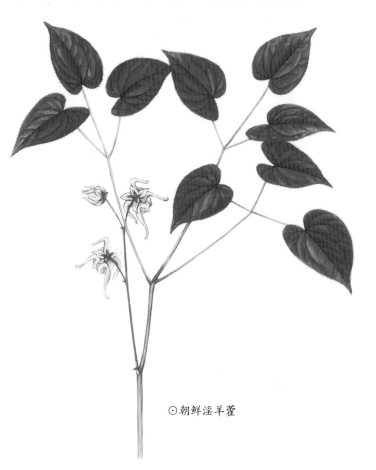

◎朝鲜淫羊藿

淡竹叶

【别　名】山鸡米、迷身草、竹叶麦冬。

【来　源】本品为禾本科植物淡竹叶**Lophatherum gracile** Brongn的全草。

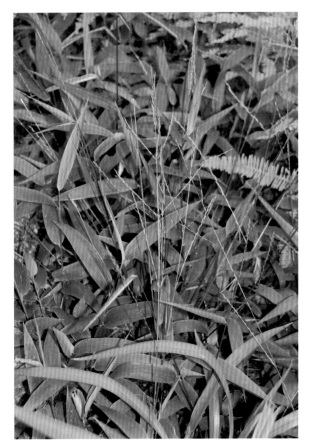

【植物特征】多年生草本。高50~100cm。具直立宿根。须根淡黄色，中部常膨大，形成纺锤状、肉质块根。叶披针形，酷似竹叶，长5~22cm，宽2~3.5cm，有多数细小的平行脉，脉间有明显的小横脉。花夏、秋季开放，排成圆锥状的穗状花序；小穗疏离，狭披针形或近圆柱形，连芒长7~12mm，宽约2mm，无柄或具很短的柄，脱节于颖之下，每个小穗有小花数朵，但仅第一小花可孕，其余不孕；颖2枚，阔长圆形，顶端钝，边缘膜质，具5脉，第一颖较短小；外稃长卵形，长6~7mm，顶端具短芒；内稃短小；雄蕊2枚。颖果小，暗褐色，与内外稃分离。

【生　境】生于山坡林下或荫蔽处。

【分　布】我国长江流域和华南、西南各地。新几内亚、印度、马来西亚和日本也有分布。

【采集加工】夏、秋季未抽花穗前采收，除去须根，晒干。

【药材性状】本品长30~60cm，基部有少数黄白色根须。茎圆柱形，直径约0.2cm，有节，淡黄绿色，断面中空。叶鞘抱茎，开裂，有白色柔毛；叶片披针形，极似竹叶，常皱缩，卷曲，长5~20cm，宽2~3.5cm，浅绿色或黄绿色，叶脉平行。花穗自茎顶生出，花细小，多已脱落。气微，味淡。以叶片大、质柔软、色青绿、无根和花穗者为佳。

【性味归经】味甘、淡，性微寒。归心、胃、小肠经。

【功能主治】利小便，清心火，除烦热，生津止渴。用于感冒发热，中暑，高热烦渴，小便赤浊，口舌生疮。治疗咽喉炎，尿道炎，牙周炎，尿道炎，淋病，失眠。

【用法用量】用量5~10g。

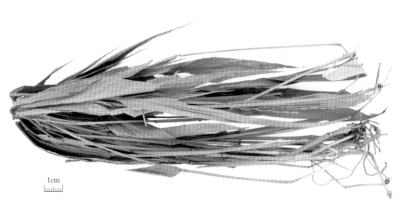

1cm

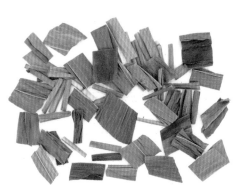

1cm

葫芦茶

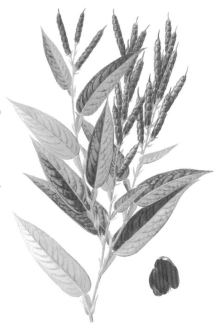

【别　名】剃刀柄、虫草、金剑草。

【来　源】本品为豆科植物葫芦茶**Tadehagi triquetrum**（L.）Ohashi ［*Desmodium triquetrum* (L.) DC.］的全草。

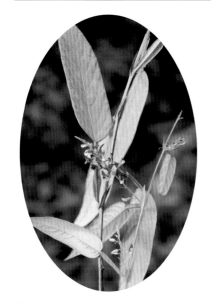

【植物特征】直立亚灌木或小灌木。高0.5~2m。枝三棱柱形，棱上被短硬毛。叶为指状复叶，小叶卵状披针形或披针形，长6~12cm，顶端渐尖或短尖，基部浅心形或圆形，下面沿脉上略被毛；叶柄长1~3cm，两侧具阔翅，使整个小叶形似倒转的葫芦；托叶2片，干膜质，长达1.5cm，脱落。花淡紫红色，排成顶生或腋生的总状花序；花萼钟状，长约3mm，裂齿5，上面2齿合生至近顶部；花冠蝶形，伸出萼外，旗瓣近圆形，顶端微凹，翼瓣倒卵形，龙骨瓣镰形，弯拱，具长爪；雄蕊10枚，合生成1组。荚果长2~5cm，有荚节5~8个，被糙伏毛。花期6—10月；果期10—12月。

【生　境】生于海拔1 400m以下的荒地或山地林缘、路旁。

【分　布】福建、江西、广东、海南、香港、广西、贵州、云南等地。印度、斯里兰卡、缅甸、泰国、越南、老挝、柬埔寨、马来西亚、太平洋群岛、新喀里多尼亚、澳大利亚也有分布。

【采集加工】夏、秋季采挖全草，晒干，或趁鲜切段，晒干。

【药材性状】本品根近圆柱形，扭曲，灰棕色或棕红色，质硬稍韧，断面黄白色。茎基部圆柱形，灰棕色至暗棕色，木质，上部三棱柱形，草质，疏被短硬毛。小叶卵状披针形，薄革质，长6~12cm或稍过之，灰绿色或黄色，基部钝圆，下面稍被毛；叶柄长约1.5cm，有阔翅；托叶披针形，与叶柄近等长，淡棕色。花序或果序偶见，腋生，长15~30cm；蝶形花多数，淡紫红色，长不及1cm；荚果扁平，长2~4cm，有5~8个方形的荚节。气微，味淡。以带根、叶多、色绿者为佳。

【性味归经】味微苦、涩，性凉。归胃、大肠经。

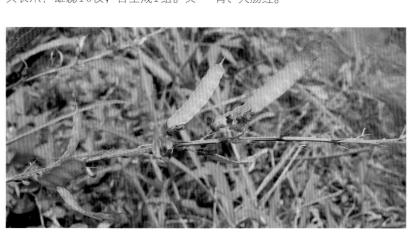

【功能主治】清热解毒，消积利湿，杀虫防腐。用于感冒发热，咽喉肿痛，肾炎，黄疸性肝炎，肠炎，细菌性痢疾，小儿疳积，小儿硬皮病，妊娠呕吐。可解菠萝中毒，预防中暑。

【用法用量】用量15~60g。外用适量。

【附　方】

❶急性肾炎，水肿：a. 葫芦茶60g，水煎服。每日1剂。b. 葫芦茶、冬瓜皮各30g，茅根30~60g，麻黄9~15g，枇杷叶15g，杏仁12g，水煎，分2次服。

❷小儿疳积：葫芦茶5份，独脚金5份，苦楝子1份，香附2份，水煎，浓缩至每100mL含药材72g。每日15~30mL，分3次服，6日为1个疗程。

❸妊娠呕吐：葫芦茶30g，水煎，分3次服。

❹硬皮病：①鲜葫芦茶、蜂窝草各500g，捣烂，加少许食盐，炒热。每日上午外搽患处1次。②用干葫芦茶、蜂窝草各1 500g，加水3 500mL，煎成药液3 000mL。每日下午浸泡全身1次。

❺钩虫病：葫芦茶250g，加水800mL，水煎，浓缩至250mL，分2次早晚空腹服。服药1剂，10日后进行大便复查。

❻滴虫性阴道炎：葫芦茶30g（鲜品60g），水煎，分2次服。

【附　注】广东民间常于腌咸鱼时加入鲜葫芦茶，再以重石压之，可防止鱼腐生蛆。故民间又称此草为咸鱼草。

薄荷

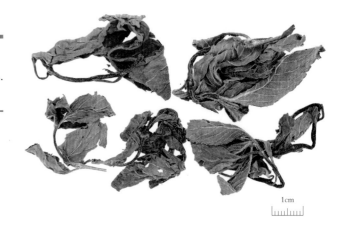

【别　名】野薄荷。

【来　源】本品为唇形科植物薄荷**Mentha canadensis** L.
［*Mentha haplocalyx* Briq.］的地上部分。

【植物特征】多年生草本。高30~60cm。根茎匍匐。
茎方柱形，下部卧地生根，沿棱上被微柔毛，多分
枝。叶对生，薄纸质，长圆状披针形、卵状披针形或
长圆形，长3~5cm，宽0.8~3cm，顶端锐尖，基部楔
形至近圆形，边缘疏生粗大牙齿状锯齿，通常两面脉
上均密生微柔毛；中脉和侧脉均在上面微凹；叶柄长
2~10mm。花淡紫色或白色，排成稠密多花的轮伞花
序，通常下部的具总梗，上部的无梗；花萼管状钟
形，长约2.5mm，10脉，外面被柔毛和腺点，裂片三角
状钻形，锐尖；花冠长约4mm，冠檐二唇形，4裂，上
裂片较大，顶端浅2裂，其余3裂片长圆形，钝头；雄
蕊4，伸出，花药2裂，药室平行。小坚果卵圆形，黄
褐色。花期7—9月；果期10月。

【生　境】生于沟边、田边、水旁潮湿地。

【分　布】我国南北各省区。亚洲南部、东南部和东

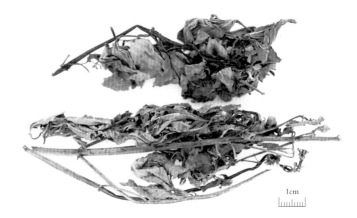

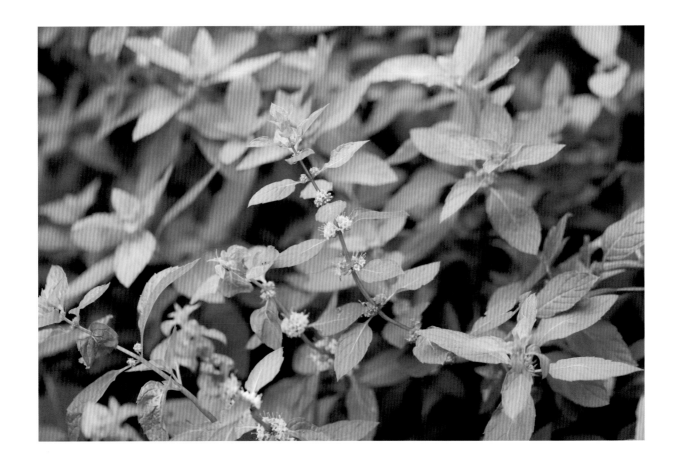

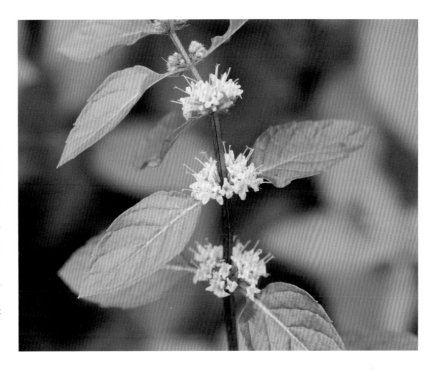

部、俄罗斯远东地区、美洲北部和中部也有分布。

【采集加工】夏、秋季茎叶茂盛时，选择晴天割取地上部分，晒至五成干时扎成小把，晾至足干，忌在烈日下曝晒。

【药材性状】本品长30~60cm。茎方柱形，直径0.3~1cm，表面紫红色或淡绿色，上部有成对分枝，被白色绒毛，棱上的毛较密；质脆，易折断，断面白色，中空。叶对生，多卷缩或破碎，完整的叶片椭圆形，长2~5cm，宽0.8~3cm，边缘有锯齿，下面有绒毛和腺点。气芳香，味辛凉。以茎紫红色、叶多而绿色、香气浓者为佳。

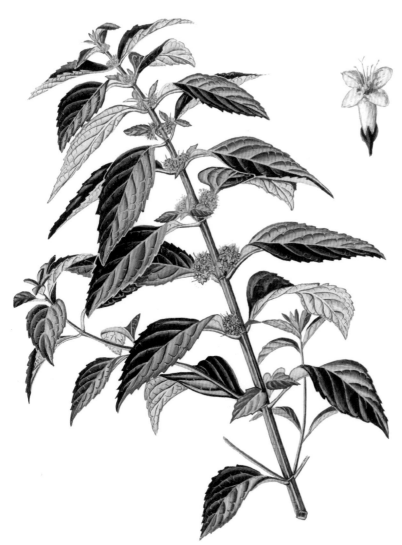

【性味归经】味辛，性凉。归肺、肝经。

【功能主治】疏散风热，清利头目。治风热感冒，头痛，目赤，咽痛，牙痛，皮肤瘙痒。

【用法用量】用量3~9g。

【附　方】风热感冒：薄荷、菊花、蔓荆子各9g，荆芥6g，金银花12g，水煎服。

【附　注】薄荷除药用外，还是著名的香料植物，栽培广，品种多，我国江苏产的龙脑薄荷，北京产的平叶留兰香和云南省楚雄地区产的楚薄荷都负有盛名。

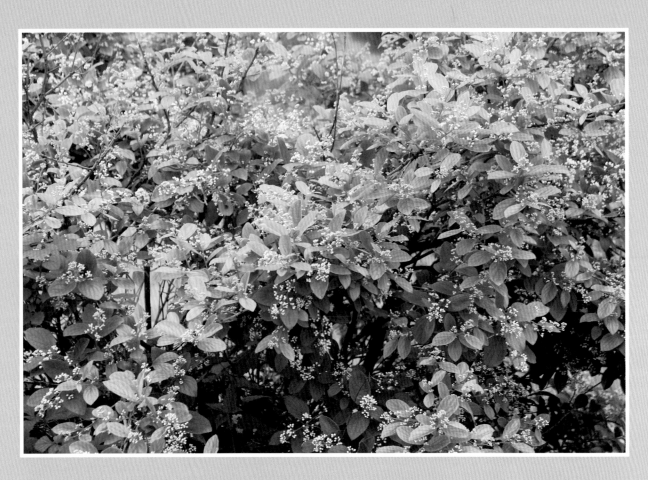

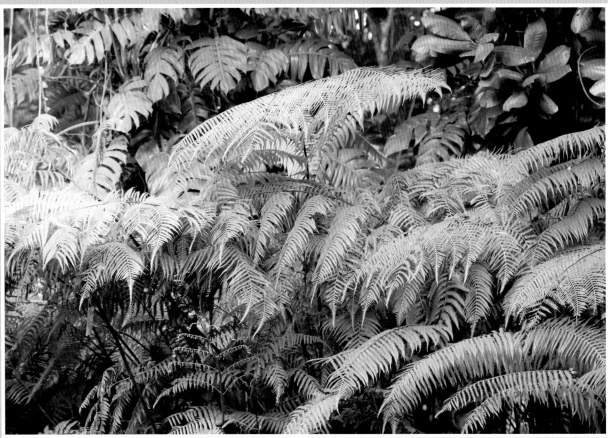

二

根及根茎类

GEN JI GENJING LEI

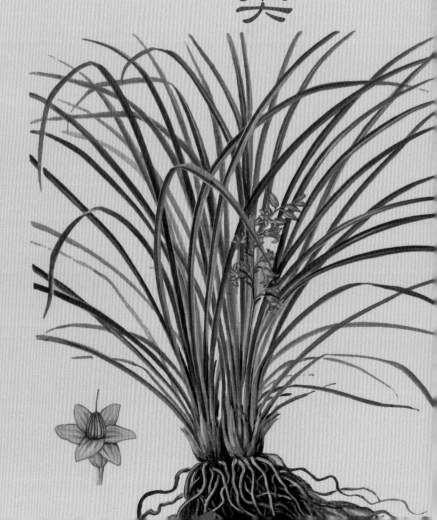

了哥王

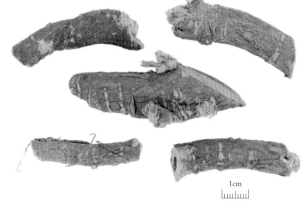

【别　名】山雁皮、狗信药、地棉根。

【来　源】本品为瑞香科植物了哥王**Wikstroemia indica**（L.）C. A. Mey. 的根或根皮。

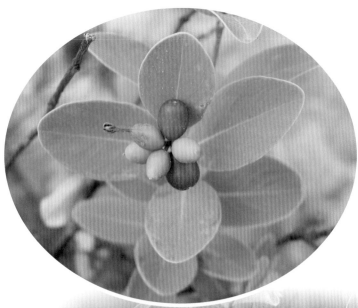

【植物特征】小灌木。高30~100cm。枝红褐色，光滑无毛。单叶对生，纸质或近革质，倒长卵形或椭圆形，长2~5cm，宽0.7~1.5cm，顶端钝或短尖，基部楔形，全缘，两面无毛；叶柄长约1mm。花黄绿色，两性，多朵排成顶生的短总状花序，总花梗长5~10mm；花梗短，长1~2mm；花萼管状，长9~12mm，被疏柔毛，裂片4，阔卵形或长圆形，长约3mm；花瓣缺；雄蕊8枚，2轮排列于萼管的近顶部，花丝极短；子房上位，倒卵形或椭圆形，仅顶部被疏柔毛，花柱极短，柱头头状。核果椭圆形，长约6mm，直径约4mm，成熟时暗红色至紫黑色。花、果期为夏、秋季。

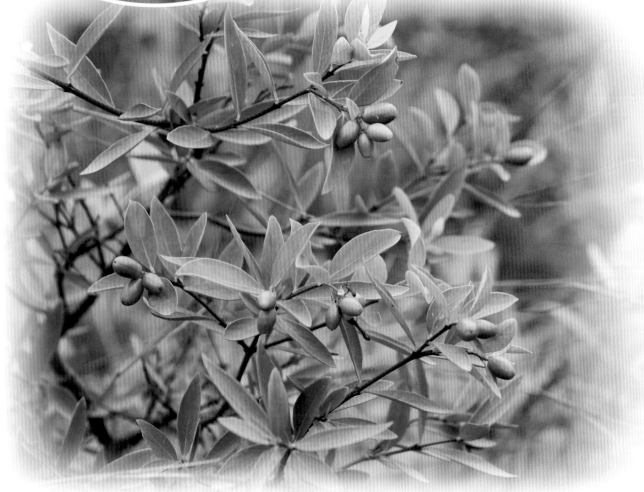

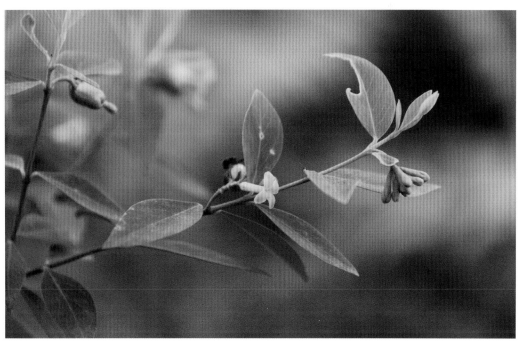

【生　境】生于山坡丘陵、旷野、路旁的灌丛中。

【分　布】我国长江流域以南各地。越南、印度也有分布。

【采集加工】夏、秋季采收，将根皮、根晒干。

【药材性状】本品根为条状圆柱形，弯曲不直，常有分枝，直径0.5～3cm，黄棕色或暗棕色，有突起的支根痕、不规则的纵沟纹及少数横裂纹。断面皮部灰白色，易剥离，木部淡黄色。根皮为扭曲的条带状，厚1.5～4mm，表皮常剥落，纤维性强。气微，味微苦、甘，嚼后有持久的灼热不适感。以条粗、皮厚者为佳。

【性味归经】味微苦、辛，性寒；有大毒。归肺、胃经。

【功能主治】消炎止痛、拔毒、止痒。用于跌打损伤，风湿骨痛，恶疮，烂肉溃疡，哮喘，毒蛇、蜈蚣咬伤，疥癣等。治疗淋巴结核，腮腺炎，扁桃体炎。

【用法用量】用量15～30g（根）；9～20g（根皮）。内服宜久煎。外用鲜根捣烂敷患处或干燥根浸酒敷患处。

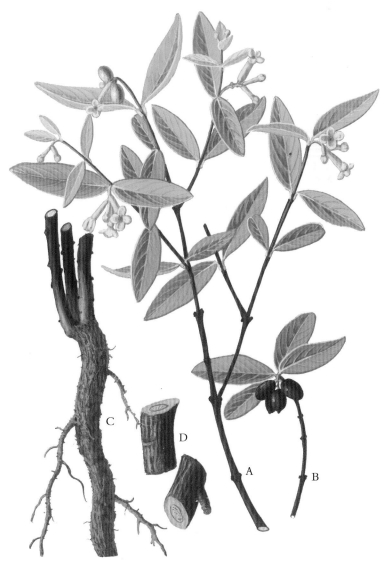

A. 花枝；B. 果枝；C. 根；D. 药材（了哥王）

三七

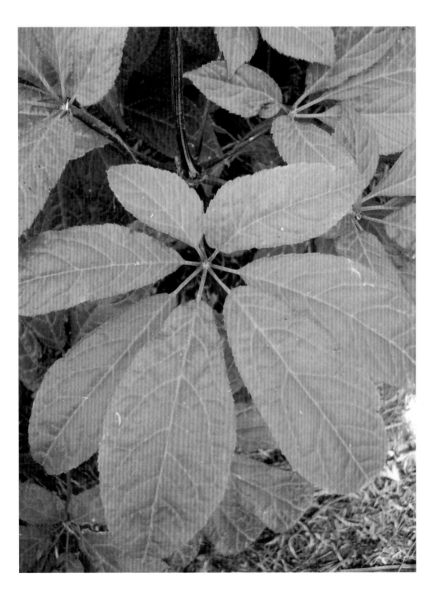

【别　名】田七、山漆、滇七、云南三七。

【来　源】本品为五加科植物三七**Panax pseudo-ginseng** Wall. var. **notoginseng**（Burkill）Hoo & Tseng ［*Panax notoginseng*（Burk.）F. H. Chen ex C. Y. Wu et K. M. Feng］的根。

【植物特征】多年生草本。根茎短，有数个纺锤形肉质根。纺锤根长2~4cm，直径约1cm，干时有纵皱纹。茎单生，高20~40cm。掌状复叶4枚轮生于茎顶；小叶4~5枚，很少6~7枚，薄膜质，椭圆形至倒卵状长圆形，中央一枚长8~14cm，宽3~5.5cm，侧生小叶略小，顶端渐尖，基部渐狭，边缘具重锯齿，齿端刺尖状，网脉明显，两面脉上有刚毛；小叶柄长2~10mm；叶柄长4~5cm；托叶卵形或披针形。伞形花序有花80~100朵，单生茎顶端，直径3~5cm，总花梗长10~13cm；花黄绿色；萼杯状，上端具5枚小萼片；花瓣5；雄蕊5，子房2室，花柱2，离生。果核果状，近球形，直径5~8mm。花期6—8月；果期8—10月。

【生　境】栽培。种植于海拔400~1 800m的林下或山坡上人工荫棚下。

【分　布】广西和云南栽培历史长，产量大；广东、福建、江西以及浙江等地也有试种。

【采集加工】栽培3~7年后，开花前采收块根，摘下芦头、侧根、须根，分开大小，晒至六成干时，用谷壳掺和，边晒边搓揉，使其体质结实，再晒至足干。

【药材性状】本品呈圆锥形或近圆柱形，不分枝或有少数分枝，长1~7cm，直径1~4cm。外面灰褐色至灰黄色。根头部无明显的茎基残迹，下部可见须根剪断的痕迹，周围有瘤状突起和横生的皮孔，并有不连续的纵皱纹。质坚硬，难折断，切断面灰绿色至灰白色，近角质并有蜡样光泽，可见放射状纹理，根皮易脱离。气微，味先苦后微甘。以个大、结实而重、断面角质而有明显放射状纹理者为佳。

【性味归经】味甘、微苦，性温。

归肝、胃、大肠经。

【功能主治】活血祛瘀，止血，消肿止痛。用于衄血，吐血，咯血，便血，功能性子宫出血，产后血瘀腹痛，跌打损伤。

【用法用量】用量3~9g，研末用白开水送服。不宜入煎剂。

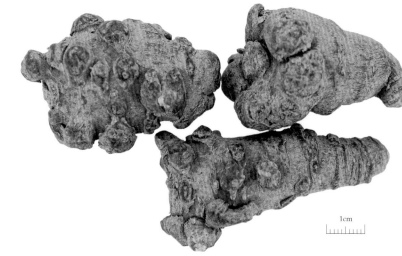

1cm

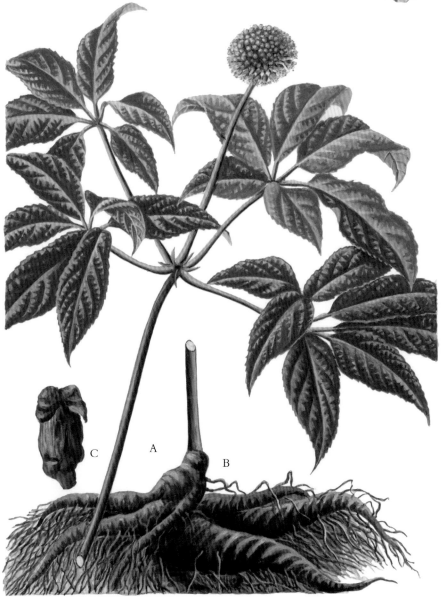

A.植株；B.根系；C.药材（三七）

【附　方】

❶吐血，衄血，大、小便出血：三七3g，花蕊石、血余炭各1.5g，研末分4次吞服，每日2次。

❷跌打损伤：三七3~6g，磨甜酒内服，或研末内服。

❸急性坏死性节段性小肠炎：三七研末，每次服1g，每日3次。一般服2日后腹痛减轻，4~5日后肠蠕动恢复，7日左右肠梗阻解除，10日基本痊愈。继续服至15日以巩固疗效。

❹消化性溃疡（瘀痛型）：三七1.5~3g，研粉内服。当归、桃仁、延胡索、赤芍、失笑散各9g，乳香、没药各3g，水煎服。（此型可能为穿透性溃疡）

【附　注】三七花有清热，平肝，降压之效。治急性咽喉炎，头昏，目眩，耳鸣。用适量开水冲泡当茶饮。

土白蔹

【别　名】广东白蔹、老鼠拉冬瓜。

【来　源】本品为葫芦科植物马㼎儿**Zehneria indica**（Lour.）Keraudren［*Melothria indica* Lour.］的肉质根。

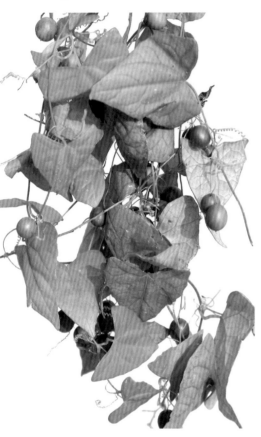

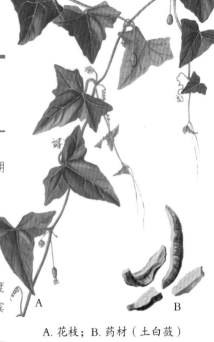

A. 花枝；B. 药材（土白蔹）

【植物特征】草质藤本。有不分枝的卷须。茎、枝纤细，有沟槽和直棱。叶膜质，多形，三角状卵形、卵状心形或戟形，不分裂或3~5浅裂，长3~8cm，顶端短尖至渐尖，基部心形至戟形，若分裂，则中裂片较长，长圆状披针形或三角形，侧裂片较小，上面粗糙，脉上被短毛，下面无毛。掌状脉3或5条；叶柄长2.5~4cm，初被柔毛。花淡黄色，单性，雌雄同株，1或2朵腋生或雄花组成短而少花的总状花序；雄花花萼阔钟状，长约1.5mm；花冠裂片近长圆形，长2~2.5mm；雄蕊3，2枚2室，另1枚1室，药室被毛；雌花稍大，花冠阔钟状，直径约2.5mm；子房狭卵形，长3.5~4mm，有小疣突。果实狭卵形或长圆形，两端钝，长1~2cm，成熟

时红色，含多颗灰白色的种子。花期4—7月；果期7—10月。

【生　境】常生于荒地、林缘、溪边等处，缠绕于灌木或绿篱上。

【分　布】我国河南南部及长江以南各地。日本、朝鲜、越南、印度半岛、印度尼西亚的爪哇岛、菲律宾也有分布。

【采集加工】春、秋季采挖，除去须根及泥土，洗净，纵切两瓣、四瓣或斜切厚片，晒干。

【药材性状】块根纺锤形或数个串生成连珠状，表面黄色至黄棕色，光滑或稍皱缩。商品多已切开成2~4瓣或厚片，切片边缘表皮黄色，切面粉白色至黄白色，可见纵向粗纤维。质坚而脆，易折断，折断时有粉尘逸出，断面粉质，在放大镜下可见许多发亮的粉状颗粒。具人尿样臭气，味淡。

【性味归经】味甘、苦，性凉。归肺、胃、肝经。

【功能主治】清热解毒，散结消肿。治咽喉肿痛，结膜炎。外用治疮疡肿毒，淋巴结核，睾丸炎，血痢，内痔瘘，赤白带下，皮肤湿疹。

【用法用量】用量9~15g。外用适量，鲜根、叶捣烂敷患处。

【附　方】红斑狼疮：土白蔹15~18g，用水大半碗，煎沸片刻，凉后服，每日1次或2次。

【附　注】

❶马㼎儿的干燥全草称为马㼎儿。味甘、苦，性凉。具解毒散结、祛痰利水之功。

❷我国大部分地区药用的白蔹均为葡萄科植物白蔹Ampelopsis japonica（Thunb.）Makino的块根，但广东和广西则习惯用本种作白蔹入药。为避免混乱，故称土白蔹。此外，广东西南部也有用葫芦科植物茅瓜Solena amplexicaulis（Lam.）Gandhi［*Melothria heterophylla*（Lour.）Cogn.］的块根作白蔹入药，两者功效可能相近。

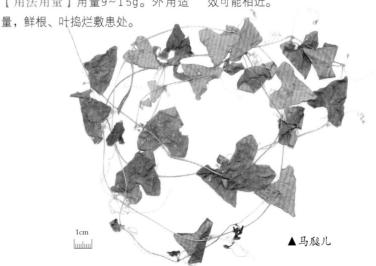

1cm

▲马㼎儿

大茶药

【别　名】胡蔓藤、断肠草、钩吻、大炮叶、黄猛
菜、黄花苦蔓。

【来　源】本品为马钱科植物大茶药**Gelsemium
elegans**（Gardn. et Champ.）Benth. 的根。

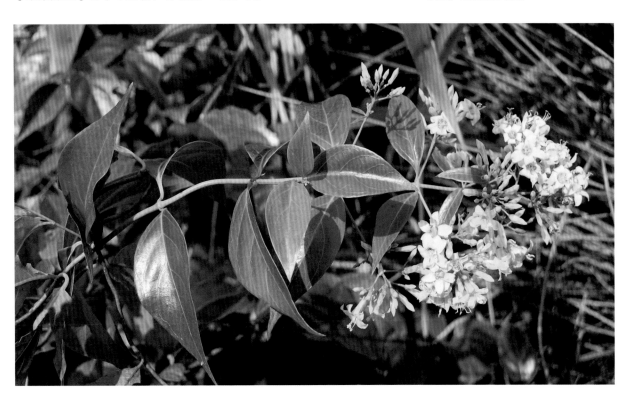

【植物特征】缠绕藤本。枝光滑。
叶对生，卵形至卵状披针形，长
7~12cm，宽2~6cm，顶端渐尖，基
部渐狭至近圆形，边全缘。聚伞花序
顶生或腋生；花小，苞片小而狭；
萼片5枚，分离，长约3mm；花冠黄
色，漏斗状，长1~1.5cm，内面有
淡红色斑点，裂片5枚，卵形，比花
冠筒短；雄蕊5枚，着生于花冠筒基
部，与花冠裂片互生；花柱丝状，柱
头4浅裂，子房2室。蒴果分裂为2个
2裂的果瓣，萼片宿存；种子具有膜
质的翅。花期5—11月；果期7至翌
年3月。

【生　境】生于丘陵、疏林或灌丛。

【分　布】浙江、福建、湖南、广西、
海南、广东、贵州、云南等地。亚洲
东南部均有分布。

【采集加工】全年可采收，将根洗

净，切段，晒干。

【药材性状】本品呈圆柱状，稍
扭曲，常不分枝，长30~100cm，直
径约1.5cm，表皮灰黄褐色，粗糙，
有纵皱纹和横裂纹，易剥离。质坚
硬，不易折断，横切面皮部灰棕色，
木质部淡黄色，导管群呈放射状排
列，木射线较窄，深黄色。气微，味
辛，麻口。

【性味归经】味苦、辛，性温；有大
毒。归肝、脾经。

【功能主治】攻毒拔脓，散瘀止痛，
杀虫止痒。外用治皮肤湿疹，体癣，
脚癣，跌打损伤，骨折，痔疮，疔
疮，麻风。还用于除四害，杀蛆虫，
灭孑孓。

【用法用量】外用适量，或浸酒涂
擦，或煎汤熏洗，或熬膏、研粉调敷
患处。

【注　意】本品有大毒，只能外用，
禁止内服。

【附　注】

❶大茶药全株均含钩吻素甲、钩吻素
乙、钩吻素丙等多种有毒生物碱，以
嫩叶、花和果实含量最多，内服少量
即可致死。

❷本品形态特征与入地金牛、海风藤
相似，要注意识别。

大蓟

【别　名】蓟、刺蓟菜。

【来　源】本品为菊科植物大蓟Cirsium japonicum Fisch. ex DC. 的块根。

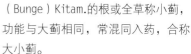

【植物特征】多年生草本。高达1m。根肉质，长纺锤状，似萝卜，直径达7mm。茎直立，粗壮，有纵条纹，被稠密或稀疏的长柔毛。叶纸质，基生的较大，具柄，长圆形或长椭圆形，长7~22cm，宽3~8cm，羽状深裂；裂片6~12对，具齿，齿端有针状锐刺。两面被疏毛，脉上稍密；叶脉羽状，中脉特别肥大；茎生叶向上渐小，无柄，基部扩大抱茎。头状花序单个或数个生于茎顶，花期直径达5cm；总苞钟形，总苞片约6层，覆瓦状排列，外层三角形或长三角形，内层披针形或线状披针形，顶端全部有针刺，背部被微糙毛和腺体；花紫红色，同型，全为两性管状花，花冠长约2cm，檐部5深裂；花柱枝黏合。瘦果扁，长圆形，长约4mm。冠毛多层，淡褐色，羽毛状，基部联合成环，长约1.5cm。花、果期4—11月。

【生　境】生于旷野草丛、路旁湿润处。

【分　布】湖北、湖南、广东、香港、海南、广西、陕西、江苏、浙江、江西、四川、云南、贵州、河北、山东、福建、台湾等地。日本、朝鲜也有分布。

【采集加工】夏、秋季采收，去除茎叶及须根、洗净，于沸水中稍烫，晒干，亦可直接晒干。

【药材性状】块根条状纺锤形或近纺锤形，常数条簇生于同一根头上，长4~6cm或稍过之，直径达1cm，外面灰黄色至灰褐色，有纵皱纹。质坚而脆，易折断，断面平坦，略显颗粒状，黄白色或微带灰黄色，如经沸水烫煮则断面显角质。有沤草臭气，味淡。以根条粗壮、无须根、断面黄白色或角质状者为佳。

【性味归经】味甘，性凉。归心、肝经。

【功能主治】凉血止血，散瘀消肿。用于衄血，咯血，吐血，尿血，功能性子宫出血，产后出血，跌打损伤。治疗肝炎，肾炎，乳腺炎。外用治外伤出血，痈疖肿毒。

【用法用量】用量15~30g。外用适量，鲜品捣烂敷患处。

【附　方】

❶上消化道出血：大蓟根150g（研细粉），白糖30g，香料适量，混匀。每次服3g，每日3次。

❷肺结核咯血：大蓟、小蓟、荷叶、侧柏叶、茅根、茜草、栀子、大黄、牡丹皮、棕榈等量，共炒炭存性，研细粉。用白藕捣汁或生萝卜汁调药粉9~15g，饭后服。

❸功能性子宫出血、月经过多：大蓟、小蓟、茜草、炒蒲黄各9g，女贞子、墨旱莲各12g，水煎服。

❹产后流血不止：大蓟、杉木炭、百草霜各15g，水煎，分2次服，每日1剂。

❺慢性肾炎：大蓟根30g，中华石荠苎12g，积雪草、兖州卷柏、车前草各15g，加猪瘦肉适量，水炖，早晚分服。

【附　注】刺儿菜Cephalanoplos segetum（Bunge）Kitam.的根或全草称小蓟，功能与大蓟相同，常混同入药，合称大小蓟。

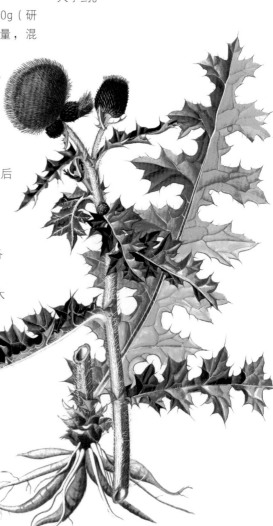

大碎补

【别　名】大肉碎补、肉碎补。

【来　源】本品为水龙骨科植物崖姜**Pseudodrynaria coronans**（Wall. ex Mett.）Ching的根茎。

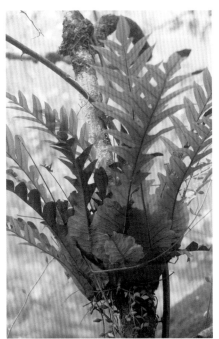

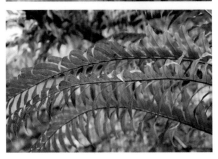

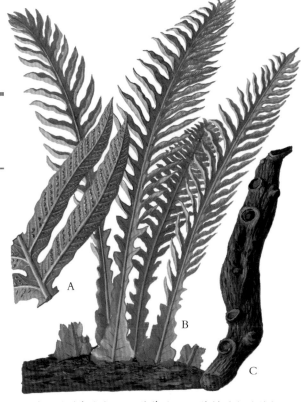

A. 孢子叶（部分）；B. 营养叶；C. 药材（大碎补）

网眼内有顶端成棒状的分叉小脉；孢子囊群球形或长圆形，每对侧脉间一行，位于小脉交叉处，成熟后常汇成一连贯的囊群线。孢子两面型，透明。

【生　境】生于海拔100~1900m的山地林下石上或树干上。

【分　布】台湾、福建、广东、海南、香港、广西、云南、贵州等地。越南、缅甸、印度、尼泊尔、马来西亚也有分布。

【采集加工】全年可采，除去茎叶，刮净鳞片，晒干，或趁鲜时刨或切成薄片，晒干。

【药材性状】本品呈圆柱形或扁条状，略弯曲，少分枝，长10~30cm，直径1.5~3cm，外面黑棕色或灰褐色，凸凹不平，有纵皱纹，上面或两侧边缘突起的圆形凹窝，为叶脱落后的痕迹，其周围有残存的黄棕色鳞片。质坚实，易折断，断面略平坦，红棕色。横切面边缘波状弯曲，近边缘处有黄白色点状维管束，常成环状排列。气微弱，味微涩。以肥厚、无茸毛、质坚实、红褐色者为佳。

【性味归经】味苦，微涩，性温。归肝、肾经。

【功能主治】祛风除湿，舒筋活络。用于风湿疼痛，跌打损伤。治疗骨折，中耳炎。

【用法用量】用量9~15g。外用适量，晒干研粉吹入耳内，或捣烂敷患处。

【植物特征】多年生附生草本植物。根茎极粗厚，横走，常盘结成垫状，密被细长、深锈色、具缘毛的鳞片，其间混生须根。叶一型，簇生成鸟巢状，无柄，不具关节，叶片革质，羽状深裂，轮廓为长圆状倒披针形至狭披针形，长80~140cm，宽16~30cm，向下渐变狭，至下部1/4狭缩成宽1.2cm的翅，基部稍扩大呈心形；裂片多数，略斜向上伸展，线状披针形，中部裂片长15~22cm，顶端渐尖，全缘，边缘稍加厚，下部裂片较短，裂口亦较浅；中脉明显，侧脉斜升，通直，相距4~5mm，末端伸至加厚的边缘，小脉结成网状，

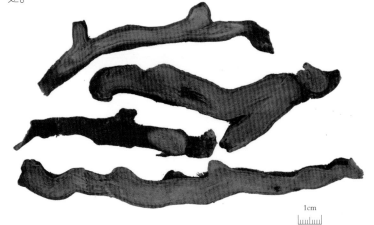

1cm

山白芷

【别　名】牛白胆、白面风。

【来　源】本品为菊科植物羊耳菊**Inula cappa**（Buch.-Ham.）DC. 的根。

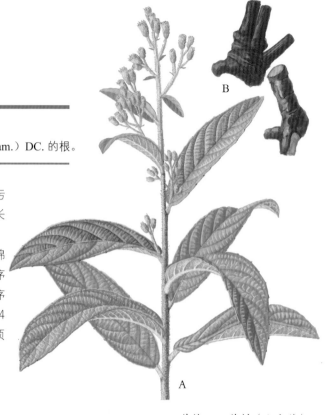

A. 花枝；B. 药材（山白芷）

【植物特征】亚灌木。茎直立，分枝多，高1~2m，被污白色绵毛。叶互生，革质，长椭圆形或长圆状披针形，长6~10cm，宽2~4cm，顶端短尖或钝，基部圆或近楔形，边缘具细尖齿或浅齿，上面被糙毛和腺体，背面被白色绵毛；叶脉羽状；叶柄长约5mm或上部叶近无柄。头状花序多数，直径约6mm，于枝顶或上部叶腋复作聚伞圆锥花序排列；总苞近钟形，总苞片约5层，外层的比内层短3~4倍，背部密被绵毛；花异型，外围雌花舌状，舌片小，顶端具3齿，有时无舌片而具退化雄蕊，中央两性花管状，檐部5裂。瘦果圆柱形，长约8mm，被绢毛。冠毛污白色，约与两性花花冠等长。花期夏、秋季。

【生　境】生于荒山草坡及旷野地。

【分　布】四川、云南、贵州、广东、香港、广西、江西、福建、浙江等地。越南、缅甸、泰国、马来西亚、印度也有分布。

【采集加工】全年可采，挖取根部，除净泥土，洗净，切短段，晒干。

【药材性状】本品多为圆柱形短段，长2~5cm，直径0.3~1.5cm，灰黑色，刮去表皮则显灰褐色。质坚硬，可折断，断面木质部灰黄色，散有黄色油点，髓海绵质。气芳香，味辛、微苦。以根条粗、不带茎枝、气芳香者为佳。

【性味归经】味微苦，辛，性温。归肝、脾、胃经。

【功能主治】散寒解表，祛风消肿，行气止痛。用于风寒感冒，咳嗽，月经不调，白带多，疮疖疥癣。治疗神经性头痛，胃痛，风湿腰腿痛，跌打肿痛，血吸虫病，慢性肾炎。

【用法用量】用量15~30g。

【附　方】血吸虫病：羊耳菊（全草）、苍耳草（根和茎）各30g。水煎，分2次服，每日1剂。20~30日为1个疗程。

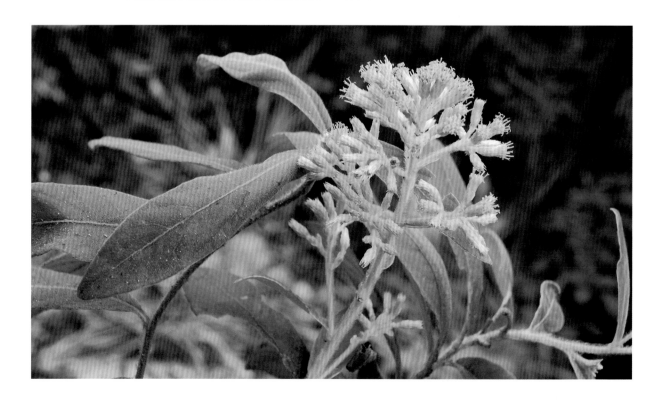

山奈

【别　名】沙姜。

【来　源】本品为姜科植物山奈Kaempferia galanga L. 的根茎。

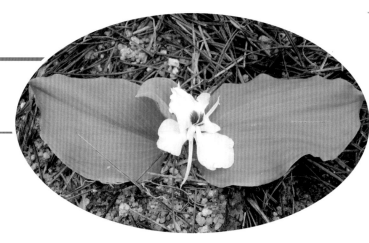

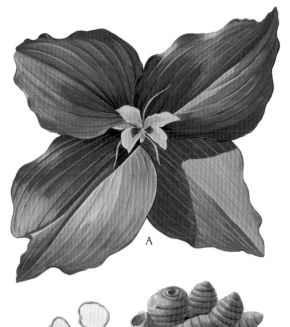

A. 植株；B. 根茎；C. 药材（山奈）

【植物特征】多年生草本。根茎块状，淡绿色或绿白色，芳香。叶通常2片贴近地面生长，近圆形，长7~13cm，无毛或于叶背被稀疏的长柔毛，干时于叶面可见红色小点，几无柄；叶鞘长2~3cm。8—9月开花。

花4~12朵顶生，半藏于叶鞘中，白色，有香味；花冠管长2~2.5cm，裂片3，线形；侧生退化雄蕊花瓣状；唇瓣白色，基部具紫斑，长2.5cm，宽2cm，深2裂至中部以下；雄蕊1枚，无花丝，药隔附属体正方形，2裂。蒴果。

【生　境】人工栽培。

【分　布】广东、海南、台湾、广西、云南等地有栽培。原产地为印度。

【采集加工】栽培后第二年冬季和翌年春季采收。挖出根部去除茎叶及须根，横切成厚0.3~0.5cm的片块，晒至七、八成干，堆闷，待稍发热后立即晒至足干。忌火焙。

【药材性状】本品为扁圆形片块，单个或2~3个连成一起，直径1.4~2.6cm，厚约0.5cm，外表面黄褐色或红棕色，皱缩，偶见须根残痕，切开面干后因皮部收缩凸起，白而粉质。质坚而脆，易折断，断面颗粒状。气辛香，辛辣刺鼻，味甘、辛。以片大、饱满、色白、辛香、气浓郁者为佳。

【性味归经】味辛，性温。归脾、胃经。

【功能主治】温中化湿，行气止痛。用于急性胃肠炎，胸腹冷痛，消化不良，胃寒疼痛，牙痛，寒湿吐泻，风湿关节痛，跌打损伤。

【用法用量】用量5~10g。

【附　方】感冒食滞、腹痛泄泻：山奈15g，山苍子根6g，南五味子根9g，乌药4.5g，陈茶叶3g，研末，每次15g，开水泡或煎数沸后取汁服。

【附　注】本品置于衣物中，可防虫蛀。产于云南南部的苦山奈和白山奈虽都是山奈的变型，但均不宜作山奈入药。

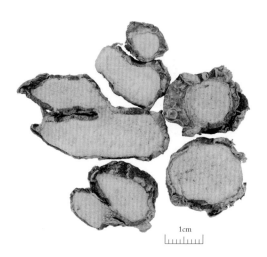

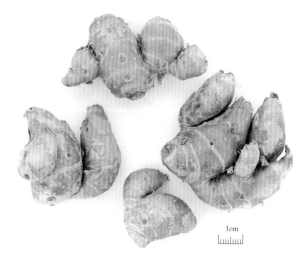

千年健

【别　名】一包针、千年见。

【来　源】本品为天南星科植物千年健Homalomena occulta（Lour.）Schott的根茎。

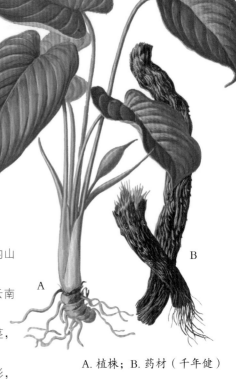

A. 植株；B. 药材（千年健）

【植物特征】多年生草本，具地上茎。根茎粗壮，横卧，长达50cm，直径1~2cm，表面粗糙，棕红色。叶单生，膜质至纸质，卵状箭形，长15~30cm，顶端渐尖，基部心形，后裂片耳状，钝圆，两面光滑无毛；侧脉多数，近平行而向上斜伸；叶柄长18~25cm，基部或中部以下扩大成鞘，抱茎，绿色；鳞叶线状披针形，长15~16cm。肉穗花序自鳞叶腋内抽出，顶端无附属器，佛焰苞淡黄绿色，长圆形或椭圆形，长5~6.5cm，包着整个花序，但不与花序合生，盛花时一侧展开呈短舟状；花单性，无花被，雌雄同株，雌花生于花序下部；雄花生于花序上部；雄花的雄蕊分离；子房长圆形，3室。种子多数，长圆形，褐色。花期7—9月。

【生　境】生于海拔80~1100m的山谷密林、竹林下或山坡灌丛中。

【分　布】海南、广东、广西、云南等地。中南半岛也有分布。

【采集加工】全年可采收。挖取根茎，除去地上部分和须根，洗净，晒干。

【药材性状】本品为长条状圆柱形，有时略扁，稍弯曲，长通常15~40cm，直径1~2cm。鲜时绿色，干后棕红色或有时棕黄色。外面粗糙，有密集、层叠的扭曲状纵沟，并散生针状突起。质坚而脆，易折断，折断面有成束的针状纤维凸出，故名"一包针"。横切面黄棕色，纤维群成黄色小点状散布，并杂有圆形、具光泽的小油点。气香，但久闻令人不适，味微辛辣。以粗壮、质坚脆、棕红色、香气浓者为佳。

【性味归经】味辛、微苦，性温。归肝、肾经。

【功能主治】驱风湿，强筋骨，活血止痛。用于风湿痹痛，筋骨痛，胃痛，四肢麻木，筋脉拘挛，跌打肿痛。

【用法用量】用量9~15g。

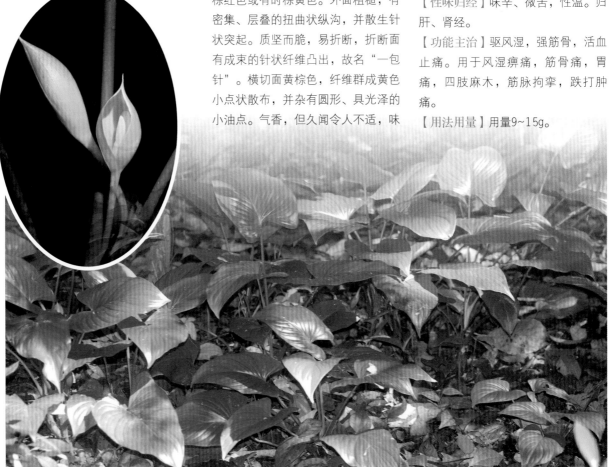

川乌

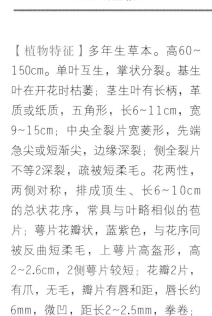

【别　名】川乌头、乌头、五毒根。

【来　源】本品为毛茛科植物乌头**Aconitum carmichaelii** Debx. 的主根。

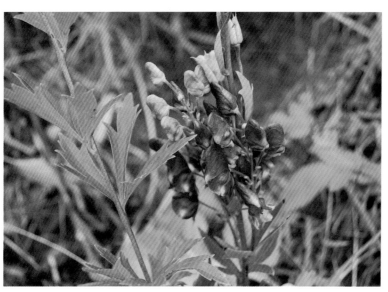

1cm

【植物特征】多年生草本。高60~150cm。单叶互生，掌状分裂。基生叶在开花时枯萎；茎生叶有长柄，革质或纸质，五角形，长6~11cm，宽9~15cm；中央全裂片宽菱形，先端急尖或短渐尖，边缘深裂；侧全裂片不等2深裂，疏被短柔毛。花两性，两侧对称，排成顶生、长6~10cm的总状花序，常具与叶略相似的苞片；萼片花瓣状，蓝紫色，与花序同被反曲短柔毛，上萼片高盔形，高2~2.6cm，2侧萼片较短；花瓣2片，有爪，无毛，瓣片有唇和距，唇长约6mm，微凹，距长2~2.5mm，拳卷；雄蕊多数。蓇葖果长约1.5cm；种子多数，三棱形。花期6—7月；果期7—10月。

【生　境】生于山地草坡或灌丛中。

【分　布】广东、广西、云南、贵州、四川、湖北、湖南、江西、浙江、江苏、安徽、陕西、河南、山东、辽宁等地。越南也有分布。

【采集加工】6月下旬至8月上旬采挖，除去子根及须根，晒干。

【药材性状】本品呈不规则的圆锥形，稍弯曲，顶端常有残茎，中部多向一侧膨大，长2~7.5cm，直径1.2~2.5cm。表面棕褐色或灰棕色，皱缩，有小瘤状侧根及子根脱离后的痕迹。质坚实，断面类白色或浅灰黄色，形成层环纹呈多角形。气微，味辛辣、麻舌。以个大饱满、残茎短或无、质坚实、断面色白有粉性者为佳。

【性味归经】味辛，性热；生川乌有大毒，制川乌有毒。归心、肝、脾、肾经。

【功能主治】祛风散寒，除湿止痛，麻醉。治疗风湿性关节炎，类风湿性关节炎，大骨节病，半身不遂，手足拘挛，坐骨神经痛，跌打肿痛，胃腹冷痛。

【用法用量】用量3g（炮制后使用）。

【注　意】孕妇禁用。内服不宜与半夏、贝母、瓜蒌、天花粉、白及、白蔹同用。

【附　方】风湿性关节炎、类风湿性关节炎、腰腿痛：（1）制川乌、制何首乌各15g，制草乌6g，追地风、千年健各9g。将上药浸泡于500g白酒内，密封48小时，过滤备用。每次5~10mL，每日3次。（2）a. 川乌、草乌、金银花、乌梅、甘草、大青盐各6g。用白酒500g，浸泡21日。每次服药酒5mL，每日3次。适用于男性病人。b. 川乌、草乌、红花、乌梅、甘草各9g，用白酒500g，浸泡7日。每次服5mL，每日3次。适用于女性病人。高血压病，心脏病，风湿热，严重溃疡病患者均忌服。

【附　注】川乌毒性很强，剂量过大或煎煮时间不够久，都会引起中毒。有人曾用生姜、甘草、金银花各15g，水煎服，抢救川乌中毒者，12小时恢复正常。

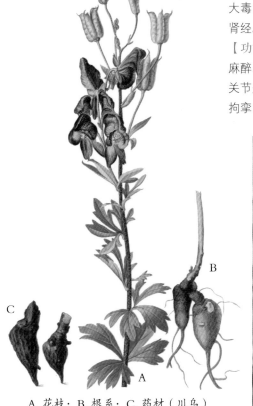

A. 花枝；B. 根系；C. 药材（川乌）

广东土牛膝

【别　名】大泽兰、六月雪、多须公。
【来　源】本品为菊科植物华泽兰*Eupatorium chinense* L.的根。

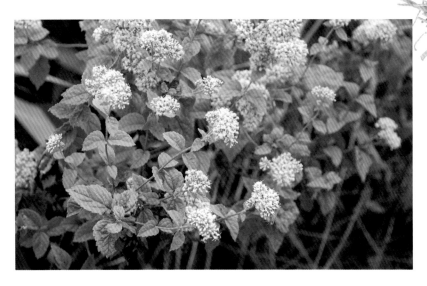

1cm

【植物特征】多年生草本。高1~2.5m。茎粗壮，多分枝，幼时被短柔毛，有紫色斑点。叶对生或上部叶有时互生，纸质，阔卵形至卵状披针形，长2~8cm，宽3~6cm，顶端短尖，基部圆或近浅心形，边缘具有规则的圆齿，两面被短柔毛和杂以亮黄色小腺点；叶脉羽状；叶柄短或有时近无柄。头状花序多数，具5朵花，于茎枝顶成伞房花序式排列；总苞狭钟形，总苞片约3层，覆瓦状排列，外层卵状披针形，内层的较狭，背面均被短柔毛和杂以黄色小腺点；花白色，同型，全为管状两性花；花冠长约5mm，檐部5齿裂。瘦果圆柱形，基部略狭，长约3mm，被短柔毛和小腺点。冠毛白色，粗糙，长约5mm。花、果期6—11月。

【生　境】生于山坡灌丛中或草地上。

【分　布】香港、广东、广西、浙江、福建、安徽、湖北、湖南、云南、四川、贵州等地。越南、老挝、缅甸、泰国也有分布。

【采集加工】夏、秋季采收，挖出根、洗净晒干。

【药材性状】本品根头部粗大，呈疙瘩状，丛生多数须根；须根长条状，长10~20cm，直径2~3mm，黄白色至黄棕色，稍光滑，间有横向裂纹。质坚硬而韧，中央木质心极韧，难折断，切断面皮部淡黄白色，木质部色较深。气微香，嗅之略有橄榄样气味，味淡、微苦。以须根粗长、根头少、色黄白者为佳。

【性味归经】味甘、苦，性凉。归肺经。

【功能主治】清热解毒，利咽化痰，凉血消肿。用于感冒高热，血淋，外伤肿痛，痈疽肿毒，毒蛇咬伤。治疗白喉，扁桃体炎，咽喉炎，麻疹，肺炎，支气管炎，风湿性关节炎。

【用法用量】用量15~30g。外用适量。

【注　意】孕妇忌服。

【附　方】

❶白喉：广东土牛膝90g，山大颜根60g，无患子根30g，加水2 500mL，水煎，浓缩至1 000mL，加糖适量。每日量：1~2岁服200mL，3~6岁服250mL，7~12岁服400~600mL，成人服1 000mL。分4~5次服。重症者药量可加倍。

❷急、慢性扁桃体炎：广东土牛膝、岗梅根各30g，山芝麻根15g，甘草4.5g，水煎服。

❸毒蛇咬伤：鲜广东土牛膝、鲜细叶香茶菜各90g，鲜元宝草30g，捣烂取汁，冲凉开水1~2碗内服；药渣敷伤口周围。若口、鼻出血，加金牛远志30g，徐长卿6~15g，用三花酒（广东、广西产）100~150g蒸，服药酒。

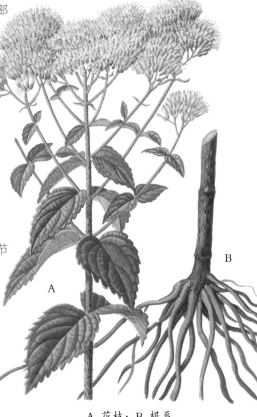

A. 花枝；B. 根系

广东升麻

【来　源】本品为菊科植物华麻花头**Serratula chinensis** S. Moore的肉质根。

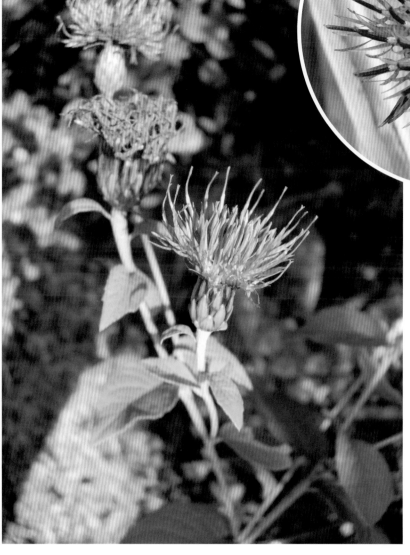

【植物特征】多年生草本。高0.6~1m。根肉质，纺锤形，直径8~12mm。茎直立，分枝，疏被蛛丝状毛。叶薄革质，卵形或椭圆形，长9~13cm，宽3.5~7cm，顶端短尖，基部楔形，边缘有细尖齿，两面被多细胞节毛和棕黄色小腺点；叶脉羽状，侧脉6~7对，弧形上升，网脉显著；叶柄长1~3cm，或上部的叶近无柄。夏、秋季开花。头状花序单生于枝顶，花期直径约3.5cm；总苞碗状，总苞片6~7层，外层宽而短，卵形，向内层渐狭而长，狭椭圆形，顶端均钝，边缘干膜质；花紫红色，同型，全为两性管状花，花冠长约3cm，檐部5裂，裂片线形，长约9mm，冠毛多层，褐色，不等长；花柱枝细长。瘦

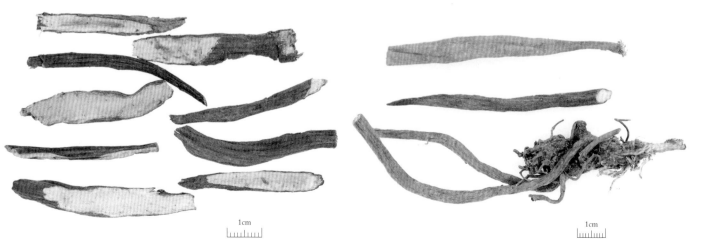

果近纺锤形，深褐色，长约7mm。

【生　境】生于沟谷、山坡、路旁、丛林中。

【分　布】江西、湖南、广东、广西、福建、浙江、江苏、安徽、河南、陕西南部等地。

【采集加工】夏、秋季采收，去除芦头和须根，晒干或焙干。

【药材性状】本品呈长圆柱形或狭长纺锤形，长6~18cm，中部直径0.5~1cm，常两端稍尖，中部较大，不分枝或偶有分枝。表面黑褐色或近棕色，有略粗的纵皱纹和须根残基或痕迹。质坚而脆，易折断，断面略带角质，深蓝色或有时灰黄色。气特殊，味淡、微苦。以根粗大、少纤维、色暗蓝者为佳。

【性味归经】味甘、辛、微苦，性微寒。归肺、胃经。

【功能主治】升阳，散风，解毒，透疹。治风火头痛，咽喉肿痛，麻疹不透，久泻脱肛，子宫脱垂。

【用法用量】用量2~5g。

【附　注】《中华人民共和国药典》所载升麻为毛茛科升麻属的3种植物的根，与本品不同。

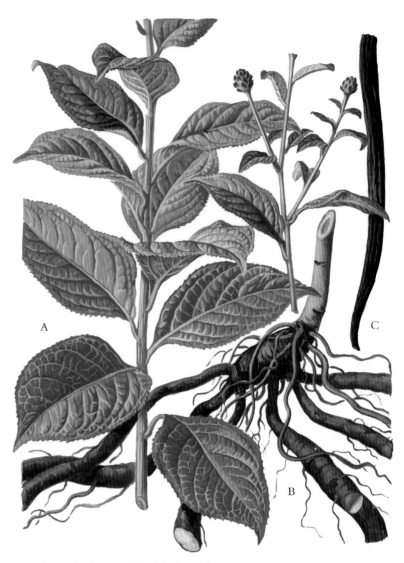

A. 枝；B. 根系；C. 药材（广东升麻）

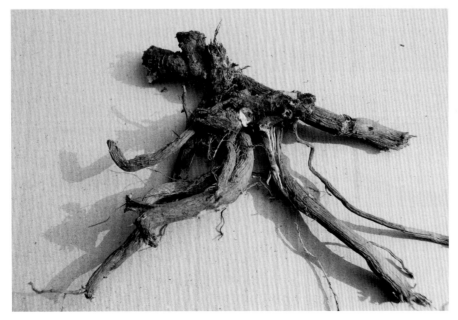

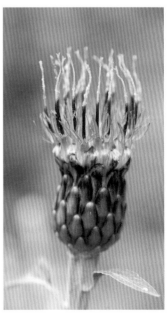

天冬

【来　源】本品为百合科植物天门冬**Asparagus cochinchinensis**（Lour.）Merr. 的块根。

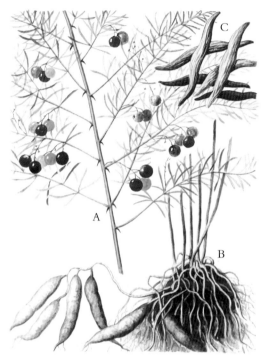

A. 果枝；B. 根系；C. 药材（天冬）

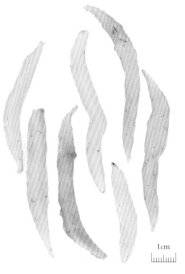

1cm

【植物特征】披散状或攀缘状草本。有肉质、黄色、纺锤状的块根。茎绿色，长1~2m，平滑，基部多少木质化；分枝极多数，有棱或狭翅。叶退化成鳞片状，主茎上的鳞片叶基部常延伸成下弯短刺；叶状枝常3枚成束着生，线形，扁平而具棱，微弯，翠绿色，长1~4.5cm，中间1枚较长，顶端尖。花单性，雌雄异株，1~3朵簇生于叶状枝腋内，花柄长2~6mm，中部具关节；花被长2.5~3mm。浆果球形，直径6~7mm，熟时紫红色，有种子1枚。花期5—6月；果期8—10月。

【生　境】生于山坡、路旁、疏林下。

【分　布】从河北、山西、陕西、甘肃等省的南部至我国华东、中南、西南等地。朝鲜、日本、老挝和越南也有分布。

【采集加工】秋、冬季采收为宜。挖出块根，除去地上部分，洗净，用沸水煮至外皮裂开时趁热撕去外皮，漂净，晒或焙干即可。亦可于撕去外皮后，用0.5%的明矾水浸半小时左右，然后晒干或焙干。

【药材性状】本品呈略弯曲的纺锤形，长5~17cm，直径0.5~2cm，中部肥厚，两端渐细，钝头。外表面黄白色或带棕色，半透明，有或粗或细的纵皱纹。质硬或柔润，有黏性，能折断，断面黄白色，有光泽，微呈角质状，中间有白心，气微，味甜而略带苦涩。

【性味归经】味微苦、甘，性寒。归肺、肾经。

【功能主治】养阴清热，润燥生津。用于虚痨发热，肺燥咳嗽，吐血，口燥咽干，热病口渴，大便燥结。治疗肺结核，支气管炎，白喉，百日咳，糖尿病。外用治疮痈肿毒，蛇咬伤。

【用法用量】用量6~15g。外用适量，鲜品捣烂敷患处。

【附　方】

❶肺结核：天冬15g，生地黄、沙参各12g，水煎服。

❷百日咳：天冬、麦冬、百部、瓜蒌各6g，陈皮、贝母各3g，水煎服。

❸早期乳癌：鲜天冬洗净后捣碎榨汁。每日3次，每次服汁相当于鲜天冬（连皮）150g，服用时兑适量黄酒，饭前服。

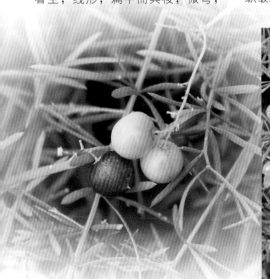

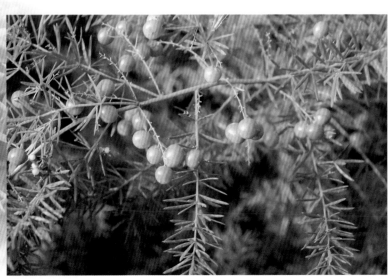

天葵子

【别　名】天葵子、天葵草。

【来　源】本品为毛茛科植物天葵Semiaquilegia adoxoides (DC.) Makino
［Aemiaquilegia adoxoides (DC.) Makino］的块根。

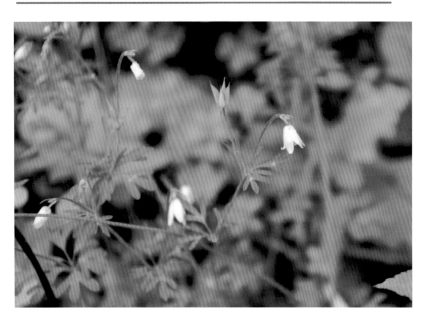

【植物特征】多年生草本。茎高10~30cm，纤细，常1~5枝呈丛生状，疏被毛。基生叶为掌状三出复叶，有长达3cm的叶柄；叶片扇形，长6~25mm，宽1~2.8cm；茎生叶无柄或具短柄，较小，3深裂，裂片又有2~3个小裂片，背面常紫色。花小，直径约6mm，白色或淡紫色，排成顶生聚伞状花序。萼片5片，狭椭圆形；花瓣5片，匙形，基部膨胀成短距；雄蕊5枚，内侧有2枚白色、膜质的退化雄蕊，与花丝近等长。蓇葖果2个，卵状长椭圆形，长6~7mm，成熟时向内开裂，微呈星状；种子小，长约1mm，卵状椭圆形，褐色至黑褐色，有许多小瘤状突起。花期3—4月；果期5—6月。

【生　境】生于丘陵草地或低山林下阴处。

【分　布】我国长江中、下游各地，北至陕西南部。日本也有分布。

【采集加工】夏初采挖，洗净，干燥，除去须根。

【药材性状】本品呈短柱状、纺锤状或块状，常略弯曲，中部较粗大，长1~3cm，直径0.5~1cm。表面暗褐色到灰黑色，略有皱纹及须根痕，顶端常有茎叶残基，覆有数层黄褐色鞘状鲜片。质较软，易折断，断面皮部类白色，木质部黄白色或黄棕色，有不明显的放射状纹理。气微，味甘、微苦辛。以个大、断面皮部色白者为佳。

【性味归经】味甘、苦，性寒；有小毒。归肝、胃经。

【功能主治】清热解毒，利尿消肿。用于疔疮疖肿，跌打损伤，毒蛇咬伤，小便不利。治疗乳腺炎，扁桃体炎，淋巴结结核。

【用法用量】用量3~9g。外用适量，鲜品捣烂敷患处。

【注　意】脾胃虚弱者不宜用。

【附　方】

❶疔疮疖肿：天葵子9g，野菊花、犁头草、石斛、金银花各15g，蒲公英30g，水煎服。

❷急性扁桃体炎：天葵子10~15个，捣烂，水煎服。

❸淋巴结结核：a. 天葵子9~18g，捣烂，水酒冲服；亦可与鸡蛋2个，加水同煮，吃蛋喝汤。b. 鲜天葵子4.5g，海藻、昆布、桔梗、贝母各30g，海螵蛸15g，共研细末，用酒调成糊状，制成绿豆大丸。每日2次，每次服6g，饭后温酒送服。

❹毒蛇咬伤：鲜天葵子18g，重楼15g，鲜蒲公英30g，麦冬9g，水煎服；并用鲜天葵全草捣烂，敷伤处，药干后再换。

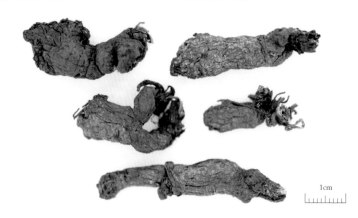

1cm

木黄连

【别　名】土黄连、刺黄柏、黄天竹。

【来　源】本品为小檗科植物阔叶十大功劳Mahonia bealei
（Fort.）Carr.、细叶十大功劳Mahonia fortunei
（Lindl.）Fedde、华南十大功劳**Mahonia**
japonica（Thunb.）DC.或北江十大功劳**Mahonia**
shenii Chun的根和老茎。

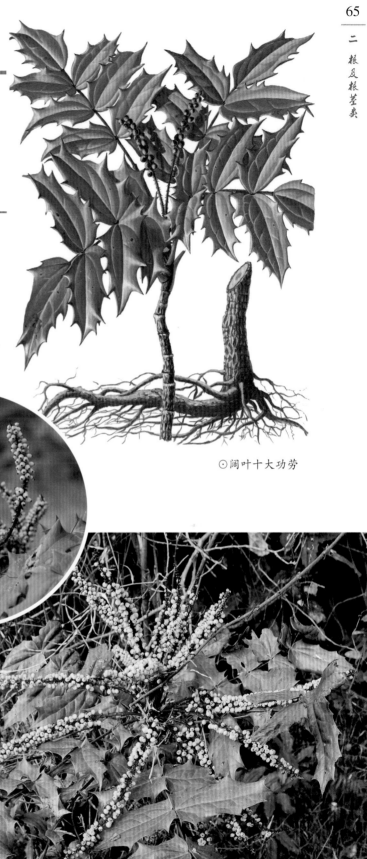

◎阔叶十大功劳

【植物特征】常绿灌木。高1~4m，全株无毛。叶为奇数羽
状复叶，长25~40cm，叶轴上有膨大的关节，叶柄通常较
长，基部鞘状，略抱茎；小叶7~15片，通常不超过11片，
厚革质，顶生小叶常阔卵形，侧生小叶近卵形，长4~12cm
或稍过之，宽2.5~4.5cm，顶端渐尖，尖头硬化成刺，基部
阔楔尖或近圆，每边有2~8个粗锯齿，齿的顶端硬化成刺，
上面蓝绿色，下面黄绿色。花黄色，多
朵排成顶生、直立的总状花序，长
5~10cm，常6~9个簇生；小苞
片长约4mm；萼片花瓣状，3
轮，每轮3片，内轮较大，
长7mm或稍过之；花瓣6，
较内轮萼片小；雄蕊6。
浆果卵形，长约10mm，
蓝色，有白霜。花期9月至
翌年1月；果期3—5月。

【生　境】生于山谷林下和
溪边灌丛中或栽培。

【分　布】陕西、河南、安徽、
浙江、江西、福建、广东、广
西、湖南、湖北、四川等地。

⊙阔叶十大功劳

⊙阔叶十大功劳

◎细叶十大功劳

【植物特征】常绿灌木。高1~2m，全株无毛。茎直立，多分枝，木材黄色。叶为奇数羽状复叶，长8~23cm，叶柄基部扩大，略呈鞘状；小叶5~9片，很少3片，革质，无柄，通常狭披针形，有时长圆状披针形，长6~15cm，顶端短尖至渐尖，尖头硬化成锐利的刺，基部楔尖，边缘每侧有6~13个刺状锐利锯齿。花黄色，多朵排成顶生、直立、密花的总状花序，长3~5cm，常数个丛生枝顶；小苞片卵形或阔卵形，长1~2mm；萼片花瓣状，3轮，每轮3片，内轮较大，长约2mm，外轮最小；花瓣6，比内轮萼片小。浆果球形至长球形，长4~5mm，成熟时蓝黑色，有白霜。花期7—9月；果期9—11月。

【生　境】生于山谷林下和溪边灌丛中。

【分　布】湖北、四川、湖南、广西、江西等地，广东有栽培。

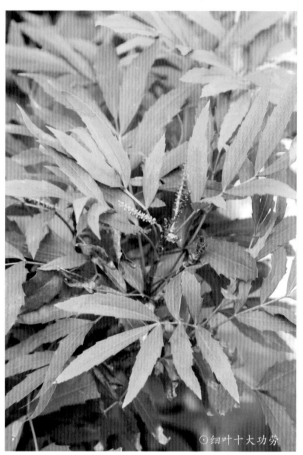

⊙细叶十大功劳

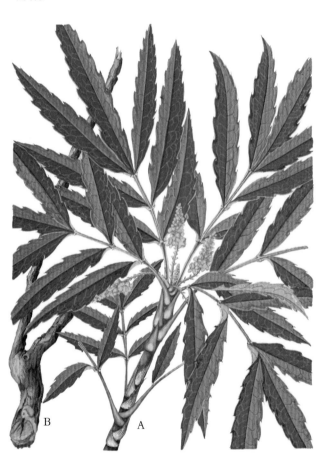

A.花枝；B.药材（木黄连）

⊙细叶十大功劳

◎华南十大功劳

【植物特征】常绿灌木。高1.5~4m，全株无毛。茎直立，少分枝。叶为奇数羽状复叶，长达45cm，叶柄较长，基部稍扩大；小叶11~17片，厚革质，卵形至披针形，长4~11cm，宽2.5~4cm，顶端渐尖，尖头硬化成刺，基部近圆形或楔尖，侧生小叶常不对称，边缘每侧有4或6（有时

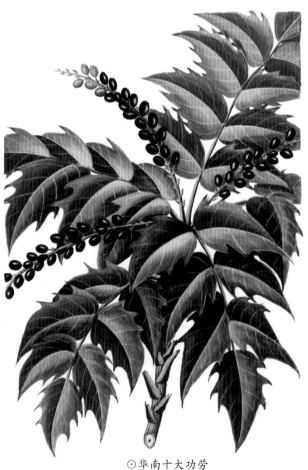

⊙华南十大功劳

5）个刺状锐利粗齿；基出脉约5条，两面均不明显；顶端小叶具柄，侧生小叶无柄。花黄色，排成多花下垂的总状花序，长10~25cm，常多个丛生茎或分枝的顶部；苞片近披针形，比花梗短很多；萼片9，内轮较大，长约6mm；花瓣顶端2裂。浆果近卵圆形，长8~9mm，成熟时暗紫色，有白霜。花期12月至翌年4月；果期4—8月。

【生　境】生于山谷林下和溪边灌丛中。

【分　布】浙江、台湾有野生，广东有栽培。日本、欧洲和美国有栽培。

◎北江十大功劳

【植物特征】常绿灌木。高1~2m，小枝圆柱形，光滑或微有棱角，淡褐色。叶为奇数羽状复叶，长达40cm；小叶3~5片，对生，相距4~6cm，革质，椭圆形、长圆形或卵状披针形，长8~15cm，宽3~6cm，顶端短渐尖或骤尖，侧生小叶基部稍偏斜，边全缘，明显增厚，上面深绿，光亮，下面苍白或黄绿；基出脉3~5条，较纤细，上面微现，下面不明显。花夏秋间开放，淡黄色，排成长约

10cm的总状花序，常6~8个簇生于茎枝顶部；苞片干膜质，阔披针形至线状披针形，长1~2mm，淡褐色；花和上几种相似。浆果球形，略压扁，直径6~7mm，成熟时蓝色或极深的蓝色，无毛，顶部冠以盘状宿存柱头；种子卵圆形，高约5mm。

【生　境】生于海拔500~1 200m的山谷林下和水沟边。

【分　布】广东、广西、湖南、四川等地。

【采集加工】全年可采，砍下树干或

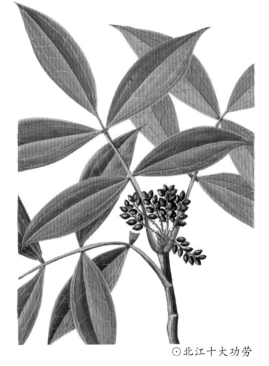

⊙北江十大功劳

连根挖取。除去枝、叶和须根，洗净晒干。

【药材性状】根略弯曲，表面黄褐色，有浅纵沟，质硬，不易折断，断面黄色。茎呈圆柱形，粗细不等，表面灰褐色，有浅纵沟和凸起的叶痕，上部较平滑、有纵裂纹。树皮较薄，易剥离，里面鲜黄色，质硬，折断面破裂状。木部黄色，髓部色浅，有明显的白色射线。气微，味苦。以色黄、味苦、不带枝叶和须根者为佳。

【性味归经】味苦，性寒。归肝、胃、大肠经。

【功能主治】泻火，清热解毒。治疗细菌性痢疾，急性胃肠炎，传染性肝炎，肺炎，肺结核，支气管炎，咽喉肿痛。外用治眼结膜炎，痈疖肿毒，烧、烫伤。

【用法用量】用量15~30g。外用适量。

【附　方】

❶小儿急性扁桃体炎：木黄连、朱砂根、岗梅、栀子、淡竹叶、木通、射干、甘草各9g，生石膏12g，水煎2次，约得100mL。分2次服，成人加倍。

❷支气管炎、肺炎：木黄连、虎杖、枇杷叶各15g，水煎服。每日1剂。

❸急性黄疸型传染性肝炎：木黄连9~15g，赛葵15g，水煎服。每日1剂。

❹眼结膜炎：木黄连叶200g，加水1 000mL煮沸，过滤，高压消毒。滴眼，每日数次。

【附　注】本品亦为提取黄连素的原料。

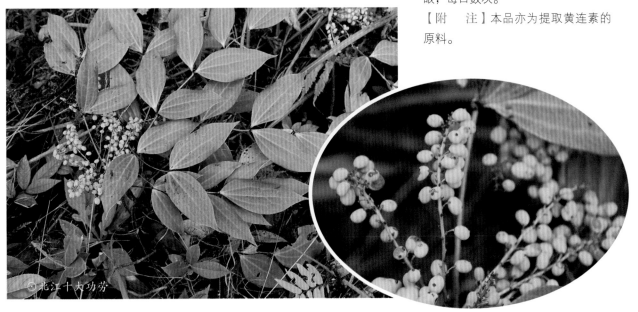

⊙北江十大功劳

木患根

【别　名】油患子、苦患子、洗手果。

【来　源】本品为无患子科植物无患子**Sapindus saponaria** L.

［*Sapindus mukorossi* Gaertn.］的根。

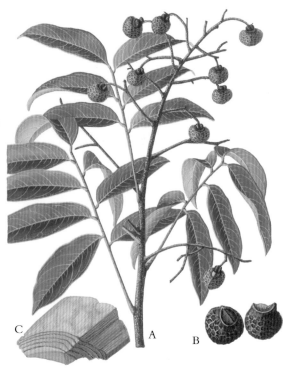

A. 果枝；B. 药材（木患子）；C. 药材（木患根）

【植物特征】落叶大乔木。高达20m。叶为偶数羽状复叶，连柄长25～45cm，叶轴上面有2条纵槽；小叶5～8对，互生或近对生，薄革质或纸质，长圆状披针形，长7～15cm，宽2～5cm，顶端骤尖，基部略偏斜，两面均无毛；侧脉纤细而密，每边15～17条或更多。花单性同株，乳白色，排成大型、顶生圆锥花序；萼片5，卵形或长圆状卵形，不等大，大的长约2mm；花瓣5，披针形，有爪，长约2.5mm，基部两侧有内折的小耳；雄蕊约7或8枚，花丝中部以下被长柔毛。核果肉质，分裂为3果爿，成熟时橙黄色，干时变黑，近球状，直径2～2.5cm，背部略扁，内侧有一块阔卵圆形的褐色疤痕，果皮肉质，含肥皂精；种子扁球形，种皮骨质，色黑，种脐线形。花期春季；果期夏秋。

【生　境】生于低海拔山坡疏林中或村边旷地上。

【分　布】我国西南部、南部和东部等地。印度、中南半岛、日本、朝鲜有栽培。

【采集加工】全年可采。挖取粗根，洗净，切成厚片，晒干。

【药材性状】本品为形状不规则的块片，长7～12cm，厚0.5～1cm。皮部外面稍粗糙，灰黄色，散生黄白色皮孔。木部黄色，坚实，有明显的纵直纹。质坚硬，横切面可见多数微细小孔。气微，味微苦。水煮产生泡沫。以块片厚薄均匀、色灰黄者为佳。

【性味归经】味苦，性凉。归肺、胃经。

【功能主治】清热解表，止咳，消食。用于外感发热，伤风咳嗽，劳伤咯血，食滞，白浊，毒蛇咬伤。

【用法用量】用量15～30g。

【附　方】

❶白喉：木患根1份，蜂蜜2份。将木患根横切3/4，以不分离成两截为度，用竹蒸笼盛之，三蒸三晒，每次蒸3小时，晒2日（晒至身干为度）；将木患根放置碗内，加入蜂蜜隔水炖6小时，取出过滤，备用。内服，每日5次，每次5mL；亦可用消毒棉棒蘸之搽喉，每2小时1次，每日5次左右，如预防白喉，每日涂1次。应用时，必须如法多次蒸晒去毒。

❷急性胃肠炎：无患子6g煅炭，水煎服。每日2～3次。

❸流感：木患根15～30g，水煎服。

【附　注】无患子的果实为木患子。商品近圆球形，两侧略扁，直径1.5～2.5cm，外面褐黄色至棕褐色，有时黑褐色，皱缩不平。近基部有2个半月形不发育果爿附着，或不发育果爿脱离，留下圆形、淡黄色、直径1～1.5cm的疤痕，中间有一条隆起的棱脊将疤痕分为两半。果皮韧而稍肉质，仅里面种子着生处有绢质长毛，于水中揉搓可产生大量泡沫。种子扁球形，黑色，种皮骨质，种脐线形。气微，味苦。以个大、果肉肥厚、黄棕色者为佳。

木患子味苦、微辛，性寒；有小毒。具清热除痰，利咽止泻之功效。可治疗白喉，咽喉炎，扁桃体炎，支气管炎，百日咳，急性胃肠炎（煅炭）。用量1～3个，水煎，内服时加蜂蜜适量。

盛产于我国西南部的川滇无患子Sapindus delavayi（Franch.）Radlk.的果实的外形与木患子几无区别，是否可作木患子入药，未见可靠报道。

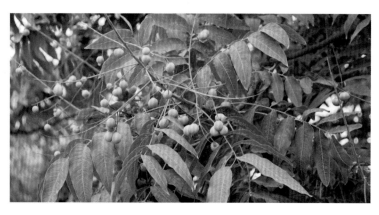

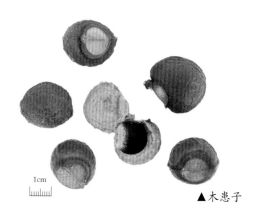

1cm

▲木患子

巴戟天

【别　名】巴戟、鸡肠风、鸡眼藤、黑藤钻、兔仔肠、三角藤、糠藤。

【来　源】本品为茜草科植物巴戟天**Morinda officinalis** How的肉质根。

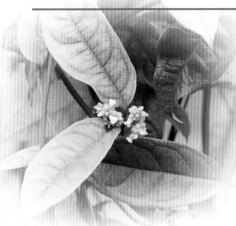

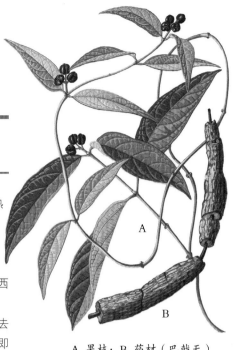

A. 果枝；B. 药材（巴戟天）

【植物特征】多年生藤本植物。小枝圆柱形，初时密被短硬毛。叶对生，长圆形或长圆状披针形，长4~10cm，宽3~6cm，全缘，顶端急尖或短渐尖，基部钝或圆，上面疏被短硬毛，下面毛较疏或仅脉处有短毛；侧脉每边5~7条，中脉在叶面线状凸起，被短硬毛；叶柄长2~5mm，密被短硬毛；托叶鞘状，长3~5mm。花数朵组成头状花序，花序常2~4个集于枝顶；花萼近半球形或倒圆锥状，外面被短柔毛，下半部常与相邻近花的萼筒合生，檐部截平，具1~3不规则小裂齿；花冠白色，长约7mm，喉部收缩，里面密被柔毛，管部壶状，长约4mm，檐部3~4裂，裂片卵状三角形，外反，顶端钩状内弯；雄蕊3~4，聚合果近球形，直径

6~11mm，红色。花期5—7月；果熟期10—11月。

【生　境】野生或栽培，生于林缘或疏林下。

【分　布】福建、广东、海南、广西等地。中南半岛也有分布。

【采集加工】全年可采，洗净，除去地上部分和须根，用沸水略烫，立即捞取，晒至六、七成干时，用木锤轻锤至扁，再晒干。

【药材性状】本品呈扁圆柱形，有时略呈连珠状，通常切成7~15cm的长段，直径1.2~2cm。外面灰色或灰黄色，粗糙，有浅皱纹。通常每隔一小段即呈环状断裂，形成长0.8~3.5cm的节段，形似鸡肠，故有鸡肠风的别名。质坚，肉厚，易与木心剥离。横切面有裂隙，紫蓝色或淡灰色，木心星状，坚韧，难折断。气微，味甜而略涩。以肥壮、连珠状、肉厚色紫、木心小者为佳。

【性味归经】味辛、甘，性微温。归肾、肝经。

【功能主治】健脾补肾，壮阳，强健筋骨，祛风湿。用于肾虚阳痿，小腹冷痛，风寒湿痹，腰膝酸软，神经衰弱，宫寒不孕，早泄遗精，月经不调。

【用法用量】用量6~15g。

【附　注】

❶本种有一变种毛巴戟天Morinda officinalis How var. hirsuta How，其肉质根亦作巴戟天使用，与本品的主要不同处在于植物全身密被毛。

❷羊角藤Morinda umbellata L. 和虎刺Damnacanthus indicus Gaertn. f. 的根都是巴戟天的常见伪品。羊角藤又名乌葜藤，枝灰黑，叶革质无毛，根的木部较粗。虎刺又叫绣花针或黄脚鸡，为有刺灌木，根橙黄。

❸近年又发现一种名叫假巴戟Morinda shuanghuaensis G. Y. Chen et M. S. Huang的植物，其根极似巴戟，但较细长，连珠状不明显，横断面木质部呈星状，味涩不甜，这种植物迄今只在巴戟栽培场发现，未见野生的。

❹四川虎刺Damnacanthus officinarum Huang的肉质根在湖北恩施一带亦作巴戟入药，有人认为它就是本草书上记载的巴戟，该观点需要进一步考证。

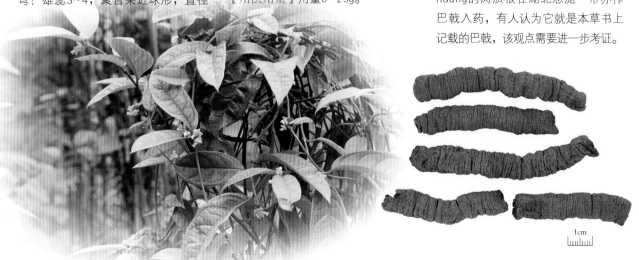

1cm

玉竹

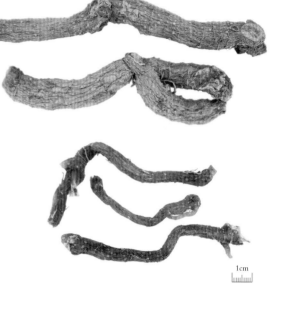

【别　名】西玉竹、连州玉竹、玉参。

【来　源】本品为百合科植物玉竹**Polygonatum odoratum**（Mill.）Druce的根茎。

【植物特征】多年生草本。根茎长圆柱形，肉质。茎不分枝，高30~70cm。叶互生，椭圆形至卵状长圆形，长5~12cm，叶背有白粉，平滑或脉上有乳突；叶柄短或几无柄。花1~4朵（栽培品可多至8朵）腋生，总花梗长1~1.5cm；花被管状，黄绿色至白色，长13~20mm，裂片6，长约3mm；雄蕊6枚；子房3室。浆果蓝黑色，球形，直径7~10mm。花期5—6月；果期7—9月。

【生　境】野生于林下或栽培。

【分　布】我国东北、华北、华中、华东地区广泛分布。欧亚大陆温带地区均有分布。

【采集加工】夏季或初春未长苗时采挖。挖取根茎，除去须根，洗净，置沸水中稍煮片刻，捞出，晒至半干，反复用手揉搓使成直条状，曝晒至干。

【药材性状】本品呈略扁的圆柱形，常不分枝，长10~20cm，直径3~15mm，金黄色或淡黄色，有明显的环节，节间长约1cm，须根痕明显，半透明，有纤细的纵皱纹。质坚，易折断，略潮湿则变柔软，断面颗粒状，黄白色。气微弱，味微甜，嚼之有黏性。以色黄、质柔软、富糖性、味清甜者为佳。

【性味归经】味甘，性微寒。归肺、胃经。

【功能主治】养阴润燥，生津止渴，柔肝熄风。用于热病伤阴，口燥咽干，干咳少痰，心烦，肺结核咳嗽。治疗糖尿病，冠心病，心绞痛，风湿性心脏病。

【用法用量】用量9~15g。

【附　方】

❶胃热口干：玉竹、生石膏各15g，麦冬、沙参各9g，水煎服。

❷心脏病：玉竹15g，浓煎分2次服，每日1剂，30日为1个疗程。

❸心绞痛：a. 参竹膏：玉竹15g，党参9g，制成浸膏内服，每日1剂。适用于气阴两虚型。b. 养心汤：玉竹、黄精各12g，党参、柏子仁、红花、郁金各9g，川芎15g，水煎服，每日1剂。

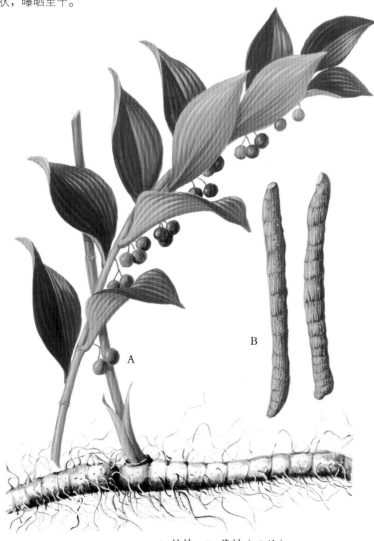

A. 植株；B. 药材（玉竹）

石菖蒲

【别　名】菖蒲、钱蒲。

【来　源】本品为天南星科植物石菖蒲**Acorus tatarinowii** Schott ［*Acorus gramineus* Soland. var. *pusillus* (Sieb.) Engl.］ 的根茎。

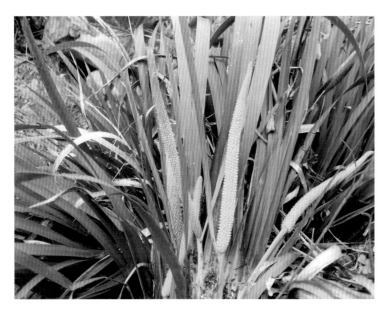

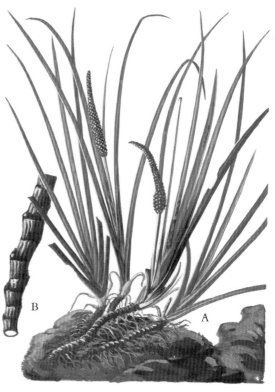

A. 植株；B. 药材（石菖蒲）

【植物特征】多年生草本。根肉质，具多数须根。根茎表面淡褐色，节间长3~5mm，上部分枝甚密，植株因而成丛生状，分枝常被纤维状宿存叶基。叶无柄，叶片薄，基部两侧膜质叶鞘宽可达5mm，上延几达叶片中部，渐狭，脱落；叶片暗绿色，线形，长20~30（~50）cm，基部对折，中部以上平展，宽7~13mm，先端渐狭，无中肋，平行脉多数，稍隆起。花序柄腋生，长4~15cm，三棱形。叶状佛焰苞长13~25cm，为肉穗花序长的2~5倍或更长，稀近等长；肉穗花序圆柱状，长（2.5~）4~6.5（~8.5）cm，粗4~7mm，上部渐尖，直立或稍弯。花白色。成熟果序长7~8cm，直径可

达1cm。幼果绿色，成熟时黄绿色或黄白色。花、果期2—6月。

【生　境】生于溪边河旁及潮湿的岩石上。

【分　布】黄河以南各省区。亚洲南部和东南部均有分布。

【采集加工】秋、冬季采挖，除去茎叶及须根，晒干，去净毛皮。

【药材性状】本品为扁圆柱形，弯曲不直，有纵皱纹，常有2~3个短分枝，长3~20cm，直径0.5~2cm。表面棕褐色或棕红色，粗糙，节多而密，节间长0.2~0.8cm。上侧有互生、略呈扁三角形的叶痕；有时其上有鳞状叶茎残余；下侧有须根残痕或残根。质坚硬，折断面纤维性，白色或淡棕

色。横切面内皮层环明显，可见多数维管束小点及棕色油细胞。气芳香，味苦、辛。以条长、粗肥、断面类白色、纤维少者为佳。

【性味归经】味辛、苦，性温。归心、胃、肝经。

【功能主治】开窍豁痰，醒神益智，化湿宽胸，解毒。用于风寒湿痹，胸腹冷痛，湿痰蒙窍，神志不清，健忘，多梦，癫痫，耳聋，胸腹胀闷。外用治痈疖。

【用法用量】用量3~9g；外用适量，鲜品捣烂外敷。

【附　方】

❶湿痰蒙窍、神志不清：石菖蒲、远志、郁金、半夏、茯苓各9g，胆南星6g，水煎服。

❷胸腹胀闷、食欲不振：石菖蒲9g，陈皮、香附、草豆蔻各6g，水煎服。

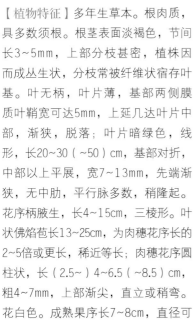

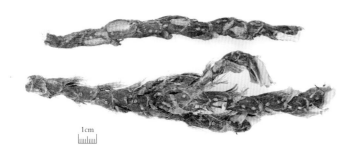

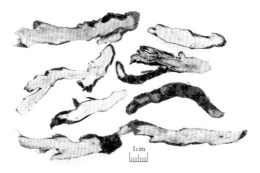

龙胆

【别　名】西龙胆、苦胆草。

【来　源】本品为龙胆科植物条叶龙胆**Gentiana manshurica** Kitag.、龙胆**Gentiana scabra** Bunge、三花龙胆**Gentiana triflora** Pall.或滇龙胆**Gentiana rigescens** Franch. ex Hemsl. 的根及根茎。前三种的药材习称"龙胆"，后一种的药材习称"坚龙胆"。

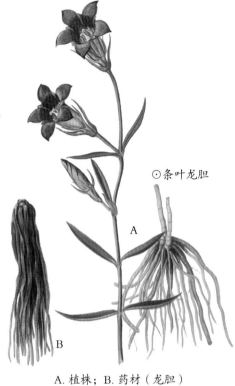

⊙条叶龙胆

A

B

A. 植株；B. 药材（龙胆）

◎条叶龙胆

【植物特征】多年生草本。高20~50cm。茎直立，不分枝，有直棱。叶对生，无柄，常基部连合，生于茎下部的鳞片状，生于茎中部的较大，线状披针形至披针形，长3~8cm，宽约3mm。花夏季开放，蓝色，长4~4.5cm，1或2朵顶生，很少于近枝顶腋生；萼钟状，长约1.5cm，有5直棱，裂片5，线状披针形；花冠钟状，檐部5裂，裂片三角形，褶甚短，三角形；雄蕊5，不伸出，生于花冠管近基部1/3处；子房具柄，花柱短。蒴果具长约1cm的果梗；种子线形，两端有翅。花、果期8—11月。

【生　境】生于海拔100~1 100m的山坡草地、湿草地、路旁。

【分　布】广东、广西、湖南、江西、浙江、江苏、安徽、湖北、河南、内蒙古、黑龙江、吉林、辽宁等地。朝鲜也有分布。

◎龙胆

【植物特征】多年生草本。高30~60cm。茎单生，直立，黄绿色或紫红色，中空，近圆形，具条棱，棱上具乳突，稀光滑。下部叶膜质，淡紫红色，鳞片形，长4~6mm；中、

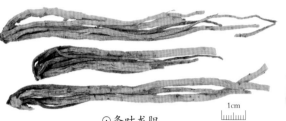

⊙条叶龙胆

1cm

上部叶近革质，无柄，卵形或卵状披针形至线状披针形，长2~7cm，宽2~3cm，有时宽仅约4mm，顶端急尖，基部心形或圆形；脉3~5条。花多数，簇生枝顶和叶腋；无花梗；苞片披针形或线状披针形，长2~2.5cm；花萼筒倒锥状筒形或宽筒形，长10~12mm，裂片长8~10mm；花冠蓝紫色，有时喉部具多数黄绿色斑点，筒状钟形，长4~5cm，裂片卵形或卵圆形，长7~9mm，顶端有尾尖，全缘，褶偏斜，狭三角形，长3~4mm，顶端急尖或2浅裂；雄蕊着生冠筒中部；子房狭椭圆形或披针形，

长1.2~1.4cm，两端渐狭或基部钝，柄粗，长0.9~1.1cm。蒴果宽椭圆形，长2~2.5cm，两端钝，柄长至1.5cm；种子褐色，有光泽，线形或纺锤形，长1.8~2.5mm。花、果期5—11月。

【生　境】生于山坡、路旁、田边的荒地上。

【分　布】福建、安徽、浙江、江苏、广东、广西、贵州、湖南、湖北、陕西、内蒙古、黑龙江、吉林、辽宁等地。俄罗斯、朝鲜、日本也有分布。

◎三花龙胆

【植物特征】多年生草本。高35~80cm。茎直立，下部黄绿色，上部紫红色，中空，近圆形，具细条棱，光滑。下部叶膜质，淡紫红色，鳞片形，长1~1.2cm，上部分离，中部以下连合成筒状抱茎；中上部叶近革质，无柄，线状披针形至线形，长5~10cm，宽4~7mm，顶端急尖或近急尖，基部圆形，边缘微外卷；脉1~3条。花多数，稀3朵，簇生枝顶及叶腋；无花梗；苞片披针形，长8~12mm；花萼外面紫红色，萼筒钟形，长10~12mm，狭三角形，稀线状

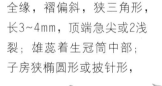

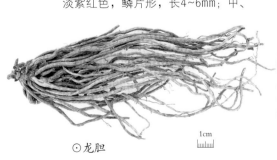

⊙龙胆

1cm

⊙龙胆

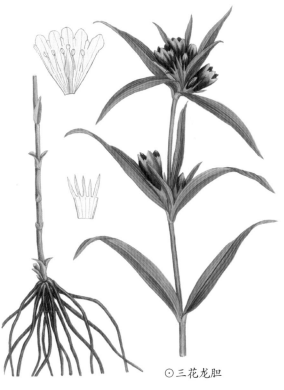

⊙三花龙胆

披针形，长4~8mm，顶端急尖；花冠蓝紫色，钟形，长3.5~4.5cm，裂片卵圆形，长5~6mm，顶端钝圆，全缘；雄蕊着生于冠筒中部；子房狭椭圆形，长8~10mm；柱头2裂，裂片长圆形。蒴果内藏，宽椭圆形，长1.5~1.8cm，两端钝，柄长至1cm；种子褐色，有光泽，线形或纺锤形，长2~2.5mm。花、果期8—9月。

【生境】生于海拔640~950m草地、湿草地、林下。

【分布】内蒙古、黑龙江、辽宁、吉林、河北等地。俄罗斯、朝鲜、日本也有分布。

◎滇龙胆

【植物特征】多年生草本。高30~50cm。茎多数，丛生，直立，坚硬，基部木质化，上部草质，紫色或黄绿色，中空，近圆形，幼时具乳突，老时光滑。无莲座状叶丛；茎生叶多对，下部2~4对，鳞片形，其余叶卵状长圆形、倒卵形或卵形，长1.2~4.5cm，宽0.7~2.2cm，顶端钝圆，基部楔形；脉1~3条，叶柄长5~8mm。花多数，簇生枝端呈头状，稀腋生或簇生小枝顶端，无花梗；花萼倒锥形，长10~12mm，萼筒膜质，

裂片不整齐，2个大，3个小；花冠蓝紫色或蓝色，冠檐具多数深蓝色斑点，漏斗形或钟形，长2.5~3cm，裂片宽三角形，长5~5.5mm，顶端具尾尖；雄蕊着生冠筒下部，整齐；子房线状披针形，长11~13mm，两端渐狭，柄长8~10mm。蒴果内藏，椭圆形或椭圆状披针形，长10~12mm，顶端急尖或钝，基部钝，柄长至15mm；种子黄褐色，有光泽，长圆形，长0.8~1mm，表面有蜂窝状网隙。花、果期8—12月。

【生境】生于海拔1100~3000m山坡草地、灌丛中、林下及山谷中。

【分布】云南、四川、贵州、湖南、广西等地。

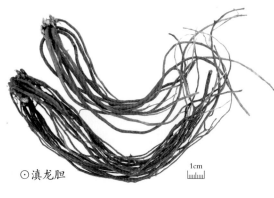

⊙滇龙胆

【采集加工】春、秋季采挖，除去地上部分和泥土，晒干。

【药材性状】龙胆　根头部结节状，常数个簇生，顶部通常有长1~2cm的茎基，向下丛生多条细长圆柱形的根，其长10~20cm，直径2~5mm。外面红棕色或黄棕色，上部有明显的横皱纹，下部较小，有纵皱纹及支根痕。质柔而稍脆，易折断，断面黄白色，较平坦，中央有木心。气微，味极苦。以根条肥壮、味苦、色黄者为佳。

坚龙胆　表面无横皱纹，外皮膜质，易脱落，木质部黄白色，易与皮部分离。

【性味归经】味苦，性寒。归肝、胆、胃经。

【功能主治】泻肝胆实火，除下焦湿热。治高血压头晕耳鸣，目赤肿痛，胸胁痛，胆囊炎，湿热黄疸，急性传染性肝炎，膀胱炎，阴部湿痒，疮疖痈肿。

【用法用量】用量3~6g。

【附　方】

❶高血压（肝阳上亢型）：龙胆草6g，黄芩、钩藤各15g，夏枯草18g，菊花9g，水煎服。

❷目赤肿痛：龙胆6g，生地15g，黄芩、菊花、山栀子各9g，水煎服。

❸胸胁痛、黄疸：龙胆6g，柴胡、川楝子、枳壳、栀子各9g，香附12g，茵陈30g，水煎服。

❹急性传染性肝炎：龙胆草、夏枯草、板蓝根、大叶金钱草各15g，金银花30g。加水1000mL，煎煮并浓缩至300mL。成人每次服100~150mL；儿童每次服50~70mL，每日2次。

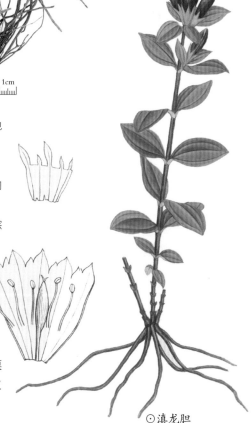

⊙滇龙胆

北沙参

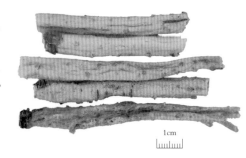

1cm

【别　名】海沙参。

【来　源】本品为伞形科植物珊瑚菜Glehnia littoralis Fr. Schmidt ex Miq.的根。

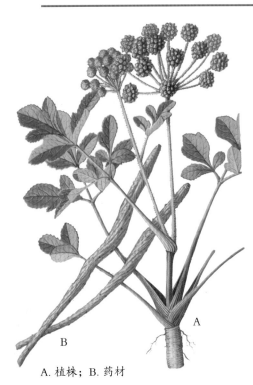

A. 植株；B. 药材

【植物特征】多年生草本。高8~35cm，全株被灰褐色绒毛。主根圆柱状，浅棕色。茎圆柱状，部分露于地面，有纵纹。基生叶生于茎下部的近革质，卵形或阔三角状卵形，长6~10cm，宽4~9cm，三出羽状分裂或二至三回羽状深裂，裂片通常卵圆形或近圆形，长3.5~4cm，宽2.5~4cm，顶端圆，基部楔尖，边缘有不整齐的圆齿状锯齿，叶柄长约10cm；茎上部叶卵形，较小，边缘具三角状圆齿，叶柄长2~3cm。花白色，细小，排成顶生和侧生、稠密的复伞形花序，无总苞片；伞辐10~14条，长1~1.5cm，其上有花约30朵；花瓣5片，卵状披针形，长1~1.5mm，顶端有一内折的小舌片；花丝细长而弯曲，双悬果长球形，长约6mm，密被软毛，主棱有木栓质的翅。花、果期6—8月。

【生　境】生于海边沙滩或栽培于肥沃疏松的沙质土壤。

【分　布】辽宁、河北、山东、江苏、浙江、福建、台湾、广东等地。朝鲜、日本、俄罗斯也有分布。

【采集加工】夏、秋季采挖，除去地上茎及须根和泥土，洗净，稍晾，置沸水中略烫，趁热剥去外皮，晒干。

【药材性状】本品呈细长圆柱形，甚直，不分枝或偶有分枝，长15~25cm，直径0.3~0.8cm。上端有残留黄棕色茎基，中部粗，向下部渐细。表面淡黄白色，稍粗糙，有纵皱纹及未去净的外皮。质脆，易折断，断面皮部黄白色，木部细小，淡黄色。气微香，味微甜，略带油腻气味。以大小均匀、色白、无粗皮者为佳。

【性味归经】味甘、微苦，性微寒。归肺、胃经。

【功能主治】养阴清肺，益胃生津。用于肺热燥咳，虚劳久咳，热病伤津，口渴。

【用法用量】常用量5~10g。

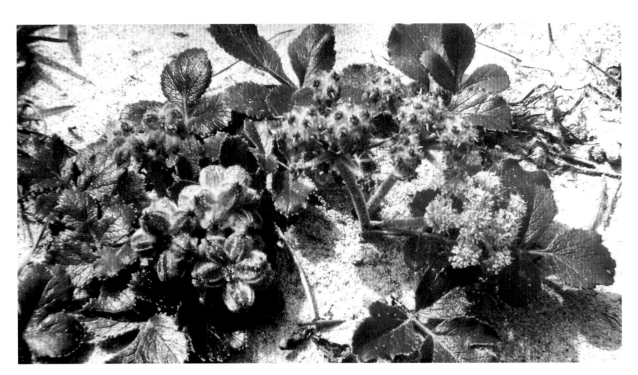

白及

【别　名】白根、地螺丝。

【来　源】本品为兰科植物白及**Bletilla striata**（Thunb.）Reichb. f. 的块茎。

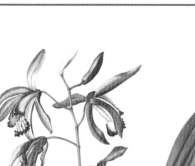

A. 植株；B. 药材（白及）

【植物特征】多年生草本。高18~60cm。假鳞茎扁球形，上面具荸荠似的环带，富黏性。茎粗壮而直。叶4~6枚，狭长圆形或披针形，长8~29cm，宽1.5~4cm，顶端渐尖，基部收狭成鞘并抱茎。花序具3~10朵花，常不分枝或极罕分枝；花序轴略呈"之"字形弯曲；花苞片长圆状披针形，长2~2.5cm，开花时常凋落；花大，紫红色或粉红色；萼片和花瓣近等长，狭长圆形，长25~30mm，宽6~8mm，顶端急尖；花瓣较萼片稍宽；唇瓣较萼片和花瓣稍短，倒卵状椭圆形，长23~28mm，白色带紫红色，具紫色脉；唇盘上面具5条纵褶片，从基部伸至中裂片近顶部，仅在中裂片上面为波状；蕊柱长18~20mm，柱状，具狭翅，稍弓曲。花期4—5月。

【生　境】生于高山坡地、山谷、沟旁的草丛中。

【分　布】香港、广东、福建、江西、浙江、安徽、江苏、湖南、湖北、陕西、甘肃、广西、贵州、四川等地。朝鲜半岛

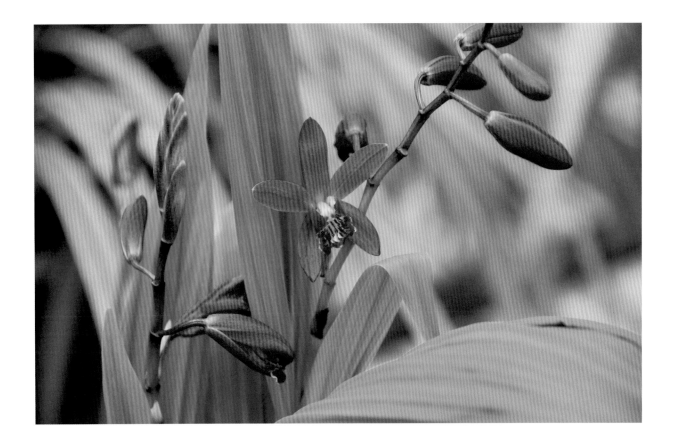

和日本也有分布。

【采集加工】夏、秋季及初冬采挖，除去地上残茎及须根，洗净泥土，置沸水中烫煮至内无白心时取出，晒至半干，撞去外皮，再晒至足干。

【药材性状】块茎呈不规则扁圆形或近菱形，有2~3个爪状或菱角状分枝，长1.5~5cm，厚0.5~1.5cm。表面黄白色或灰黄色，常有细皱纹，茎残痕凸起，围绕茎痕有2~3圈棕红色同心环纹，其上有棕色点状须根痕。质坚硬，不易折断，断面淡灰白色或淡黄白色，半透明，散生点状维管束。气无，味苦，嚼之有黏性。以个大、饱满、色白、半透明、去净粗皮、质坚实者为佳。

【性味归经】味苦、甘、涩，性微寒。归肺、肝、胃经。

【功能主治】益肺止血，消肿生肌。治肺结核咯血，支气管扩张咯血，胃溃疡吐血，尿血，便血。外用治外伤出血，烧、烫伤。

【用法用量】水煎服用量6~15g；研粉吞服3~6g。外用适量，研粉或鲜品捣烂敷患处。

【附　方】

❶肺结核咯血：白及、川贝母、百合各等量，共研细粉。每次服3g，每日2~3次。

❷支气管扩张咯血，肺结核咯血：白及、海螵蛸、三七各180g，共研细粉。每次服9g，每日3次。

❸咯血、吐血、便血：白及、地榆各1 000g，仙鹤草5 000g。将白及、地榆研成细粉，仙鹤草熬膏，混合，制成颗粒，压片，每片0.3g。每次3片，每日3次。

❹胃肠道出血：白及研粉。每次服6g，每日3次。

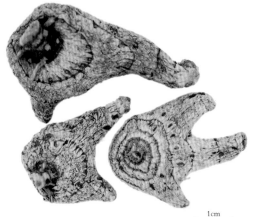

1cm

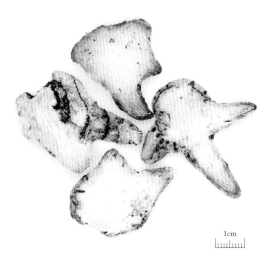

1cm

白术

【别　名】于术、冬术、浙术、种术。

【来　源】本品为菊科植物白术**Atractylodes macrocephala** Koidz. 的根茎。

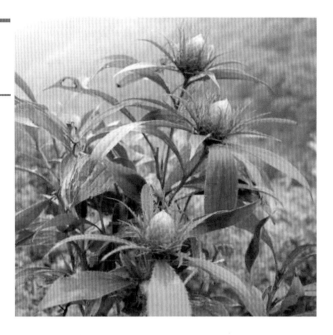

【植物特征】多年生草本。高达80cm。根茎肥大，常呈结节状。茎直立，有纵条纹，具长分枝，基部木质化，光滑无毛。叶互生，革质，上部的不裂，椭圆形或长椭圆形，长5~12cm，宽2~4cm，顶端渐尖，基部狭而下延，边缘具密的刺状锯齿，两面绿色。无毛，叶柄长约3cm；下部的叶较大，通常3~5羽状全裂，边缘刺状细齿与上部叶相同，但叶柄长达6cm或有时更长。头状花序单生于枝顶，直径3~4cm；总苞钟状，总苞片9~10层，覆瓦状排列，顶端均钝，边缘有蛛丝状毛，中、外层三角形或长卵形，内层披针形至线状披针形，顶端紫红色；苞叶1轮，包围总苞，绿色，长3~4cm，羽状全裂；花秋季开，紫红色，同型，全为两性管状花；花冠长约1.5cm，檐部5深裂；花柱分枝短，三角形。瘦果扁，倒圆锥状，长约8mm，被白色绒毛。冠毛灰白色，羽毛状，基部联合成环。花、果期8—10月。

【生　境】栽培于海拔800~1 800m的山坡林地。

【分　布】广东北部、浙江、江西、湖南、湖北、陕西有栽培。

【采集加工】冬季下部叶枯黄，上部叶变脆时采收，除去泥沙，晒干或烘干，再剪除须根。

【药材性状】本品呈结节状，形似拳，长3~13cm，直径2~7cm。表面棕黄色或灰棕色，有瘤状凸起和细纵皱纹，并有须根痕，顶端有茎基残迹。质坚硬，不易折断，断面不平坦，黄白色至淡棕色，常有裂隙及棕色油点。气清香，味甘，微辛，嚼之略带黏性。以肥大、饱满、无空心、质坚而重者为佳。

【性味归经】味甘、微苦，性温。归脾、胃经。

【功能主治】健脾益气，燥湿利水，止汗，安胎。用于脾虚食少，腹胀泄泻，消化不良，慢性腹泻，痰饮水肿，自汗，胎动不安。

【用法用量】用量4.5~9g。

【附　方】

❶慢性腹泻：白术、党参各12g，补骨脂、神曲各9g，炮姜、炙甘草各6g，水煎服。

❷胎动不安：白术、当归、黄芩、白芍各9g，水煎服。

❸耳原性眩晕：白术30g，党参15g，茯苓12g，泽泻18g，牛膝9g，水煎服。每日1剂。

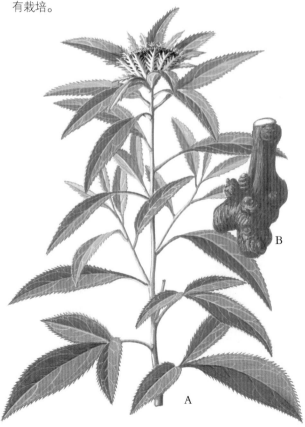

A. 花枝；B. 药材（白术）

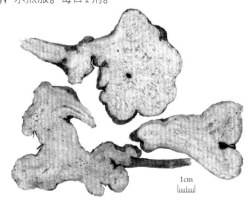

1cm

白茅根

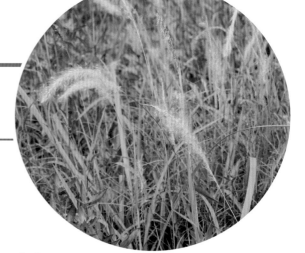

【别　名】茅根、苏茅根、白茅。

【来　源】本品为禾本科植物白茅**Imperata cylindrica**（L.）Beauv. [*Imperata cylindrica* var. *major* Nees.]的根茎。

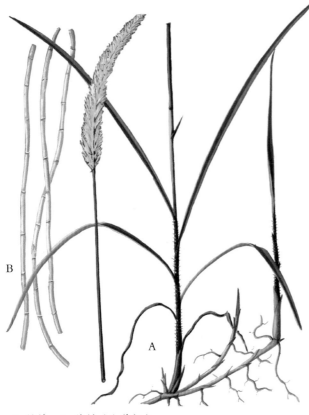

A. 植株；B. 药材（白茅根）

【植物特征】多年生草本。高20~80cm。根茎粗壮。秆直立，高30~80cm，具1~3节，节无毛。叶鞘聚集于秆基，甚长于其节间，质地较厚，老后破碎呈纤维状；叶舌膜质，长约2mm，紧贴其背部或鞘口具柔毛，分蘖叶片长约20cm，宽约8mm，扁平，质地较薄；秆生叶片长1~3cm，窄线形，通常内卷，顶端渐尖呈刺状，下部渐窄，或具柄，质硬，被有白粉，基部上面具柔毛。圆锥花序稠密，长20cm，宽达3cm，小穗长4.5~5（~6）mm，基盘具长12~16mm的丝状柔毛；两颖草质及边缘膜质，近相等，具5~9脉，顶端渐尖或稍钝，常具纤毛，脉间疏生长丝状毛，第一外稃卵状披针形，长为颖片的2/3，透明膜质，无脉，顶端尖或齿裂，第二外稃与其内稃近相等，长约为颖之半，卵圆形，顶端具齿裂及纤毛；雄蕊2枚，花药长3~4mm；花柱细长，基部多少连合，柱头2，紫黑色，羽状，长约4mm，自小穗顶端伸出。颖果椭圆形，长约1mm，胚长为颖果之半。

【生　境】常生于撂荒地及火烧后的林地或旱地上。

【分　布】我国华南、华东、华中、西南和陕西等地。东半球热带和温带地区均有分布。

【采集加工】全年均可采收，洗净，将茅根放在石上搓擦，脱去须根及鳞叶，晒至足干。

【药材性状】本品呈细长圆柱形，不分枝或少分枝，长50~60cm或过之，直径0.2~0.3cm。表面白色或黄白色，略有光泽，具纵皱纹。节明显，稍隆起，节间长短不一，通常1~2cm。体轻，质稍柔韧，不易折断。切断面有排列成放射状的裂隙，木心细小，淡黄色。气微，味微甜。以条粗长、肥壮、无须根、节疏长、黄白色、味甜者为佳。

【性味归经】味甘，性寒。归肺、胃、膀胱经。

【功能主治】清热利尿，凉血止血。用于衄血，吐血，尿血，热病烦渴，肺热咳嗽，水肿尿少，泌尿系统感染。

【用法用量】用量15~30g。

【附　方】

❶麻疹口渴：白茅根30g，煎水频服。

❷鼻出血：白茅根30g，水煎，凉后服。亦可加藕节15g同煎服。

❸胃出血：白茅根、生荷叶各30g，侧柏叶、藕节各9g，黑豆少许，水煎服。

❹急性肾炎：鲜白茅根60~120g，水煎，分2~3次服。每日1剂。

【附　注】白茅的带茎花穗亦入药，称白茅花，味甘，性温。归肺胃经。功能止血镇痛，用于吐血，衄血，刀伤等。常用量10~15g。

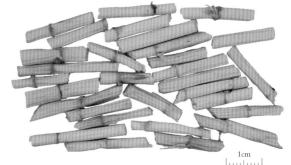

1cm

白药子

【别　名】独脚乌桕。

【来　源】本品为防己科植物金线吊乌龟**Stephania cepharantha** Hayata的块根。

【植物特征】多年生草质藤本。全株无毛。块根团块状，褐色；小枝常紫红色。叶互生，纸质，扁圆形至近圆形，长通常2~6cm，稀可达8cm，宽度稍大于长度，顶端具小凸尖，基部圆；掌状脉通常9条；叶柄长1.5~6.5cm，明显盾状着生。花单性，雌雄异株，雄花序为头状聚伞花序，有花18~20朵，腋生，总梗顶端具盘状花托，花密集于盘状花托上；花黄绿色；雄花萼片6~4，匙形或近截形，花瓣3或6片，近圆形或阔倒卵形，长约0.5mm；雌花常退化至仅存1萼片和2花瓣，均微小。核果倒卵形，长约4mm，内果皮背部两侧各有1行小横肋状雕纹，胎座迹不穿孔。花期6—7月；果期8—9月。

【生　境】生于山谷、村边、田野及灌丛中。

【分　布】除海南外，分布陕西至浙江、江苏、台湾以南各省区。

【采集加工】秋、冬季采收，挖取块根，除去须根，洗净，切片，晒干或烘干。

【药材性状】本品呈不规则块片状，直径2~7cm，厚0.2~1.5cm。外皮暗褐色，有皱纹和凸起的皮孔；切开面白色或灰白色。粉质，可见筋脉状维管束。质硬而脆，易折断。气微，味苦。以片大、切开面白色、粉性足者为佳。

【性味归经】味苦，性寒。归脾、肺、肾、胃经。

【功能主治】清热解毒，凉血止血，散瘀消肿。用于胃痛，内出血，痈疽肿毒，跌打损伤，毒蛇咬伤。治疗急性肝炎，细菌性痢疾，急性阑尾炎，腮腺炎。外用治流行性腮腺炎，淋巴结炎，神经性皮炎。

【用法用量】用量9~15g。外用适量，捣烂或磨汁涂敷患处。

【附　方】

❶各种内出血：白药子研粉。每次服0.6g，每日3~4次。（服用量过大可引起恶心呕吐）

❷流行性腮腺炎、淋巴结炎：白药子适量，用醋磨汁，外涂患处。

❸神经性皮炎：鲜白药子捣烂，用纱布包扎并压成与患部大小相等的"薄饼"。每日睡前敷患处，次晨去掉。

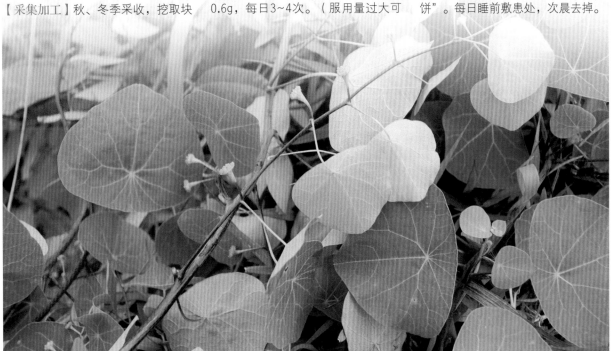

白前

【别　名】水杨柳、柳叶白前、竹叶白前。

【来　源】本品为萝藦科植物柳叶白前 **Cynanchum stauntonii**（Decne.）Schltr. ex Lévl. 或白前 **Cynanchum glaucescens**（Decne.）Hand.-Mazz. 的根及根茎。

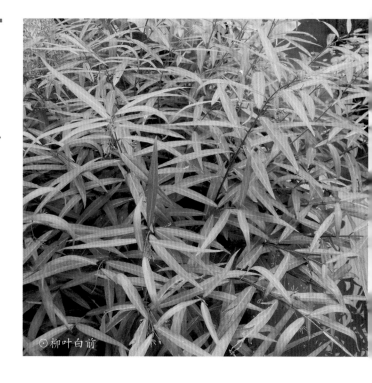

⊙柳叶白前

◎柳叶白前

【植物特征】多年生草本。根茎细长，匍匐生根。茎直立，细长，圆柱状，灰绿色。单叶对生，叶片线状披针形，长3~8cm，宽3~5mm，顶端渐尖，边全缘，上面深绿色，下面淡绿色，两面无毛。花3~8朵组成腋生聚伞花序；萼绿色，5深裂，裂片长约1mm；花冠辐射状，裂片线形，紫色，长约5mm；副花冠5枚，与花丝基部相连；雄蕊5枚，着生于花冠基部。蓇葖果细长，角状，渐尖，长约7cm；种子多数，黄棕色，顶端有白色丝状绒毛。花期5—8月；果期9—10月。

【生　境】生于低海拔山谷、湿地、水旁以至半浸在水中。

【分　布】安徽、浙江、福建、江西、湖南、广西、广东等地。

◎白前

【植物特征】直立矮灌木。高达50cm。茎具2列柔毛。叶无毛，长圆形或长圆状披针形，长1~5cm，宽0.7~1.2cm，顶端钝或急尖，基部楔形或圆形，近无柄；侧脉不明显，约3~5对。伞形聚伞花序腋内或腋间生，短于叶，无毛或具微毛，着花10余朵；花萼5深裂，内面基部有腺体5个，极小；花冠黄色、辐状；副

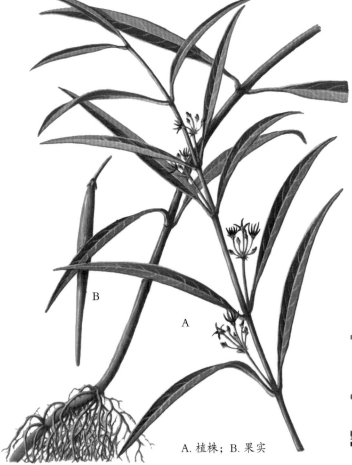

A. 植株；B. 果实

⊙柳叶白前

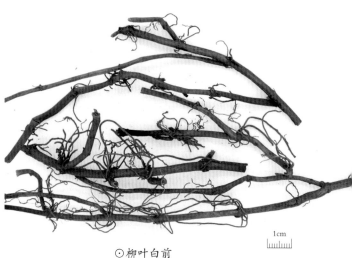

1cm

⊙柳叶白前

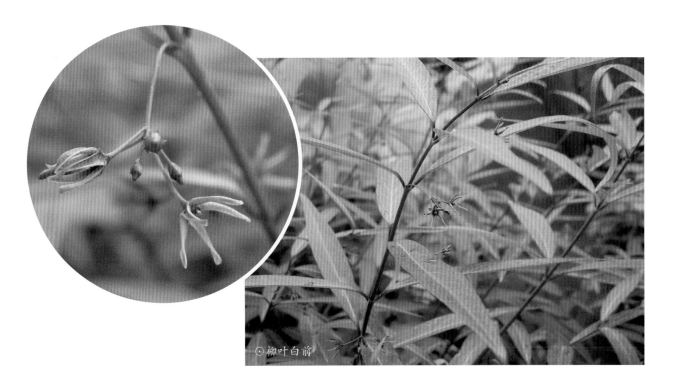

⊙柳叶白前

花冠浅杯状，裂片5枚，肉质，卵形，龙骨状内向，其端部倾倚于花药；花粉块每室1个，下垂；柱头扁平。蓇葖单生，纺锤形，顶端渐尖，基部紧窄，长6cm，直径1cm；种子扁平，宽约5mm；种毛白色绢质，长2cm。花期5—10月；果期7—11月。

【生　境】生于海拔100~300m的江边河岸及沙石间，也有在路边丘陵地区。

【分　布】江苏、浙江、福建、江西、湖南、广东、广西、四川等地。

【采集加工】秋季采收，挖取根及根茎，洗净，晒干。

【药材性状】柳叶白前　根茎呈细长圆柱形，稍弯曲，常有分枝，长4~15cm，直径0.5cm左右。表面黄白色至黄棕色，平滑或有细皱纹。节明显膨大，节间长1.5~4cm。质脆，断面中空。根茎节上丛生纤细而弯曲的须根，须根长5~10cm，直径不足1mm，黄棕色至紫棕色，有多数分枝，常相互交织成团，质脆易断。气微，味微甜。

　　白前　根茎较短小，或略呈块状；表面灰绿色至灰黄色，有节，节间长1~2cm；质脆，断面髓腔较小。须根纤细弯曲，长达10cm，直径不足1mm，分枝较少。气微，味微甜。以根茎粗壮者为佳。

【性味归经】味苦、辛，性微温。归肺经。

【功能主治】清肺化痰，止咳平喘。治感冒咳嗽，支气管炎，气喘，水肿，小便不利。外用治毒蛇咬伤，皮肤湿疹。

【用法用量】用量6~12g。外用适量，鲜草捣烂敷患处。

【附　方】支气管炎、咳嗽哮喘：白前、桔梗、紫菀、百部、苏子各9g，陈皮6g，水煎服。

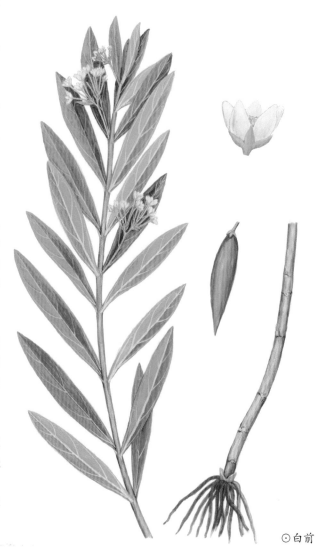

⊙白前

半枫荷

【别　名】半边枫荷、古钱树、异叶翅子树。

【来　源】本品为梧桐科植物翻白叶树**Pterospermum heterophyllum** Hance的根。

【植物特征】高大乔木。高达20m。树皮灰色或灰褐色。小枝被黄褐色短柔毛。叶二形，生于幼树或萌蘖枝上的叶盾形，直径约15cm，掌状3～5裂，基部截形而略近半圆形，叶面几无毛，背面密被黄褐色星状短柔毛，叶柄长12cm，被毛；生于成长的树上的叶长圆形至卵状长圆形，长7～15cm，宽3～10cm，顶端钝、急尖或渐尖，基部钝、截形或斜心形，叶柄长1～2cm，被毛。花单生或2～4朵组成腋生的聚伞花序；花梗长5～15mm，无关节；小苞片鳞片状，与萼紧靠；花青白色；萼片5枚，条形，长达28mm，宽4mm，两面均被柔毛；花瓣5片，倒披针形，与萼片等长；雌雄蕊柄长2.5mm；雄蕊15枚，退化雄蕊5枚，线状，比雄蕊略长；子房卵圆形，5室，被长柔毛，花柱无毛。蒴果木质，矩圆状卵形，长约6cm，宽2～2.5cm，被黄褐色绒毛，顶端钝，基部渐狭，果柄粗壮，长1～1.5cm；种子具膜质翅。花期秋季。

【生　境】生于丘陵林中。

【分　布】香港、广东、海南、福建、广西等地。

【采集加工】全年可挖，挖取根部，洗净泥土，切片，晒干。

【药材性状】商品为不规则片块，宽3～6cm，厚0.5～2cm。外皮灰褐色至红褐色，具纵皱纹及疣突状皮孔，韧皮部棕褐色，木质部红棕色。横断面纹理细致，纵向切面有纵纹及不规则裂缝。质坚硬，纵向撕裂时稍呈纤维状。气微，味淡，微涩。以片薄、色红棕、无白木心者为佳。

【性味归经】味甘，性温。归肝、肾经。

【功能主治】祛风除湿，舒筋活血。用于风湿骨痛，风湿性关节炎，类风湿性关节炎，腰肌劳损，慢性腰腿痛，半身不遂，跌打损伤，扭挫伤。外用治刀伤出血。

【用法用量】用量15～30g。

【附　方】风湿关节痛：

❶半枫荷、枫荷梨根各30g，炖猪骨或猪瘦肉同服。

❷半枫荷500g，切片，浸酒2.5kg，10日后服。每日3次，每次15～30mL。并用药酒擦患部至皮肤发红为度。可治风湿性腰腿痛。

【附　注】半枫荷的名称常用于几种不同的植物，这些植物的共同特点是叶二型或多型，且都可用于治风湿骨痛。广东南部地区用的半枫荷是二色波罗蜜Artocarpus styracifolius Pierre的根，而另一些地区偶有用金缕半枫荷Semiliquidambar cathayensis H. T. Chang和变叶树参Dendropanax proteus（Champ.）Benth.的根作半枫荷入药的。

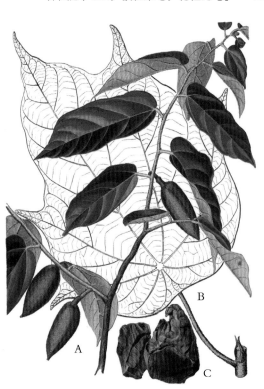

A. 果枝；B. 掌状分裂叶；C. 药材（半枫荷）

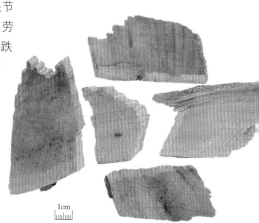

1cm

半夏

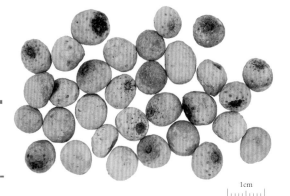

1cm

【别　名】三叶半夏。

【来　源】本品为天南星科植物半夏**Pinellia ternata**（Thunb.）Breit.［*Pinellia tuberifera* Ten.］的块茎。

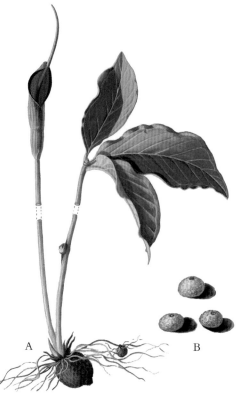

A. 植株；B. 药材（半夏）

【植物特征】多年生草本。高15~30cm。块茎球状，直径1~2cm。叶基生，叶柄长15~20cm；老叶3全裂，裂片长椭圆形或披针形，两端尖，中间1片稍大，长3~10cm，宽1~3cm；侧脉8~10对，于边缘连结成边脉。肉穗花序自块茎顶部抽出，花序梗比叶柄长；佛焰苞绿色或绿白色，管部狭圆柱形，长约2cm，檐部长圆形，长4~5cm，管部和檐部间具隔膜；花单性，无花被，雌雄同株；雌花生于花序下部，即佛焰苞管部内，单侧着生，背面与佛焰苞合生；雄花生于花序上部，即隔膜之上，圆柱形，顶端有1尾形附属器，附属器稍短于佛焰苞，青紫色。浆果卵圆形，长4~5mm，黄绿色。花期5—7月；果期8月。

【生　境】多生于海拔2 500m以下的草坡、荒地、田边草丛中或山坡疏林下。

【分　布】除内蒙古、新疆、青海、西藏外，我国其他地区均有分布。朝鲜、日本也有分布。

【采集加工】夏、秋季采挖，抖去泥土，洗净，除去外皮及须根，晒干。

【药材性状】本品近球形或稍歪斜的球形，直径0.5~1.6cm。表面白色或淡黄色，顶端有凹陷的茎痕，围绕茎痕密布棕色点状的根痕，底部钝圆，较光滑。质坚实，断面白色，富粉质。气微，味辛辣，麻舌而刺喉。以个大、色白、大小均匀、坚实、富粉质者为佳。

【性味归经】味辛，性温；有毒。归脾、胃、肺经。

【功能主治】燥湿化痰，降逆止呕，消痞散结。用于咳喘痰多，风痰眩晕，痰厥头痛，胸闷胀满，恶心呕吐。外用治疖肿、蛇伤（生用）。

【用法用量】用量6~9g。外用适量。

【附　方】

❶ 咳嗽、呕吐：清半夏、陈皮、茯苓各9g，炙甘草3g，水煎服。

❷ 神经性呕吐：半夏、茯苓、生姜各9g，水煎服。返酸烧心加黄连3g、吴茱萸1g，舌红苔少加麦冬、枇杷叶各9g。

❸ 急性乳腺炎：生半夏3~6g，葱白2~3根，共捣烂，揉成团塞于患乳对侧鼻孔。每日2次，每次塞半小时。

❹ 急、慢性化脓性中耳炎：生半夏1份，研成细粉，加白酒或75％乙醇3份，浸泡24小时，取上层清液（下层粉末不用），将患耳洗净后滴入耳内数滴。每日1~2次。

【附　注】水半夏的原植物是鞭檐犁头尖Typhonium flagelliforme（Lodd.）B1.，广西曾有栽培。据1977年版《中华人民共和国药典》记载，水半夏虽有化痰止咳作用，但无止呕作用。2010年版《中华人民共和国药典》未收载水半夏。

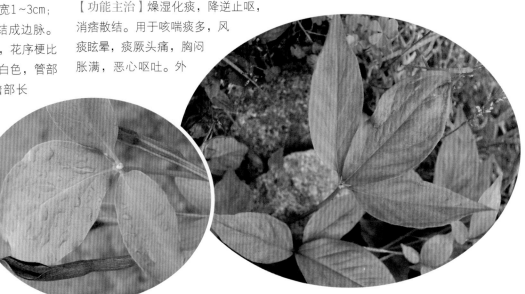

台乌珠

【别　名】陈氏钓樟、白胶木、耙齿钩。

【来　源】本品为樟科植物鼎湖钓樟**Lindera chunii** Merr. 的根。

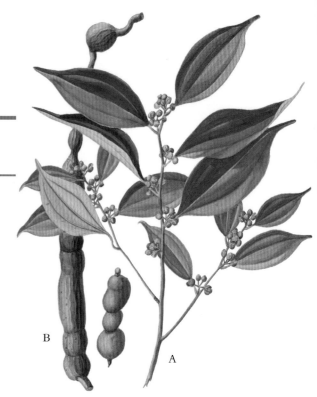

【植物特征】灌木或小乔木。高达6m。叶互生，椭圆形至长椭圆形，长5~10cm，宽1.5~4cm，顶端尾状渐尖，基部楔形或急尖，幼时两面被白色或金黄色贴伏绢毛，老时毛仅在叶脉、脉腋处残存，叶干时常为橄榄绿色；三出脉，侧脉直达顶端；叶柄长5~10mm，初被贴伏状白色或黄色绢毛，后毛脱落。伞形花序数个生于叶腋短枝上；每伞形花序有花4~6朵；总花

A. 花枝；B. 药材（台乌珠）

梗、花梗、花被两面及花丝被棕黄色柔毛；花被管漏斗形，长约1mm，花被片条形，顶端渐尖，尖头钝，长1.5mm，宽约0.3mm，内轮较外轮略长，外面被棕褐色柔毛；雄蕊条形，被棕褐色柔毛；第二轮基部稍上方着生2个具柄倒卵形腺体；子房椭圆形，连同花柱被柔毛，花柱长1mm，柱头盘状。果椭圆形，长8~10mm，直径6~7mm，无毛。花期2—3月；果期8—9月。

【生　境】生于山谷、山坡疏林中。

【分　布】广东、海南、广西等地。越南也有分布。

【采集加工】全年可采收。挖取根部，除去须根，洗净，切段或横切片，晒干；或趁鲜剥去外皮，横切成薄片，晒干。

【药材性状】本品呈长椭圆形，略弯曲，中部多收缩成连珠状。表面黄棕色或黄褐色，有纵皱纹。与乌药相似，但多连珠状，香气更浓郁。

【性味归经】味辛，性温。归肺、肾、膀胱经。

【功能主治】行气止痛，温肾散寒。用于胃脘冷痛，寒性胃痛，跌打，风湿骨痛，宿食不消，反胃，呕吐，膀胱虚寒引起尿频和遗尿等。

【用法用量】用量9~15g。

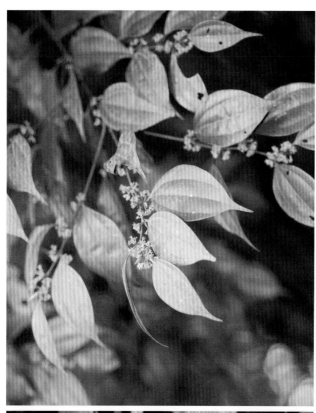

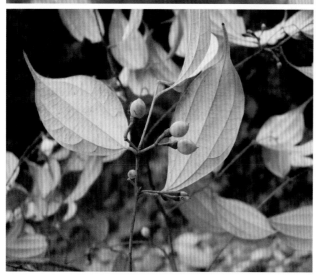

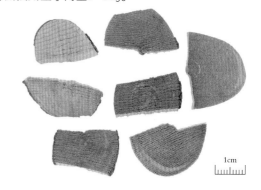

1cm

地葱根

【别　名】铺地葱、地茄子。

【来　源】本品为野牡丹科植物地葱Melastoma dodecandrum Lour. 的根。

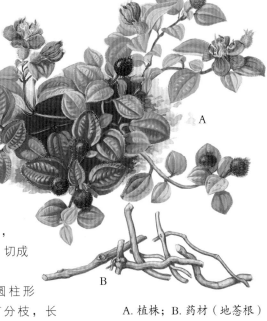

A. 植株；B. 药材（地葱根）

【植物特征】披散或匍匐状亚灌木。茎多分枝，下部伏地，长10~30cm。叶对生，卵形或椭圆形，长1.3~3cm，宽8~20mm，有主脉3~5条，边缘和背面中脉及叶柄均被长硬毛。聚伞花序于叶腋或枝顶生，有花1~3朵，花两性，紫红色；萼管长约5mm，被短硬毛，顶端5裂；花冠直径约2.5cm，花瓣5片；雄蕊10枚，排成两轮，两轮形态和大小均不相同，5枚较大的紫色，有延长且2裂的药隔，5枚较小的黄色，基部有2个小瘤体，花药顶孔开裂。浆果球形，成熟时紫黑色，被硬毛；种子多数，弯曲。花期5—7月；果期7~9月。

【生　境】常生于酸性土壤上。

【分　布】长江以南各地。越南亦产。

【采集加工】秋季挖取根，除去茎叶及泥土，洗净，切成短段，晒干。

【药材性状】本品为圆柱形短段，常弯曲不直，有分枝，长3~6cm，直径0.4~1.5cm。表面灰白色，平滑或有皱纹，表皮薄，易脱落，脱落后露出淡红色的内层。质坚硬，不易折断，断面淡红棕色，射线稍明显，髓部细小，红棕色。气微，味淡、微涩。以粗壮、黄白色、质坚实者为佳。

【性味归经】味甘、涩，性平。归肝、肾、脾、肺经。

【功能主治】清热解毒，祛风利湿，补血止血。治肠炎，痢疾，肺脓肿，盆腔炎，贫血，崩漏带下，腰腿痛，风湿骨痛，外伤出血，蛇咬伤。预防流行性脑脊髓膜炎。

【用法用量】用量30~60g。

【附　方】

❶预防流行性脑脊髓膜炎：鲜地葱加水煎煮，浓缩至体积为药材量的1/2，①喷喉，每次2mL；②滴鼻，每次在鼻两侧各滴0.5mL。

❷急性肠炎：地葱全草1 000g，算盘子根和叶1 000g，黄荆子500g，紫珠750g，加水适量，煎煮并浓缩至1 000mL。每次服20~30mL，每日3~4次。

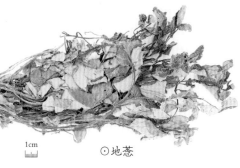

1cm　　⊙地葱

❸痢疾：地葱根60g，水煎服，冰糖为药引，每日1剂。若久痢不愈，加凤尾草30g，鹅不食草6g，同煎。

❹风湿性关节炎：地葱根30~60g，牛膝9g，米酒煎服。

❺崩漏带下：a. 地葱根30g，三白草根15g，白术、槿花各9g，猪瘦肉60g。水炖，喝汤食肉。每日1剂。b. 地葱根、金樱子根各15g，水煎服。

【附　注】地葱的干燥全草称为地葱。味甘、微涩，性凉。具凉血止血、清热解毒之功。

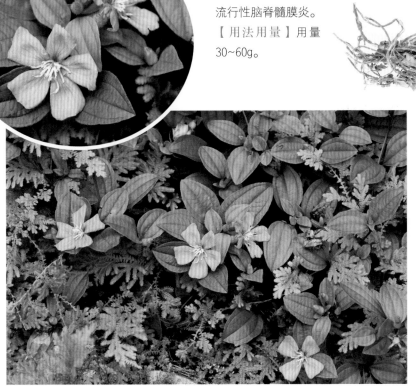

百部

【别　名】大百部。

【来　源】本品为百部科植物对叶百部**Stemona tuberosa** Lour.、直立百部**Stemona sessilifolia**（Miq.）Miq.或蔓生百部**Stemona japonica**（Bl.）Miq.的块根。

◎对叶百部

【植物特征】多年生攀缘状草本。长达数米。块根通常纺锤状。茎常具少数分枝，下部木质化，分枝表面具纵槽。叶对生或轮生，极少兼有互生，卵状披针形、卵形或宽卵形，长6~24cm，宽5~17cm，顶端渐尖至短尖，基部心形，边缘稍波状，纸质或薄革质；叶柄长3~10cm。花单生或2~3朵排成总状花序，生于叶腋或偶尔贴生于叶柄上，花柄或花序柄长2.5~5cm；苞片小，披针形，长5~10mm；花被片黄绿色带紫色脉纹，长3.5~7.5cm，宽7~10mm，顶端渐尖，内轮比外轮稍宽，具7~10脉；雄蕊紫红色，短于或几等长于花被；花丝粗短，长约5mm；花药长1.4cm，其顶端具短钻状附属

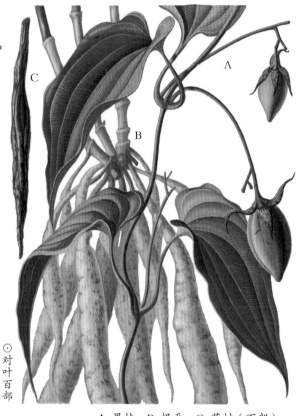

⊙对叶百部

A. 果枝；B. 根系；C. 药材（百部）

物；药隔肥厚，向上延伸为长钻状或披针形的附属物；子房小，卵形，花柱近无。蒴果光滑，具多数种子。花期4—7月；果期7—8月。

【生　境】生于山坡林下、路旁和溪边。

【分　布】我国长江流域以南各地。中南半岛、菲律宾和印度也有分布。

◎直立百部

【植物特征】亚灌木。块根纺锤状，粗约1cm。茎直立，高30~60cm，不分枝，具细纵棱。叶薄革质，通常每3~4枚轮生，很少为5或2枚的，卵状椭圆形或卵状披针形，长3.5~6cm，宽1.5~4cm，顶端短尖或锐尖，基部楔形，具短柄或近无柄。花单朵腋生，通常出自茎下部鳞片腋内；鳞片披针形，长约8mm；花

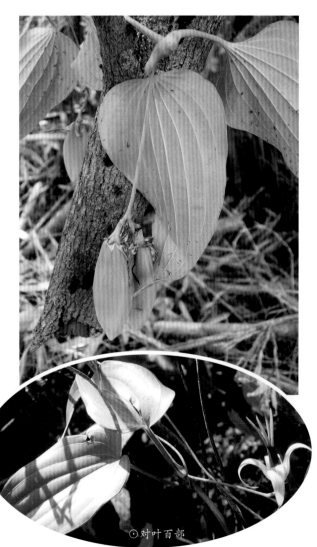

⊙对叶百部

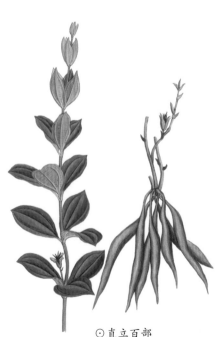

⊙直立百部

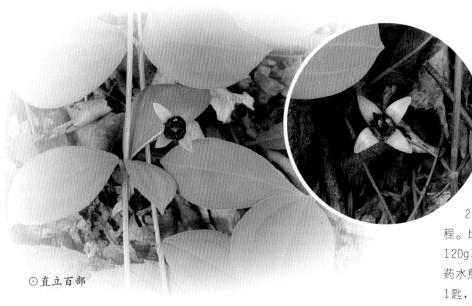

⊙直立百部

柄向外平展，长约1cm，中上部具关节；花向上斜升或直立；花被片长1~1.5cm，宽2~3mm，淡绿色；雄蕊紫红色；花丝短；花药长约3.5mm，其顶端的附属物与药等长或稍短，药隔伸延约为花药长的2倍；子房三角状卵形。蒴果，种子数枚。花期3—5月；果期6—7月。

【生　境】生于林下，也见于药圃栽培。

【分　布】浙江、江苏、安徽、江西、山东、河南等地。日本有栽培。

◎蔓生百部

【植物特征】块根肉质，成簇，常长圆状纺锤形，粗1~1.5cm。茎长达1m，常有少数分枝，下部直立，上部攀缘状。叶2~4（~5）枚轮生，纸质或薄革质，卵形、卵状披针形或卵状长圆形，长4~10cm，宽1.5~4.5cm，顶端渐尖或锐尖，边缘微波状，基部圆或截形，很少浅心形和楔形；主脉通常5条，有时达9条，横脉细密而平行。叶柄细，长1~4cm。花单生或数朵排成聚伞状花序，花柄纤细，长0.5~4cm；苞片线状披针形，长约3mm；花被片淡绿色，披针形，长1~1.5cm，宽2~3mm，顶端渐尖，基部较宽，具5~9脉；雄蕊紫红色。蒴果卵形、扁的，赤褐色，长1~1.4cm，宽4~8mm，顶端锐尖，熟果2片开裂。种子椭圆形，稍扁平，长约6mm，宽3~4mm，深紫褐色，表面具纵槽纹。花期5~7月；果期7~10月。

【生　境】生于海拔200~400米的山坡草丛、路旁和林下。

【分　布】浙江、江苏、安徽、江西等地。日本有栽培。

【采集加工】春、秋季取挖，除去地上茎叶及须根，洗净，至沸水中烫蒸至无白心时即取出，晒干。

【药材性状】对叶百部　块根常10余条，簇生于短根头上。商品常为单条，纺锤形或条形，略弯曲，长8~24cm，两端较细，中段膨大部分直径0.8~2cm。表面灰黄色至棕黄色，具纵沟纹和皱纹。质稍坚实，肉质，略具糖性，折断面淡黄棕色或黄白色，微透明，中柱较大，髓白色。气微，味微甜带苦。

直立百部　呈纺锤形，上端较细长，皱缩弯曲，长5~12cm，直径0.5~1cm。表面黄白色或淡棕黄色，有不规则深纵沟，间或有横纹。质脆，易折断，断面平坦，角质样，淡黄棕色或黄白色，皮部较宽，中柱扁缩。气微，味甘、苦。

蔓生百部　两端稍狭细，表面多不规则皱褶和横纹。气微，味微甜带苦。

【性味归经】味甘、苦，性微温；有小毒。归肺经。

【功能主治】润肺止咳，杀虫，止痒。治慢性支气管炎，肺结核，百日咳，阿米巴痢疾，钩虫病，蛔虫病，蛲虫病，皮肤瘙痒，湿疹，皮炎；并可用于灭虱、灭蛆。

【用法用量】用量3~9g。外用适量，水煎、酒浸洗或研末调涂。

【附　方】

❶慢性气管炎：a. 百部、麻黄、杏仁各等量，研末，加炼蜜制成丸，每丸6g。每次服1丸，重症者2丸，每日3次，10日为1个疗程。b. 百部500g，五味子、干姜各120g，麻黄60g，蜂蜜150g。前四味药水煎取汁，加蜂蜜炼成膏。每次服1匙，每日3次。

❷肺结核空洞：百部、白及、穿山甲、生牡蛎、紫菀各等量，研末。每次服3g，每日2次。

❸百日咳：a. 生百部、瓜蒌仁、麦冬各9g，黄芩、陈皮各6g，水煎服。b. 百部15g，蜂窝草、葫芦茶、车前草、布渣叶各30g，鹅不食草9g（后下），均用鲜品。上药洗净切碎，加水2碗煎至半碗，分2次服。每日1剂。（若再加挑四缝穴，使黄液流出，则效果更好。）

❹阿米巴痢疾：百部3~9g，水煎服。

❺钩虫病：鲜百部90g，反复煎4次，药液加糖适量，浓缩至30mL。每次服15mL，每日1次，连服2日。

❻蛲虫病：百部150g，苦楝皮60g，乌梅9g，加水800mL，煎至400mL。每晚睡前用20~30mL灌肠。

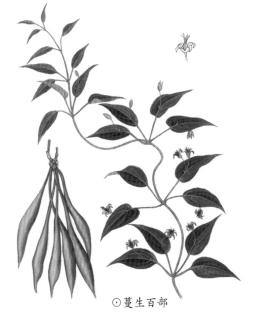

⊙蔓生百部

朱砂根

【别　名】圆齿紫金牛、大罗伞。

【来　源】本品为紫金牛科植物朱砂根Ardisia crenata Sims.的根。

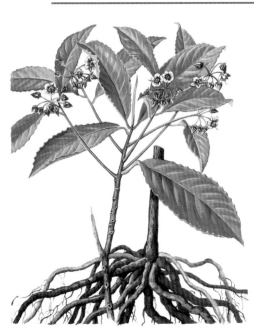

端；花两性，白色或淡红色，有斑点；花萼5裂，裂片长圆状卵形；花冠5深裂至基部，向右螺旋状排列，裂片开花时扩展至外反；雄蕊生于花冠管基部，花丝短；花柱伸出花冠外。果球形，成熟时红色，具黑色小斑点。花期5—6月；果期10月至翌年3月。

【生　境】生于丘陵山地常绿阔叶林、杉木林下，或溪边荫蔽潮湿的灌木林中。

【分　布】我国长江流域各地和台湾。日本、印度、印度尼西亚也有分布。

【采集加工】秋、冬季采收。挖取根，洗净，晒干。

【药材性状】本品根头部略膨大，丛生多条支根；支根圆柱形，略具节结，稍弯曲，长短不一，直径2~10mm，暗棕色或暗紫色，有纵皱纹和横裂痕。质硬而脆，易折断，断面皮部易与木部分离，很厚，占断面的1/2~2/3，淡紫色或棕红色，散生红色小点，木质部淡黄色。气微，味微苦辛。以根条粗、皮厚者为佳。

【性味归经】味苦、辛，性平。归肺、肝经。

【功能主治】行血祛风，解毒消肿。用于上呼吸道感染，咽喉肿痛，腰腿痛，跌打损伤，丹毒。治疗扁桃体炎，白喉，支气管炎，风湿性关节炎，淋巴结炎。外用治外伤肿痛，骨折，毒蛇咬伤。

【用法用量】用量3~9g。外用适量，鲜根或鲜叶捣烂敷患处。

【附　方】

❶慢性气管炎：鲜朱砂根（全株）30g，紫金牛叶6g，猪肺半具。将上药切碎，放入猪肺气管内，扎紧猪气管口，加水600mL，煎至200mL，先服汤，后吃猪肺（除去药渣），每日1剂，10日为1个疗程。

❷上呼吸道感染、扁桃体炎、白喉、丹毒、淋巴结炎：朱砂根6~12g，水煎服。

❸咽喉肿痛：a.朱砂根15g，在冷开水或醋中磨碎，徐徐含咽。b.朱砂根全株9g，射干6g，甘草3g，水煎服。

❹跌打损伤或腰腿酸痛：朱砂根15g，水、酒各半煎服，或浸酒服。

❺毒蛇咬伤：先用冷开水，反复冲洗伤口，再用朱砂根粉调水搽，并内服朱砂根粉，每次9~15g，每日3次；起血泡者捣烂，加冰片外敷。

【植物特征】灌木。高1~2m。根肉质，略带红色；除侧生特殊花枝外，无分枝。叶互生，稍革质，倒披针形，长5~10cm，宽2~4cm，顶端短尖或渐尖，基部楔形，边缘具圆齿，有树脂状腺体，稍背卷，无毛。伞形花序或聚伞花序生于侧生的特殊花枝顶

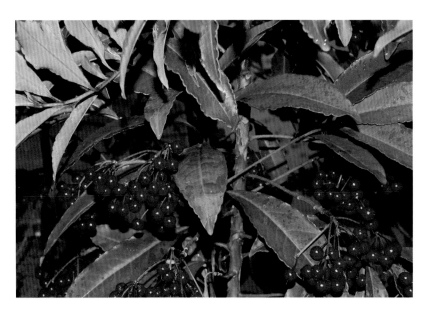

华山矾

【别　名】土常山、狗屎木、华灰木。

【来　源】本品为山矾科植物华山矾**Symplocos chinensis**（Lour.）Druce的根。

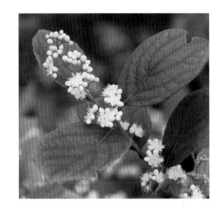

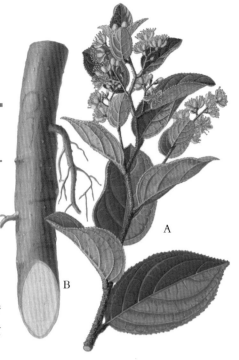

A. 花枝；B. 药材（华山矾）

【植物特征】落叶灌木。高0.5～1m，小枝密被毛。单叶互生，椭圆形或倒卵形，长4～7cm，宽2～5cm，顶端短尖，基部楔形或圆，边缘有细锯齿，上面被短柔毛，下面被淡黄色柔毛；侧脉每边5～7条。圆锥花序顶生或腋生，被黄色柔毛；萼5裂，长2～3mm；花冠白色，长约4mm，5深裂至近基部，裂片卵形；雄蕊多数，基部合生成五体。核果卵球形，歪斜，长5～7mm，顶端具宿萼，成熟时蓝黑色，有种子1～2枚。花期4—5月；果期8—9月。

【生　境】生于800m以下的丘陵荒坡灌丛中。

【分　布】我国长江流域以南各地。

【采集加工】全年可采。挖取根部，洗净，除去须根，晒干。

【药材性状】本品呈圆柱形，常弯曲，直径约2cm。表皮较疏松，棕黄色，常片状剥落。质坚硬，难折断，横切面皮部淡黄色，木部灰白色，有细的射线，可见年轮。气微，味苦。以质坚硬、断面黄白色、味苦者为佳。

【性味归经】味甘、微苦，性凉。归肺、胃经。

【功能主治】解表退热，解毒除烦。用于感冒发热，心烦口渴，皮肤瘙痒，毒蛇咬伤，外伤出血，腰腿痛，狂犬咬伤。治疗痢疾，肾炎，疟疾，疮疥。

【用法用量】用量9～15g。外用适量，鲜品捣烂或干品研末敷患处。

【附　方】

❶狂犬咬伤：鲜华山矾根皮15g，取汁，加米酒（酒酿）。于狂犬咬伤后当日服第1次，以后每隔10日服1次，连服9次。

❷毒蛇咬伤：华山矾根500g，切片，加水煎煮，浓缩至体积为药材量的1/3（煎时去泡沫），放冷后，在咬伤处自上而下洗涤；伤口处敷捣烂的华山矾嫩叶。如腹痛，吐血，神志不清，取嫩叶1把，捣烂，加冷水过滤后取滤液内服。

❸痢疾、肠炎：华山矾根30g（每次量），水煎服。每日2次。

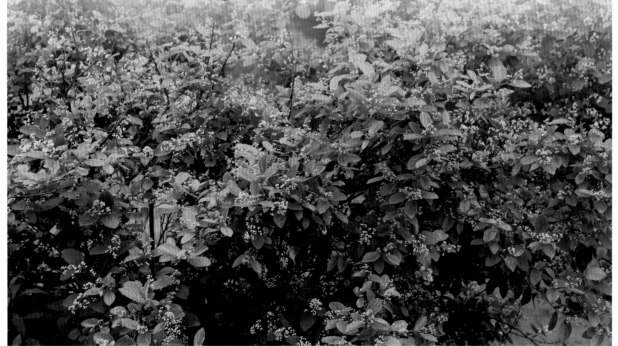

麦冬

【别　名】麦门冬、沿阶草、杭麦冬。

【来　源】本品为百合科植物麦冬**Ophiopogon japonicus**（L. f.）Ker-Gawl. 的块根。

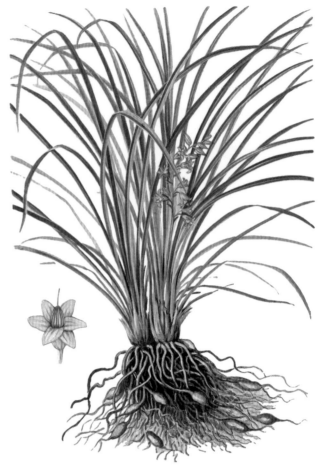

【植物特征】多年生草本。须根较粗，中部或末端常膨大成纺锤形或椭圆形的肉质块根。地上茎缺或极短，地下茎横走，细长，节上有膜质的鞘。叶簇生于基部，狭线形，禾叶状，长10~50cm，宽1.5~3.5cm，有脉3~7条。花夏秋开放，白色或淡紫色，数至十余朵排成顶生的总状花序，花葶长6~15cm，远比叶短；花柄长3~4mm，中部或中部之上具关节；花被片6，披针形，长约5mm，不开展，稍下垂；雄蕊6枚，着生于花被片基部，花丝短，分离；子房半下位，3室，每室有2颗直立、倒生的胚珠，花柱粗短，圆锥状，柱头不明显的3裂。浆果球形，成熟时蓝黑色。

【生　境】生于溪边，密林或疏林下和灌丛中，亦

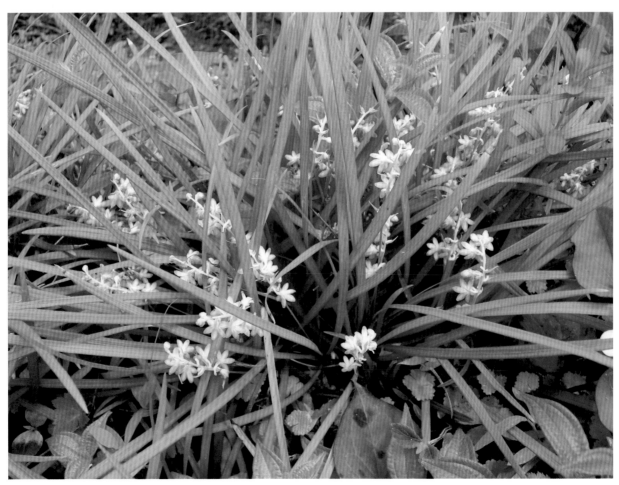

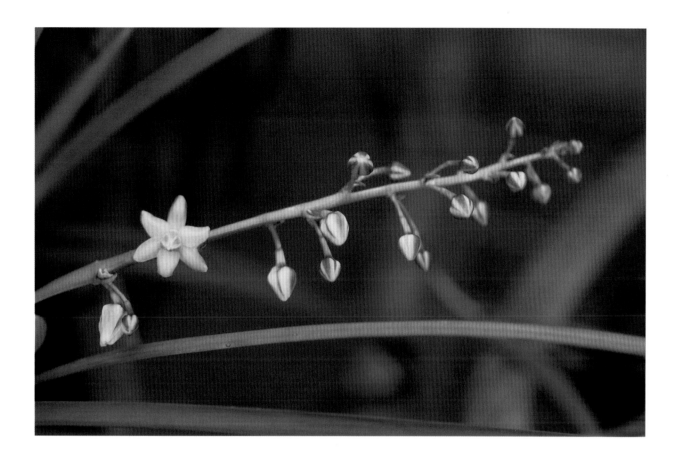

常见栽培。

【分　布】我国除华北、东北、西北地区各省外，其他省区均有野生或栽培。浙江为主产区。日本、越南、印度也有分布。

【采集加工】夏季采挖块根。除去地上部分，洗净，曝晒3~4日，堆置通风处使其回潮，除去须根，晒干。

【药材性状】本品呈纺锤形，两端渐尖，钝头，间略扭曲，长1.5~3cm，直径0.3~0.6cm。表面黄白色，有不规则的纵皱纹。坚硬，回潮后较柔韧，折断面黄白色，角质，半透明，微黏，中柱细小。气微香，味微甘、微苦。以粒大饱满、皮细、体重、内外色黄白、无须根者为佳。

【性味归经】味甘、微苦，性微寒。归心、胃、肺经。

【功能主治】滋阴生津，润肺止咳，清心除烦。治热病伤津，心烦，口渴咽干，肺热燥咳，肺结核咯血，心烦失眠、便秘、白喉。

【用法用量】用量4.5~9g。

【附　方】

❶咳嗽、咽痛、音哑：麦冬、天冬各500g，蜂蜜250g，熬膏。每次9~15g，温开水送服。

❷肺胃阴伤、咽干咳嗽：麦冬12g，半夏、人参、粳米、大枣各9g，甘草6g，水煎服。

❸糖尿病（上消）：党参、麦冬、知母各9g，竹叶、天花粉各15g，生地黄12g，葛根、茯神各6g，五味子、甘草各3g，水煎服。

❹萎缩性胃炎：麦冬、党参、北沙参、玉竹、天花粉各9g，乌梅、知母、甘草各6g，水煎服。

【附　注】

❶《中华人民共和国药典》收载麦冬的原植物只有麦冬一种，浙江、四川等地大量种植。因此药材的植物来源单一。

❷山麦冬属植物阔叶山麦冬Liriope platyphylla Wang et Tang、禾叶山麦冬Liriope graminifolia（L.）Backer和山麦冬Liriope spicata（Thunb.）Lour.都有形似麦冬的块根，通称土麦冬，仅民间或个别地区作为麦冬入药。

苇根

【别　名】菰、茭笋、茭白。

【来　源】本品为禾本科植物茭笋**Zizania latifolia**（Griseb.）Stapf.［*Zizanja caduciflora*（Turcz.）Hand.-Mazz.］的根茎。

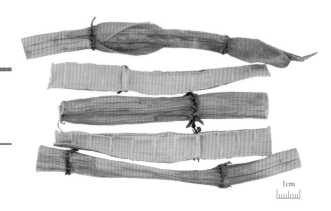

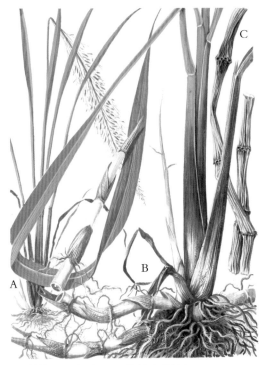

A.植株；B.根茎；C.药材（苇根）

【采集加工】夏、秋季挖取地下根茎，除净须根，洗净，晒干。

【药材性状】本品呈扁长形，直径0.8~2cm。表面金黄色或有棕色斑纹，具明显的节。节上常见残留须根痕，节间长3~6cm，有皱缩纹。体轻质柔软而韧，断面中空，内表面白色、光滑。气微，味微甜。以条粗、质柔软、金黄色、无须根者为佳。

【性味归经】味甘，性寒。归肺、肝、胃经。

【功能主治】清热化痰，透表，除烦渴。用于久热不退，肺热咳嗽，烦渴，小儿隐疹不透，感冒发热咳嗽。

【用法用量】用量10~15g。

【植物特征】多年生草本。高达2m，具匍匐根茎。须根粗壮。秆高大直立，高1~2m，直径约1cm，具多数节，基部节上生不定根。叶鞘长于其节间，肥厚，有小横脉；叶舌膜质，长约1.5cm，顶端尖；叶片扁平宽大，长50~90cm，宽15~30mm。圆锥花序长30~50cm，分枝多数簇生，上升；果期开展；雄小穗长10~15mm，两侧压扁，着生于花序下部或分枝之上部，带紫色，外稃具5脉，顶端渐尖具小尖头，内稃具3脉，中脉成脊，具毛，雄蕊6枚，花药长5~10mm；雌小穗圆筒形，长18~25mm，宽1.5~2mm，着生于花序上部和分枝下方与主轴贴生处，外稃之5脉粗糙，芒长20~30mm，内稃具3脉。颖果圆柱形，长约12mm，胚小形。花、果期秋冬季。

【生　境】多为栽培，少野生。

【分　布】黑龙江、吉林、辽宁、内蒙古、河北、甘肃、陕西、湖北、湖南、江西、广东、福建、台湾等地。日本、俄罗斯及欧洲也有分布。

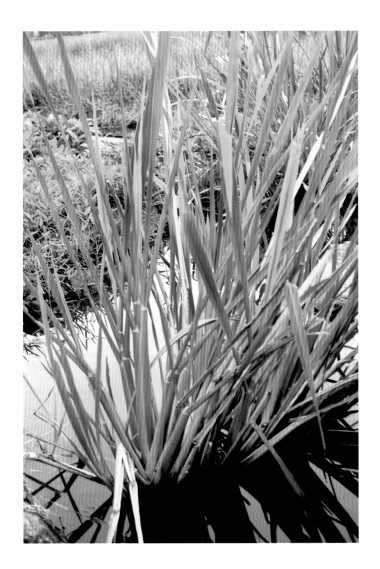

芦根

【别　名】芦头、苇根。

【来　源】本品为禾本科植物芦苇**Phragmites australis** Trin. ex Steud. ［*Phragmites communis* Trin.］的根茎。

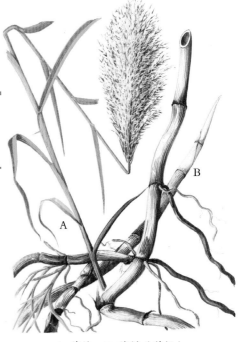

A. 花枝；B. 药材（芦根）

【植物特征】多年生草本。高2～4m。根茎匍匐，粗壮；茎具20多节，基部和上部的节间较短，最长节位于下部第4～6节，长20～25cm，甚或40cm，节下被腊粉，平滑，中空，直径1.5～2cm。单叶互生，线状披针形或狭披针形，长30～40cm，宽1～3.5cm；叶脉平行，中脉明显，无毛。圆锥花序顶生，稠密而多分枝，长10～40cm，分枝常向上倾斜或稍开展；小穗两侧压扁，脱节于第一小花基部，棕紫色或暗紫色，有花3～7朵；第一花常雄性；颖膜质，披针形，第一颖较第二颖短一半，第一外稃无毛，长于内稃，与颖同质地，3脉，结实的外稃膜质，有芒状小尖头，基盘有长6～12mm的丝质毛。颖果椭圆形或长圆形。花、果期8—12月。

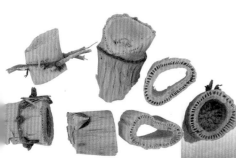

1cm

【生　境】生于池沼、河旁、湖边，常形成芦苇荡，但干旱的沙丘也能生长。

【分　布】吉林、辽宁、河北、河南、山东、安徽、浙江、江苏、福建、江西、湖南、宁夏、青海、甘肃、新疆、贵州、云南、四川、广西、广东、香港、海南、台湾等地。日本、墨西哥、美国也有分布。

【采集加工】全年可采，除净须根，洗净，晒干，或趁鲜切成短段，晒干。

【药材性状】本品呈略扁的条状圆柱形，长短不一，直径1～2cm。表面黄白色至淡黄色，微有光泽，外皮疏松可剥离，具纵皱纹和明显突起的环节。节上有残存的须根痕及芽痕；节间相距4～7cm。质轻而韧，不易折断。断面中空，壁厚0.1～0.2cm，沿边缘有一列小孔排成环状，内层较薄，内表面光滑。气微，味微甜。以条粗、质柔韧、黄白色、味甜者为佳。

【性味归经】味甘，性寒。归肺、胃经。

【功能主治】清热生津，除烦止渴，止呕，泻胃火，利二便。用于肺热咳嗽，肺痈吐脓，口苦咽干，热淋涩痛，大便干结，热病高热烦渴，牙龈出血，鼻出血，胃热呕吐，肺脓肿，尿少色黄。治疗大叶性肺炎，气管炎。

【用法用量】用量9～30g。

【附　方】

❶预防麻疹：鲜芦根、鲜茅根各1 000g，红小豆、绿豆、黑大豆各750g，加水10L，煎煮至豆烂后取汁。每次25～30mL，每日1次，可供150人服用。应连服7日。

❷急性支气管、咳嗽：芦根、白茅根、丝瓜根各60g，水煎，分3次服。

❸肺脓肿：芦根、金银花各30g，冬瓜仁12g，杏仁、桔梗各9g，苡仁15g，水煎服。

❹解河豚毒。

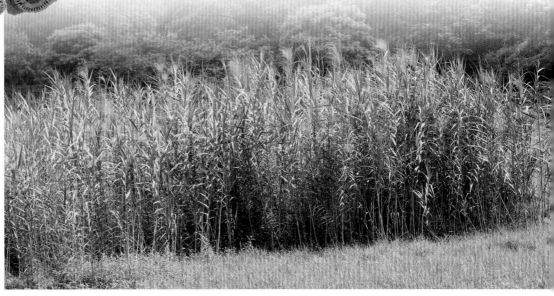

何首乌

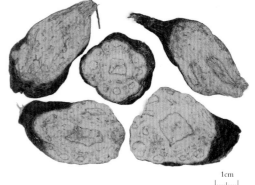

1cm

【别　名】首乌、赤首乌、夜交藤根。

【来　源】本品为蓼科植物何首乌**Fallopia multiflora**（Thunb.）Harald.［*Polygonum multiflorum* Thunb.］的块根。

【植物特征】多年生草质藤本。长3~6m。有褐色、肥大的肉质块根。茎缠绕，上部多分枝，无毛，有条纹，基部稍木质。单叶互生，卵形或心形，长4~9cm，宽2.5~6cm，顶端渐尖，基部心形或箭形，全缘或微波状，两面无毛，托叶鞘抱茎，膜质，短筒状，长5~7mm，棕色。花排成腋生或顶生的圆锥花序；花被瓣状，白色，5深裂，裂片倒卵形或近圆形，大小稍不等，长约2mm，外面3片的背部有翅；雄蕊8枚。瘦果卵形或椭圆形，具三棱角，长2~3.5cm，色黑而有光泽，外覆以具3翅的宿存花被。花期8—9月；果期9—10月。

【生　境】生于旷野、田边、路旁及灌丛中，也有栽培。

【分　布】我国长江以南各省区及甘肃。日本、中南半岛也有分布。

【采集加工】秋、冬季叶枯萎时采挖质量最好，削去头尾，洗净，除去须根，大个的切成块，晒干或焙干，亦可蒸熟后干燥。

【药材性状】本品呈团块状或不规则纺锤形，通常长6~20cm，直径4~12cm。外表面红棕色或红褐色，皱缩不平，上下端削平面为黄色或淡红棕色，除维管束组织外，皮部常散有云锦状花纹。首乌片为不规则块片，厚5~7mm，切开面有黄白色筋脉。气微，味微苦而甘涩。首乌个以体重、质坚实、切断面无裂隙者为佳；首乌片以切面黄棕色、有胶状光泽者为佳。

【性味归经】味甘、苦、涩，性温。归肝、心、肾经。

【功能主治】解毒，消痈，截疟，润肠通便。治淋巴结结核，痈疽，瘰疬，风疹瘙痒，久疟体虚，肠燥便秘。

【用法用量】用量9~15g。

【附　方】

① 血虚发白：何首乌、熟地黄各

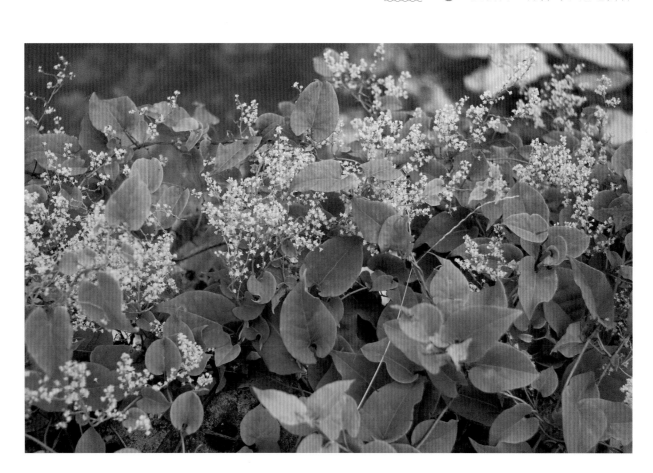

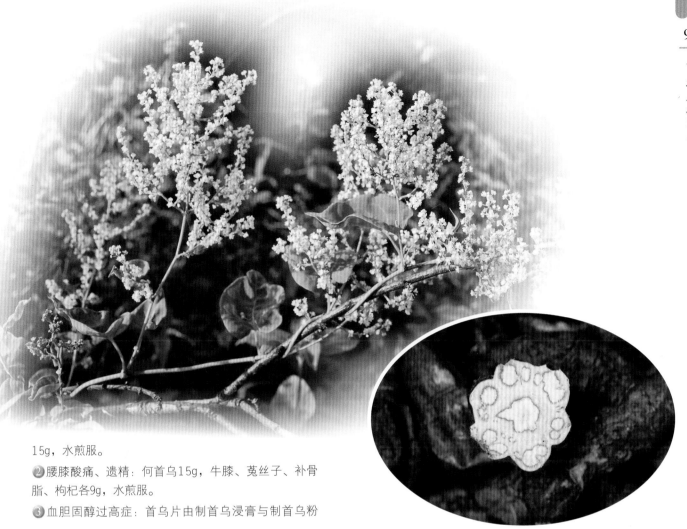

15g，水煎服。

❷腰膝酸痛、遗精：何首乌15g，牛膝、菟丝子、补骨脂、枸杞各9g，水煎服。

❸血胆固醇过高症：首乌片由制首乌浸膏与制首乌粉

（7：3）制成，每片为0.5g。每次服5片，每日3次。服药期间饮食相对固定，服药前与服药后1~2周查胆固醇值，一般用药2~6周。

❹心绞痛：何首乌、黄精各12g，柏子仁9g，菖蒲、郁金各6g，延胡索3g（心痛汤），水煎服。每日1剂。

❺心肌梗死：何首乌、沙参各15g，麦冬、玉竹、五味子各9g，水煎服。（适用于阴虚型）

❻神经衰弱：首乌藤、酸枣仁、酢浆草各15g，茯苓12g，知母9g，川芎、甘草各6g，红枣6枚，水煎服。（肾阴虚）可配合使用安神补心丸或养血安神片。

【附　注】本品的干燥藤茎称为首乌藤（夜交藤），味甘、微苦、涩，性温。归心、肝经。具安神，止汗，祛风湿，通经络，止痒之功。用于血虚酸痛，风湿痹痛，失眠盗汗，慢性肝炎。外用治皮肤瘙痒。常用量5~30g。

A. 植株；B. 根茎；C. 药材（何首乌）

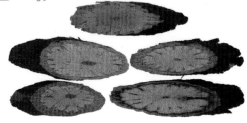

▲首乌藤

1cm

附子

【来　源】本品为毛茛科植物乌头**Aconitum carmichaelii** Debx. 的子根。

【植物特征】见第59页"川乌"项下。

【生　境】生于山地草坡或灌丛中。

【分　布】广东、广西、云南、贵州、四川、湖北、湖南、江西、浙江、江苏、安徽、陕西、河南、山东、辽宁等地。越南也有分布。

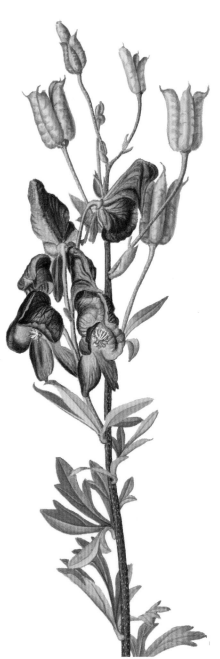

【采集加工】6月下旬至8月上旬挖出全株，摘取子根，除去母根、须根及泥沙，浸入食用胆巴水溶液中过夜，再加食盐，继续浸泡，每日取出晒晾，直至附子表面出现大量结晶盐粒，体质变硬为止，习称"盐附子"。

【药材性状】盐附子略呈圆锥形，长3.5~7cm，宽达5cm。表面灰黑色，附有结晶盐粒，顶端有凹陷的芽痕，周围有瘤状突起的支根或支根痕。质坚而重，横断面灰棕色，周边有充满盐霜的小孔腔，并有一多角形环带。气微，味咸而麻舌。以个大、体重、色灰黑、多盐霜者为佳。

【性味归经】味辛，大热；有毒。归心、肝、脾、肾经。

【功能主治】回阳救逆，温中止痛，散寒燥湿。用于亡阳虚脱，肢冷脉微，心阳不足，胸痹心痛，虚寒吐泻，脘腹冷痛，肾阳虚衰，阳痿宫冷，阴寒水肿，阳虚外感，寒湿痹痛。

【用法用量】用量3~9g（制附子），先煎，久煎。

【注　意】孕妇慎用；阴虚火旺者禁用；不宜与白及、贝母、半夏、白蔹、瓜蒌、天花粉同用。

【附　方】

❶虚脱汗出、吐泻肢冷：制附子（先煎）、干姜各6g，炙甘草4.5g（四逆汤），水煎服。

❷胃腹冷痛、呕吐泄泻、四肢厥冷：

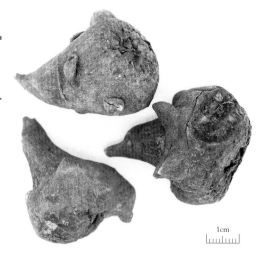

1cm

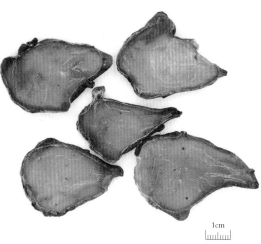

1cm

制附子、干姜、甘草各60g，白术90g，党参120 g（附子理中丸），共研末，炼蜜为丸，每丸重9g。每次1丸，每日2次。制成片剂，每片0.3g。每次4片，每日2次。

❸肾盂肾炎（脾肾阳虚型）：熟附子、白术、山药、党参各9g，车前子、泽泻、猪苓各15g，茯苓12g，桂枝、干姜各3g，水煎服。

❹慢性尿毒症：熟附子、党参、泽泻各9g，茯苓12g，生大黄6~9g，干姜3g，肉桂2.4g，水煎服。如大便溏薄，可将生大黄改为制大黄。或采用生大黄12g，熟附子9g，牡蛎30g，可酌情加减。

【附　注】附子因加工方法不同，商品通常有3种不同规格，除盐附子外，还有黑顺片和白附片。

鸡骨香

【别　名】鸡脚香、驳骨消。

【来　源】本品为大戟科植物鸡骨香Croton crassifolius Geisel. 的根。

【植物特征】小灌木。高30~50cm，密被淡黄色星状毛。根粗壮，黄褐色。叶互生，卵状披针形或椭圆形，长4~10cm，宽2~6cm，顶端钝，基部圆或微心形，边缘稍有锯齿，齿间有腺体；基出脉3~5条；叶柄顶端有2枚具柄的杯状腺体。花雌雄同株，排成顶生的总状花序，雄花生于上部，雌花生于下部；雄花花蕾球形，花萼裂片卵形；花瓣长圆形，边缘有绵毛；雄蕊20枚；雌花花萼裂片披针形，边缘有具柄小腺体；无花瓣；花柱3枚，每枚4深裂。蒴果球形，直径约1cm，被星状毛，开裂为3个2裂分果爿。花期11月至翌年6月。

【生　境】生于空旷荒地上。

【分　布】我国南部和西南部各省区。印度和中印半岛也有分布。

【采集加工】全年可采。挖取根部，除净地上部分及须根、泥土，洗净，切成短段，晒干。

【药材性状】本品呈条状圆柱形，多已切成长2.5~4cm的短段，直径0.3~0.8cm。表面灰黄色，表皮稍粗糙，极易成碎片状脱落。质脆，易折断，断面黄色，木质部甚脆。气微香，味苦涩。以根条粗、色黄、气香者为佳。

【性味归经】味辛、苦，性温。归脾、胃、肝经。

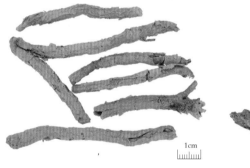
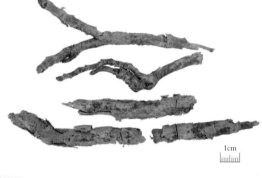

1cm　　1cm

【功能主治】行气止痛，舒筋活络，祛风消肿。用于风湿性关节痛，腰腿痛，胃痛，腹痛，疝气痛，痛经，黄疸，慢性肝炎，跌打肿痛。

【用法用量】用量9~15g，水煎服或研粉末，开水送服（0.9~1.5g）。

【附　方】胃、十二指肠溃疡：鸡骨香、两面针、高良姜、乌贼骨粉各6g，石菖蒲、甘草各3g。共研为粉末，炼蜜为丸，每丸重6g。每次服1丸，每日3次，15日为1个疗程。

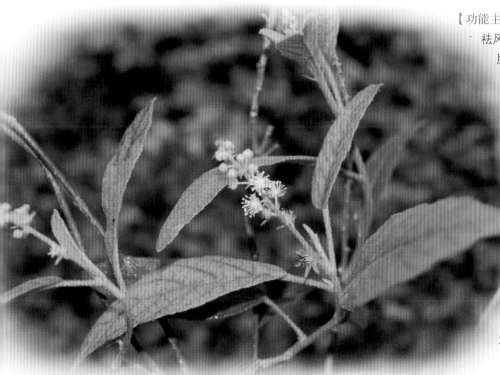

苦参

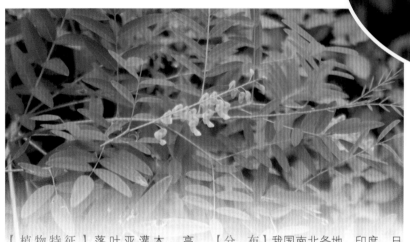

【别　名】甘参。

【来　源】本品为豆科植物苦参Sophora flavescens Ait. 的根。

【植物特征】落叶亚灌木。高0.5~1m。根粗长，圆柱状，外皮黄色，有苦味。茎绿色，圆柱形，具不规则的纵沟，幼枝被黄色柔毛。叶为奇数羽状复叶，互生，长12~25cm，有小叶5~21枚，下有线形托叶；小叶卵状椭圆形或长圆状披针形，顶端圆形或极短尖，基部圆形或楔形，边全缘，下面被疏柔毛。总状花序顶生，长10~20cm，被短柔毛；花萼钟状，稍偏斜，顶端5裂，长5~8mm；花冠蝶形，黄白色，5瓣，其中旗瓣稍长，顶端近圆形；雄蕊10枚，花丝基部合生；雌蕊1枚，顶端具长喙。荚果线形，长6~12cm，成熟时开裂；种子近球形，2~7枚，黑色。花期6~8月；果期7—10月。

【生　境】生于海拔1 500m以下的山坡、沙地草坡灌木林中或田野附近。

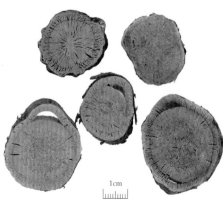

1cm

【分　布】我国南北各地。印度、日本、朝鲜、俄罗斯西伯利亚地区也有分布。

【采集加工】春、秋两季均可采挖。除去根头和小侧根，洗净，晒干。或趁鲜时切片，晒干。

【药材性状】本品呈圆柱形，下部较细，常有分枝，长10~30cm，直径1~3cm。表面黄棕色或灰棕色，有较深的纵皱纹及横长皮孔，外皮薄，多破裂向外卷曲，易剥落，剥落处显黄色，光滑。质坚实，不易折断。切片厚0.3~0.6cm，外层为黄褐色皮部，木部黄白色，有明显的圆环和微细的放射状纹。气微，味极苦。以条粗或片大、皮纹细、质坚硬、味苦者为佳。

【性味归经】味苦，性寒；有小毒。归心、肝、胃、大肠、膀胱经。

【功能主治】清热燥湿，祛风杀虫。用于湿热黄疸，小便不利，赤白带下，痔疮肿痛，麻风。治疗急性细菌性痢疾，阿米巴痢疾，肠炎，结核性渗出性胸膜炎、结核性腹膜炎（腹水型），尿路感染。外用治外阴瘙痒，阴道滴虫病，烧、烫伤。

【用法用量】用量4.5~9g。外用适量，煎水洗或研末涂敷患处。

【注　意】不宜与藜芦同用。

【附　方】

❶急性细菌性痢疾：a. 苦参30~45g，水煎浓缩至60~90mL，每次服20~30mL，每日3次。b. 苦参片，每片0.5g。每次2~4片，每4~6小时1次。

❷阴道滴虫：苦参、木槿皮、黄柏各150g，枯矾23g，共研细粉。每30g药粉加凡士林100g，蛇床子油适量，调成软膏。每次1~2g，用纱布包裹后塞入阴道。每日2次，连用15日。

❸妇女外阴瘙痒：苦参30g，蛇床子15g，川椒9g，水煎，熏洗。

❹治顽固性湿疹：苦参、蛇床子、苍耳子各30g，川椒、雄黄、白矾各3g。加水500mL，煎煮，滤去药渣，用药液湿敷患处。

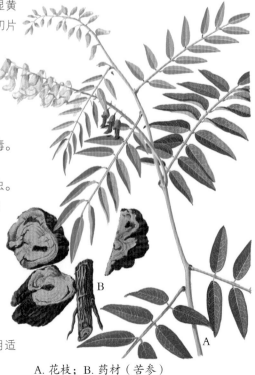

A. 花枝；B. 药材（苦参）

金果榄

【别　名】金苦榄、金牛胆、青牛胆。

【来　源】本品为防己科植物青牛胆 **Tinospora sagittata**（Oliv.）Gagnep.［*Tinospora capillipes* Gagnep.］的块根。

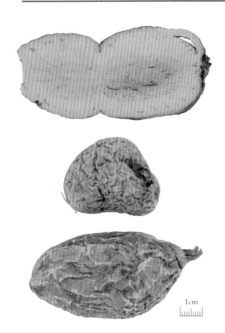

【植物特征】草质或半木质藤本。长通常1~2m。块根念珠状，坚硬，黄色。小枝细瘦，有直线纹，被短柔毛。叶纸质，披针形或长圆状披针形，长7~15cm，宽2~5cm，顶端渐尖或骤尖，基部箭形或有时近截形，仅下面5条掌状脉上被短硬毛；叶柄长2~4cm，基部稍肿胀而膝曲。花春季开放，淡黄色，单性异株，排成腋生总状花序或疏散圆锥花序，雄花序单生或双生，总花梗纤细，雌花序常几个簇生，总花梗较粗壮，萼片2轮，外轮萼片长1mm，内轮椭圆形，长2~3mm；花瓣稍肉质，倒卵状圆形，长1.5~2mm；雄花有6个发育雄蕊，雌花有6个不发育雄蕊，均短于花瓣。核果近球状，直径8~10mm，淡黄色或淡红色，内果皮背部隆起，有龙骨，散生疣状小凸点，腹面近平坦，中间有凹窝。

【生　境】生于山谷、路旁、疏林中。

【分　布】广东、广西、湖南、湖北、四川等地。越南也有分布。

【采集加工】秋冬季采挖块根，除去茎及须根，洗净，晒干。

【药材性状】本品呈近球形或不规则圆块状，大小不一，长3~10cm，直径2.5~6cm。表面灰黄色或棕黄色，常粗糙，有深皱纹，偶见横长皮孔。两端常有纤维状残根。质坚硬，不易击碎，横断面淡黄白色，粉性，导管束略呈放射状排列。气微，味苦。以个大饱满、表面棕黄色、断面淡黄色、富粉性、味极苦者为佳。

【性味归经】味苦，性寒。归心、肺、胃、大肠经。

【功能主治】清热解毒，消炎止痛，清利咽喉。治热咳声嘶，牙痛，胃痛，疮疖痈疽。可治疗急性咽喉炎，扁桃体炎，口腔炎，急性胃肠炎，细菌性痢疾，淋巴结结核。外用治毒蛇咬伤。

【用法用量】用量3~9g。外用适量，取汁涂患处。

【附　方】

❶急、慢性咽喉炎、扁桃体炎、口腔炎：金果榄粉末1g，水冲服。每日3次。

❷细菌性痢疾、小儿消化不良：金果榄粉末6~15g，水煎服，每日2次；或研粉，每次服1.5~3g，每日2次。

❸胃痛、腹部痉挛性疼痛：金果榄粉末9g，水冲服。每日3次。

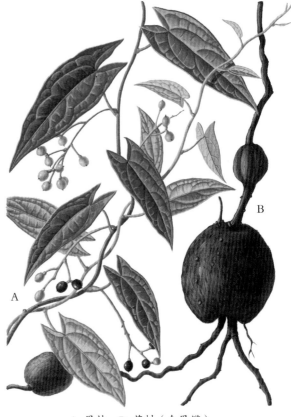

A. 果枝；B. 药材（金果榄）

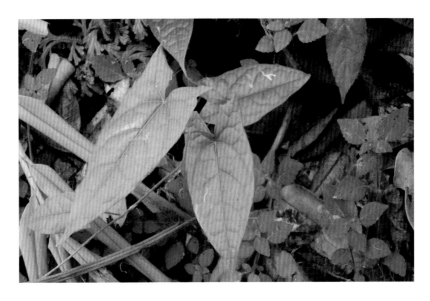

狗脊

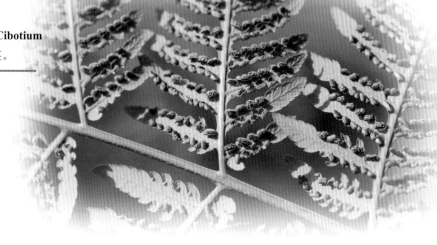

【别　名】金毛狗脊。

【来　源】本品为蚌壳蕨科植物金毛狗Cibotium barometz（L.）J. Sm. 的根茎。

【植物特征】根茎平卧，木质，粗大，密被锈黄色长柔毛。叶一型，簇生，叶柄粗厚，长约120cm，基部被丛生呈垫状的金黄色长柔毛，上部光滑，叶片阔卵状三角形或阔卵状长圆形，长达180cm，宽与长近等长或不及，三回羽状分裂；羽片互生，长圆形，长达80cm，有3~4cm长的柄；一回小羽片互生，彼此靠近，线状披针形，长约15cm，基部宽约2.5cm，向上渐尖，羽状深裂几达小羽轴，近革质，裂片狭长圆状镰形或线状镰形，长1~1.4cm，短尖，边缘有微锯齿，干时下面变灰白或灰蓝色，叶脉不分枝，但在不育的羽片上二叉状；孢子囊群在每一能育裂片上1~5对，很少

6对，近边缘着生，位于下部小脉顶端，囊群盖棕褐色，二唇状，成熟时张开如蚌壳；孢子四面型，透明。

【生　境】生于林下沟溪边或阴湿处，喜酸性土。

【分　布】广东、海南、广西、云南、贵州、四川、湖南、湖北、江西、福建、台湾、浙江等地。印度、缅甸、泰国、印度支那、马来西亚也有分布。

【采集加工】全年可采。挖取根茎，除去叶柄、须根及黄色毛茸，晒干，即为狗脊条；趁鲜时切片，晒干，即为生狗脊片；鲜时用沸水烫煮过，刨成薄片，晒干，即为熟狗脊片。

【药材性状】狗脊条为不规则

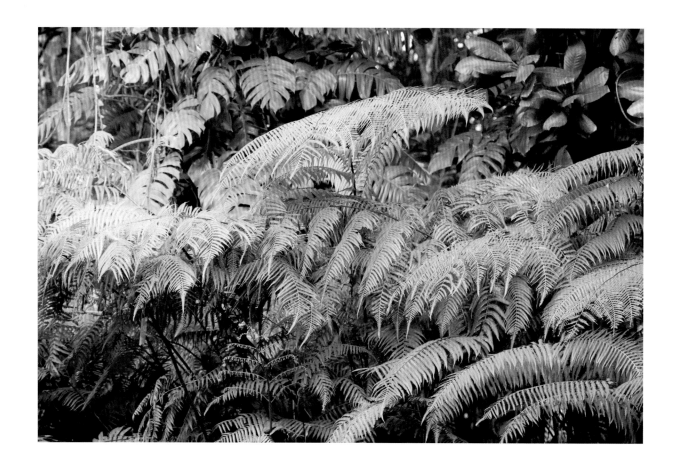

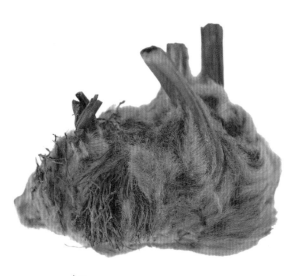

1cm

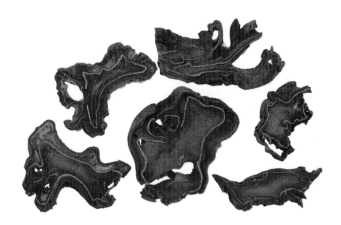

1cm

长条形，长10~30cm，直径2~10cm。表面黄棕色至深棕色，上面有数个至十余个边缘凸起，中部凹陷的叶柄脱落后残迹，凹陷处可见金黄色绒毛。质坚硬，不易折断。生狗脊片的切面为浅棕黄色，稍粗糙或较平滑，宽3~5cm，厚0.2~0.5cm，边缘不整齐，偶有金黄色绒毛残留，距边缘0.1~0.5cm处有一环棕黄色凸起的木质部，髓部宽大。熟狗脊片切面较光滑，深棕红色，质坚硬。气微（熟狗脊片微香），味微涩。狗脊条以条粗而长、无或少黄毛、质坚实者为佳。狗脊片以大而薄、无毛茸、色红棕者为佳。

【性味归经】味苦、甘，性温。归肝、肾经。

【功能主治】补肝肾，强筋骨，壮腰膝，祛风湿。用于腰肌劳损，腰腿疼痛，风湿痹痛，风湿关节痛，半身不遂，遗尿，老人尿频。

【用法用量】用量3~9g。

【附　方】腰腿酸痛、半身不遂：狗脊15g，牛膝、海风藤、木瓜各12g，桑枝、续断、杜仲、秦艽各9g，桂枝6g，水煎服。

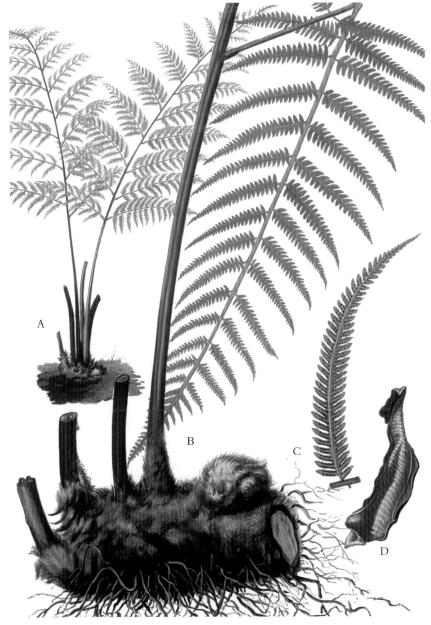

A.植株；B.根茎；C.具孢子囊群的羽片；D.药材（狗脊）

泽泻

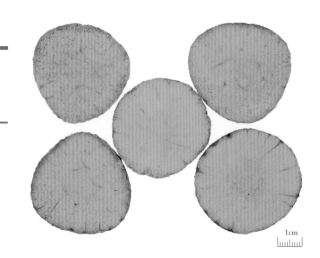

【别　名】文泻、闽泻。

【来　源】本品为泽泻科植物泽泻**Alisma orientale**（Sam.）Juzep.的块茎。

【植物特征】多年生水生或沼生草本。叶多数；挺水叶宽披针形、椭圆形，长3.5~11.5cm，宽1.3~6.8cm，顶端渐尖，基部近圆形或浅心形，叶脉5~7条，叶柄长3.2~34cm，较粗壮，基部渐宽，边缘窄膜质。花葶高35~90cm，或更高。花序长20~70cm，具3~9轮分枝，每轮分枝3~9枚；花两性，直径约6mm；花梗不等长，0.5~2.5cm；外轮花被片卵形，长2~2.5mm，宽约1.5mm，边缘窄膜质，具5~7脉，内轮花被片近圆形，比外轮大，白色、淡红色，稀黄绿色，边缘波状；心皮排列不整齐，花柱长约0.5mm，直立，柱头长约为花柱1/5；花丝长1~1.2mm，基部宽约0.3mm，向上渐窄，花药黄绿色或黄色，长0.5~0.6mm，宽约0.3~0.4mm；花托在果期呈凹凸，高约0.4mm。瘦果椭圆形，长1.5~2mm，宽1~1.2mm，背部具1~2条浅沟，腹部自果喙处凸起，呈膜质翅，两侧果皮纸质，半透明，果喙长约0.5mm，自腹侧中上部伸出。种子紫红色，长约1.1mm，宽约0.8mm。花、果期5—9月。

【生　境】生于湖泊、池塘、沟渠、沼泽中或栽培。

【分　布】黑龙江、吉林、辽宁、内蒙古、河北、山西、陕西、宁夏、甘肃、青海、新疆、山东、江苏、安徽、浙江、江西、福建、河南、湖北、湖南、广东、广西、四川、贵州、云南等地。俄罗斯、日本、蒙古、印度也有分布。

【采集加工】冬季茎、叶开始枯萎时采挖，去除茎叶，洗净，火焙5~6日，干后除去须根和粗皮，晒干。

【药材性状】本品呈近球形或长卵圆形，长2~8cm，直径2~6cm。表面黄白色或淡黄棕色，常有不规则环状沟纹和多数突起的须根痕，底部有瘤状芽痕。质坚实，断面黄白色，粉性，有多数细孔，并可见纵横散生的棕色筋络。气微香，味微苦。以个大、质结实、富粉性、内外黄白色者为佳。

【性味归经】味甘、淡，性寒。归肾、膀胱经。

【功能主治】利尿，清湿热，泻肾火。用于小便不利，水肿胀满，热淋涩痛。

【用法用量】常用量6~15g。

【附　方】水肿、小便不利：泽泻、白术各12g，车前子9g，茯苓皮15g，西瓜皮24g，水煎服。

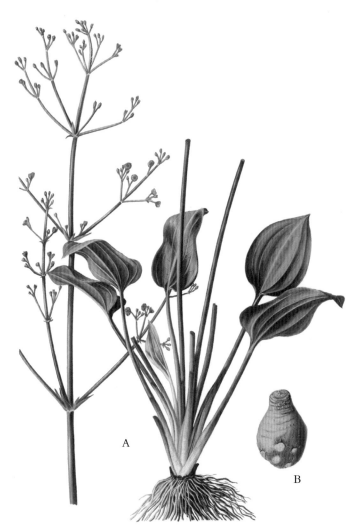

A. 植株；B. 药材（泽泻）

贯众

【别　名】管仲。

【来　源】本品为乌毛蕨科植物乌毛蕨**Blechnum orientale** L. 的根茎。

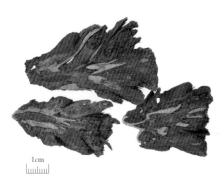

1cm

【植物特征】多年生草本。高1～2m。根茎直立，粗大，木质，密被线形、暗褐色、有光泽的鳞片。叶簇生，叶柄坚硬，长达40cm，基部密被鳞片；叶片一回羽状，轮廓为卵状披针形，长达1m，叶轴粗壮，禾秆色，无毛；羽片很多，互生，无柄，近革质，狭线形，长16～22cm，顶端尾状渐尖，边全缘或微叶波状；叶脉多而密，平行伸出，甚纤细，单一或叉分，但彼此分离而不联接。孢子囊群线形，连续而不间断，位于羽轴二侧，囊群盖线形，坚硬，向羽轴张开；孢子囊有柄，环带通常有20个增厚的细胞；孢子两面型，肾形或近球形。

【生　境】生于海拔800m以下酸性土壤的山坡灌丛及较阴湿处。

【分　布】广东、广西、海南、台湾、福建、西藏、四川、云南、贵州、湖南、江西、浙江等地。印度、斯里兰卡、东南亚、日本、波利尼西亚也有分布。

【采集加工】全年可采。挖取根茎，削去叶柄及须根，洗净，晒干，或趁鲜切块或片，晒干。

【药材性状】本品为棒状圆柱形，微弯曲，长15～30cm，直径5～8cm。表面布满中空的叶柄残基，其间密生棕褐色鳞毛及棕黑色须根。叶柄残基扁圆形，坚硬，空洞直径约1cm。质坚硬，难折断。块或片的切面不平坦，外层见叶柄残基、鳞毛和残留须根，中间灰黄棕色，略带粉质。气微，味微涩。以条块均匀、叶柄和须根少、质坚者为佳。

【性味归经】味微苦，性凉；有小毒。归肝、胃经。

【功能主治】清热解毒，止血，杀虫。用于风热感冒，流感，痄腮，血痢，伤寒，斑疹，便血，血崩，带下，热毒疮疡。治疗乙型脑炎，产后血气胀痛，可驱蛔虫和蛲虫。

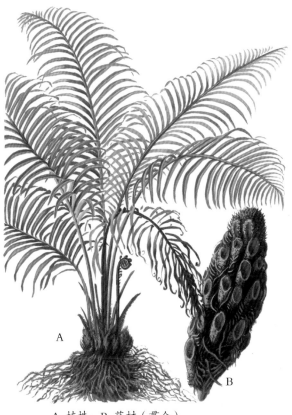

A. 植株；B. 药材（贯众）

【用法用量】用量5～10g。驱虫、清热毒用生品；止血用制炭品。

【附　方】流行性感冒：贯众30g，板蓝根9g，水煎服。

【附　注】

❶贯众的来源极复杂，我国有近30种蕨类植物的根茎作为贯众入药。东北地区多用绵马鳞毛蕨Dryopteris crassirhizoma Nakai，华北和西北地区多用峨嵋蕨Lunathyrium acrostichoides（Sw.）Ching；华东和西南地区多用紫萁Osmunda japonica Thunb.；中南和华南地区则习用乌毛蕨；广东部分地区尚有用苏铁蕨Brainea insignis（Hook.）J. Smith和桫椤Cyathea spinulosa Wall.。

❷乌毛蕨的根茎还可作为饮水消毒剂。

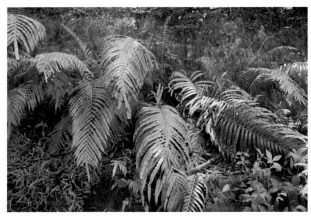

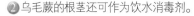

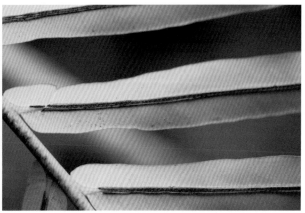

南板蓝根

【别　名】广东板蓝根、板蓝根、大青根。

【来　源】本品为爵床科植物马蓝**Strobilanthes cusia**（Nees）O. Kuntze [*Baphicacanthus cusia*（Nees）Bremek.] 的根。

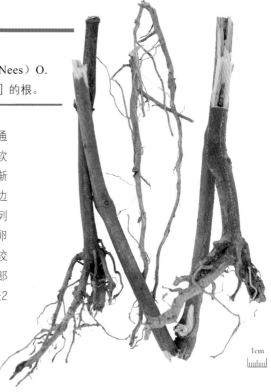

1cm

【植物特征】多年生草本。直立或基部外倾，高约1m。通常成对分枝，嫩部和花序均被锈色粉状毛。叶对生，柔软纸质，椭圆形或卵形，长10~21cm，宽4~9cm，顶端短渐尖，基部渐狭或楔尖，边缘有锯齿，干时蓝黑色；侧脉每边8~9条，两面凸起；叶柄长达2cm。花深紫色，颇大，排列长10~30cm的穗状花序（常腋生）；苞片对生，叶状，倒卵形，长1.5~2.5cm，具羽状脉；萼5深裂几至基部，后裂片较其余4片大，长约14mm，被短柔毛；花冠长4.5~5cm，管部内弯，喉部阔大钟形，檐部5裂，裂片倒心形；雄蕊4，2长2短，花丝间有薄膜相连。蒴果棒状，上端稍粗，微有4棱，长2~2.2cm。花期9—11月。

【生　境】生于林下或山谷、溪旁阴湿处。

【分　布】香港、海南、福建、广西、云南、贵州等地。亚洲热带和亚热带地区曾广泛栽培。

【采集加工】夏、秋季采挖，除去茎叶、泥土，晒干。

【药材性状】本品近圆柱形，长10~25cm，直径0.5~1cm，下部及支根较细。常弯曲不直，上端常带有地上残茎，残茎具膨大的节部，节上常有或粗或细的不定根，根部间有分

枝。表面灰褐色，隐约可见浅蓝色，光滑，有细纵皱纹。质硬而脆，可折断，折断面为劈裂状，浅蓝色，髓部蓝白色。皮部较薄，髓部较大。气微，味淡。以条长、粗细均匀者为佳。

【性味归经】味苦，性寒。归心、肝、胃经。

【功能主治】凉血利咽，清热解毒。用于湿毒发斑，风热感冒，咽喉肿痛，丹毒。治疗流行性感冒，流行性腮腺炎，流行性乙型脑炎，流行性脑脊髓膜炎，急性传染性肝炎。

【用法用量】用量9~30g。

【附　方】

❶预防流行性腮腺炎：南板蓝根60~120g（小儿30~60g），水煎服，每日1剂。

❷治疗流行性腮腺炎：南板蓝根、黄芩、连翘、夏枯草、玄参各9g，马勃、薄荷、桔梗各4.5g，甘草3g。若睾丸肿痛加桔核、荔枝核各9g，也可加板蓝根或海金沙30g，水煎服。每日1剂。同时，将蒲公英、马齿苋、鱼腥草、鸭趾草捣烂外敷患处。

❸急性扁桃体炎：南板蓝根15g，银花、连翘、山豆根、玄参各9g，薄荷4.5g，生甘草3g，水煎服。

❹流行性乙型脑炎：南板蓝根60g（13岁以上60~120g），加水200mL，煎至100mL。1次或分2次服，每日1剂，连服2~3周。昏迷期用鼻饲给药法。高热抽搐者，施快速针刺法，可暂时止痉及降温（可降

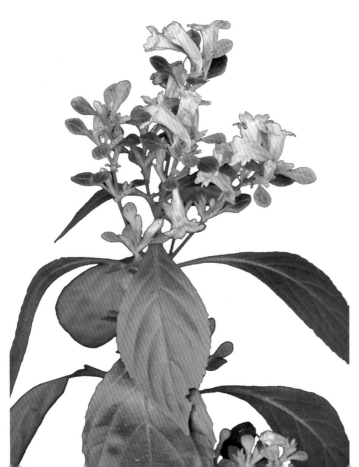

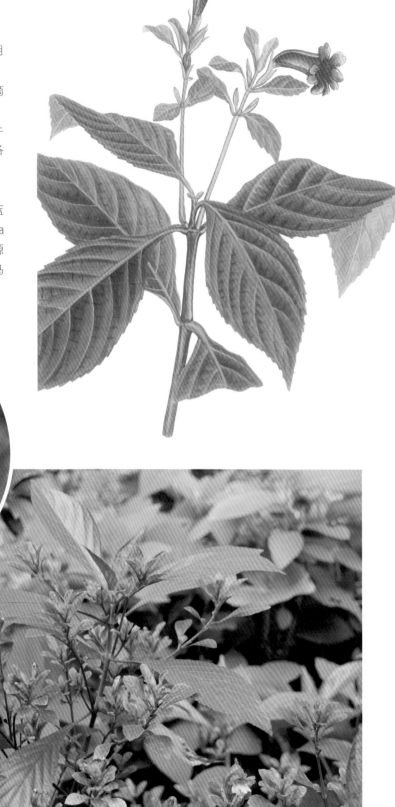

低0.5~1℃），进行中西医结合常规治疗，如用脱水剂、抗生素及支持疗法。

❺急性眼结膜炎：5%或10%南板蓝根眼药水。滴眼，每日滴6次。

❻治蔬菜日光性皮炎：南板蓝根12g，黄芩、牛蒡子、玄参、桔梗各9g，黄连、僵蚕、柴胡各6g，陈皮、甘草、薄荷、升麻各3g，马勃4.5g，水煎服。

【附　注】《中华人民共和国药典》所载板蓝根的原植物为十字花科菘蓝Isatis indigotica Fort.，华南地区较少栽种。由于马蓝根的资源有限，而全株的疗效与根差异不大，因此目前马蓝已基本全株入药。

威灵仙

【别　名】粉灵仙、铁脚威灵仙、老虎须。

【来　源】本品为毛茛科植物威灵仙**Clematis chinensis
Osbeck**、棉团铁线莲**Clematis hexapetala
Pall.** 或东北铁线莲**Clematis terniflora** DC.
var. **mandshurica**（Rupr.）Ohwi［*Clematis
manshurica* Rupr.］的根及根茎。

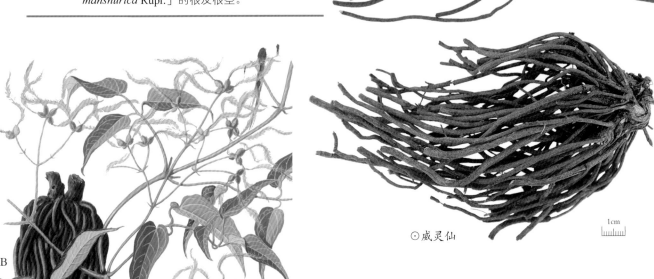

⊙威灵仙

A. 果枝；B. 药材（威灵仙）

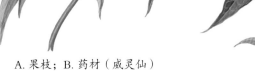

⊙威灵仙

◎威灵仙

【植物特征】攀缘藤本。长通常3~5m，有时达10m。根
簇生，细长，外皮淡黄色，断面粉白，嚼之有辛辣味。茎
细长，有纵棱纹。叶对生，为奇数羽状复叶，长达20cm，
干时变黑；小叶通常5片，纸质，卵形至披针形，长通常
3~8cm，宽1~6cm，顶端渐尖或有时钝头，基部圆或阔楔
尖，两面近无毛，小叶柄较长，常旋卷缠绕于它物上。

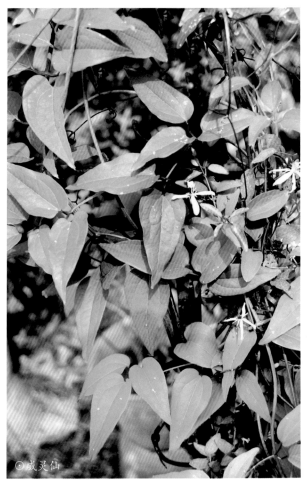

⊙威灵仙

花排成腋生和顶生、阔大多花的圆锥花序；萼片展开，4片，白色，长圆形或倒披针形，长约6.5mm，边缘密生白色绒毛；无花瓣；雄蕊很多，比萼片短，花药线形；心皮多数。瘦果狭卵形或卵形，长约3mm，疏生柔毛，羽状宿存花柱长达1.8cm。花期6—9月；果期8—11月。

【生　境】生于山坡、山谷、路旁。

【分　布】广东、香港、广西、云南、贵州、陕西、湖北、湖南、江西、福建、台湾、浙江、江苏、安徽等地。越南也有分布。

◎棉团铁线莲

【植物特征】直立草本。高30~100cm。老枝圆柱形，有纵沟；茎疏生柔毛，后变无毛。叶片近革质，绿色，干后常变黑色，单叶至复叶，一至二回羽状深裂，裂片线状披针形，长圆状披针形至椭圆形，或线形，长1.5~10cm，宽0.1~2cm，顶端锐尖或凸尖，有时钝，全缘，两面或沿叶脉疏生长柔毛或近无毛，网脉突出。花序顶生，总状或圆锥状聚伞花序，有时花单生，花直径2.5~5cm；萼片4~8片，常6片，白色，长椭圆形或狭倒卵形，长1~2.5cm，宽0.3~1（~1.5）cm，外

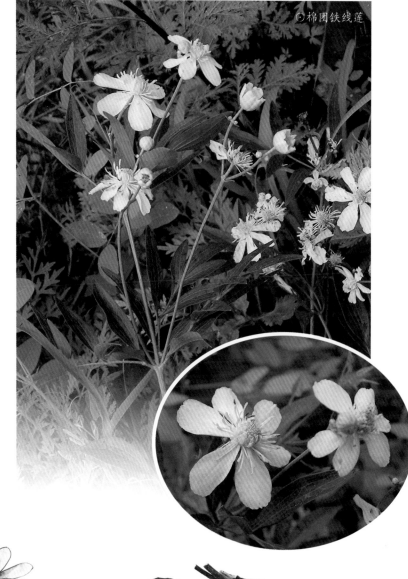

○棉团铁线莲

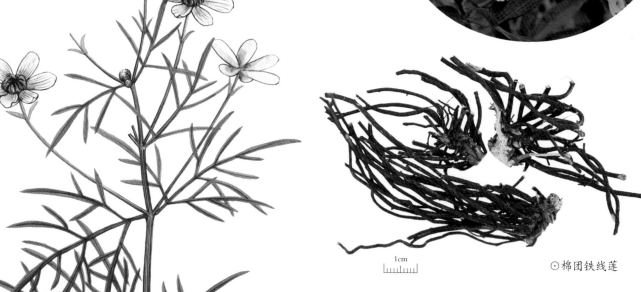

1cm

○棉团铁线莲

表面密生绵毛，花蕾似棉花球，内表面无毛；雄蕊无毛。瘦果倒卵形，扁平，密生柔毛，宿存花柱长1.5~3cm，有灰白色长柔毛。花期6—8月；果期7—10月。

【生　境】生于沙丘、干山坡或山坡草地。

【分　布】甘肃东部、陕西、山西、河北、内蒙古、辽宁、吉林、黑龙江等地。朝鲜、蒙古、俄罗斯的西伯利亚东部也有分布。

○棉团铁线莲

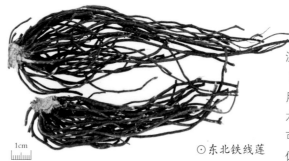

◎东北铁线莲

【植物特征】多年生攀缘草本。长1~1.5m。根丛生，黑褐色，质脆。茎圆柱形，有细棱，节部密生茸毛。叶对生，一至二回羽状复叶；小叶5~7枚，柄长1~3cm，柄弯曲或缠绕他物上，叶片革质，披针状卵形，长2~7cm，宽1.2~4cm，顶端渐尖，基部近圆形或微心形，全缘，或2~3裂，上表面绿色，下表面淡绿色，叶脉明显，沿叶脉生有硬毛。圆锥花序；苞片2枚，线状披针形，有硬毛，萼片4~5片，白色，长圆形至倒卵状长圆形，顶端渐尖，基部渐狭，外面生细毛，边缘密生白绒毛；雄蕊多数，无毛；心皮多数；生有白毛。瘦果近卵形，顶端有宿存花柱，长达3cm，弯曲，被羽状毛。花期6—8月；果期7—9月。

⊙东北铁线莲

【生　境】生于山坡灌丛中、杂木林内或林边。

【分　布】东北三省、山西、山东、河北、内蒙古东部等地。朝鲜、蒙古、俄罗斯远东地区也有分布。

【采集加工】全年可采挖，以秋季采者为佳，除去地上茎及泥土，晒干。

【药材性状】威灵仙　根茎呈圆柱形，直径0.3~1.5cm；表面淡棕黄色；下侧着生多数细根。根呈细长圆柱形，稍弯曲，长7~25cm，直径0.1~0.3cm；表面黑棕色，有纵纹；质硬脆，易折断，折断面平坦，粉性，皮部约占横断面的1/3，木质部淡黄色，略呈方形，皮部与木质部间常有裂隙。气微，味淡、微苦。以根条粗壮均匀，皮部黑色，断面色白，富粉性，坚实，无地上残茎者为佳。

棉团铁线莲根茎呈短柱状，长1~4cm，直径0.5~1cm。根长4~20cm，直径1~2mm；表面棕褐色至棕黑色；断面木部圆形。味咸。

东北铁线莲根茎呈柱状，长1~11cm，直径0.5~2.5cm。根较密集，长5~23cm，直径1~4mm；表面棕黑色；断面木部近圆形。味辛辣。

【性味归经】味辛、咸，微苦，性温。归膀胱经。

【功能主治】祛风除湿，通络止痛。用于风寒湿痹，关节不利，四肢麻木，筋脉拘挛，屈伸不利，跌打损伤，可除鱼骨鲠喉，食道异物。治疗扁桃体炎，急性传染性肝炎（黄疸型），丝虫病。外用治牙痛，角膜溃疡。

【用法用量】用量3~9g。外用适量。

【附　方】

①风湿性关节炎：威灵仙、苍术各9g，制草乌4.5g，水煎服。

②咽喉炎：鲜威灵仙叶，洗净捣烂，布包绞汁。将捻成4~5cm长的消毒棉绒条（适合患者鼻孔大小）的一端浸透威灵仙叶汁，塞入患者鼻孔至上鼻道（左边咽喉痛塞左边，右边咽喉痛塞右边）。4~6分钟后，患者即流泪、打喷嚏，到30分钟左右，症状可显著减轻。如未愈，隔4~6小时再用前法治疗。

③急性扁桃体炎：鲜威灵仙（或单用茎叶）60g，或干品30g，水煎服或当茶饮。

④急性传染性肝炎（黄疸型）：威灵仙9g，研粉，鸡蛋1个，二者搅匀，用菜油或麻油煎后食用。每日3次，连服3日。

⑤角膜溃疡：鲜威灵仙根适量，洗净，捣烂，塞于患眼对侧鼻孔内，待鼻内有辣感时取出。每日3次。

⑥牙痛：威灵仙（鲜）、毛茛（鲜）等量。取上两味洗净，捣烂，取汁，100mL药汁可加95%乙醇20mL。用棉签蘸药水搽痛齿处，注意不能多搽，避免起泡。

⑦除食道异物（经X线钡餐透视或拍片证实异物性质多属鱼骨，部位大部分在食道上段）：威灵仙（枝、茎干品）250g，加水1300mL，慢火煎成470mL，加10%醋酸10mL。每日1次，每次60mL，于20分钟内慢慢饮尽。

⑧丝虫病：威灵仙（鲜）500g，红糖500g，白酒60g。先将威灵仙切碎，煎煮半小时后过滤取药液，再将红糖、白酒与威灵仙药液混匀，煎熬片刻即可。分10次服，每日早晚各服1次，连服5日。小儿用量酌减。

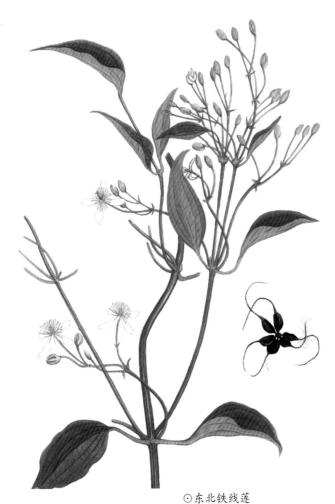

⊙东北铁线莲

骨碎补

【别　名】软碎补、猴姜、板崖姜、皮板药。

【来　源】本品为水龙骨科植物槲蕨**Drynaria fortunei**（Kunze）J. Sm. [*Drynaria roosii* Nakaike] 的根茎。

【植物特征】附生植物。根茎肥厚多肉，横走，密覆鳞片，鳞片线状凿形，边缘流苏状。叶二型，营养叶鳞片状斜贴于根茎上，可聚集腐殖质和水分，无柄，红棕色，常干膜质，阔卵形，长5~7cm，宽3~6cm，顶端短尖，上部羽状浅裂，裂片三角形，长1~1.5cm，叶脉明显；孢子叶革质，轮廓为长圆形，连柄长25~40cm，叶柄具狭翅，与根茎有关节相连；叶片羽状深裂，裂片7~13对，互生，披针形，长7~9cm，宽2~3cm，顶端短尖或钝，基部裂片明显缩短呈耳状，叶脉明显，小脉连成长方形网眼；孢子囊群大，圆形，沿裂片中脉两旁排成2~4行，无囊群盖，环带有13个细胞，孢子两面型。

【生　境】生于海拔100~1 500m的山地林中石上或树干上。

【分　布】江苏、安徽、浙江、台湾、福建、江西、湖南、湖北、四川、重庆、贵州、云南、广东、广西、海南等地。越南、老挝、柬埔寨、泰国、印度也有分布。

【采集加工】全年可采，除去茎叶，刮净鳞片，晒干。或鲜时刨或切成薄片，晒干。

【药材性状】本品呈长条状，平扁明显，中部常稍膨大，有分枝，常弯曲，长4~15cm，宽1~2cm，厚0.2~0.5cm。表面棕色或棕褐色，密被深棕色的、柔软如毛的小鳞片。

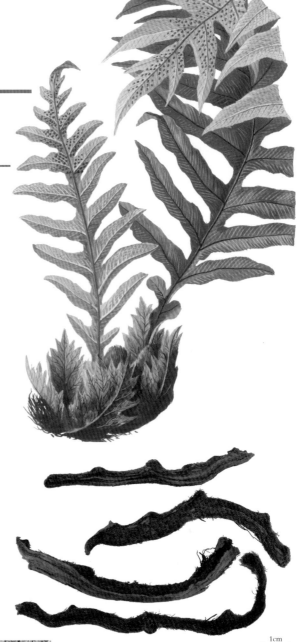

两侧及上面均具边缘突起的圆形叶痕，间有叶柄残基和残存须根。体轻，质脆，易折断，断面红棕色，微呈颗粒状，纤维束呈黄色小点状，排列成环。气微，味微涩。以粗大肥壮、无或少茸毛、质坚实者为佳。

【性味归经】味微苦，性温。归肝、肾经。

【功能主治】补肾强骨，祛风湿，活血止痛。用于跌打损伤，筋骨折伤，肾虚腰痛，肾虚久泻，耳鸣，牙痛，风湿性关节炎。

【用法用量】用量4.5~15g。

【附　方】跌打损伤：骨碎补15g，红花、赤芍、土鳖虫各9g，水煎服。

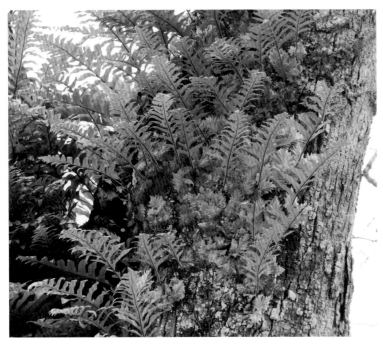

香附

【别　名】雷公头、香附子。

【来　源】本品为莎草科植物香附子**Cyperus rotundus** L. 的根茎。

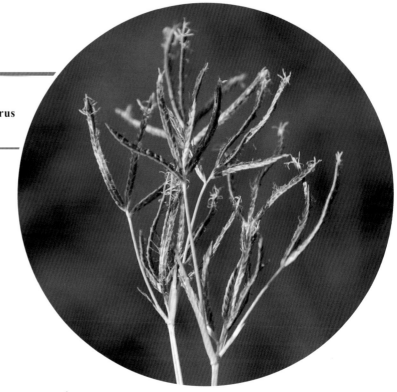

【植物特征】多年生草本。茎直立，三棱形，高达40cm。根茎细长，匍匐。叶近基生，线形，叶脉平行，中脉明显。聚伞花序简单或复出，有3~6个开展的辐射枝，辐射枝最长达20cm；苞片叶状，与花序等长或较长；小穗线形，长3~10个，呈聚伞状排列，没小穗的有10~25片

呈2行紧密排列的鳞片，鳞片卵形或长圆状卵形，中部绿色，两侧紫红色，5~7脉，内有两性花1朵。小坚果三棱形，长约为鳞片的1/3，表面具细点。花、果期5—11月。

【生　境】生于旷野、草地、路旁、溪边。

【分　布】陕西、甘肃、河南、山西、河北、山东、安徽、浙江、江苏、江西、福建、台湾、广东、香港、海南、广西、云南、贵州、四川等地。广泛分布于全球温暖地带。

【采集加工】春、秋季挖取块茎，洗净泥土，燎去须根及鳞叶，置沸水中或蒸透后，晒干。

【药材性状】本品呈纺锤形，有的略弯曲，长1~3.5cm，直径0.4~1cm。表面黑褐色或棕褐色，有不规则的纵皱纹，并有6~10个略隆起的环节，节上残留有棕黄色毛须，近顶端尤多，并有根痕及芽痕。质坚硬，折断面棕黑色或红褐色，

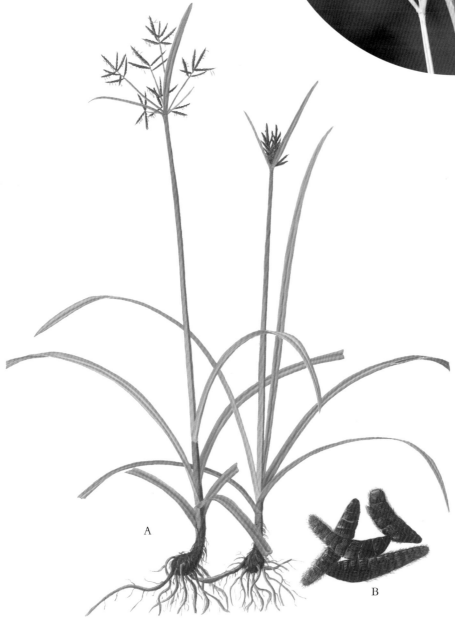

A. 植株；B. 药材（香附）

皮部色略浅，未蒸煮透者断面粉白色，中柱色较深，黑色维管束清晰可见。气微，味辛、微苦。以粗壮、蒸煮透、无毛须、棕褐色者为佳。

【性味归经】味微苦、辛，性平。归肝、脾、胃、三焦经。

【功能主治】理气疏肝，调经止痛。用于肝郁气滞，胃腹胀痛，两胁疼痛，乳房胀痛，痛经，月经不调。

【用法用量】用量6~12g。

【附　方】

❶胃寒痛：香附30g，高良姜15g，共研细末，每次3g，每日2次，温开水送服。

❷胁痛腹胀：香附、乌药、延胡索、莱菔子（炒）各9g，柴胡6g，水煎服。

❸痛经、月经不调：香附、益母草各12g，丹参15g，白芍9g，水煎服。

【附　注】我国东南沿海产的咸水香附，原植物为粗根茎莎草Cyperus stoloniferus Rerz.，其块茎性状与香附近似，但粒大，稍松，香气略淡，味咸。

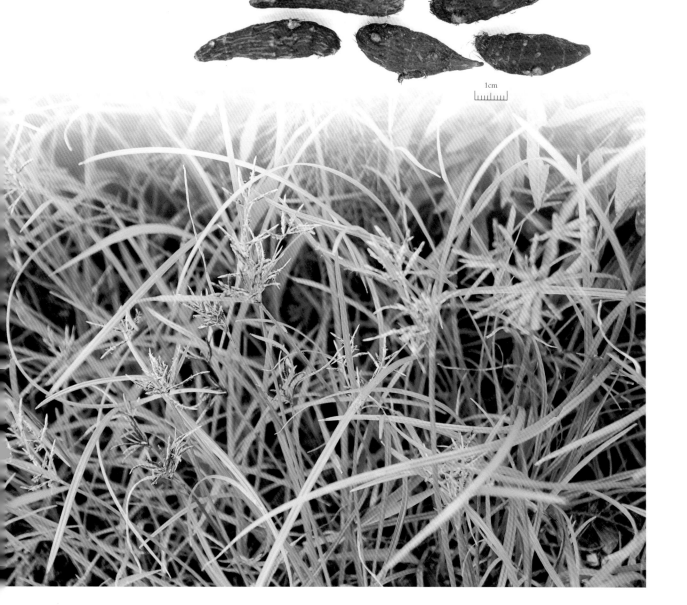

1cm

前胡

【别　名】鸡脚前胡、岩棕。

【来　源】本品为伞形科植物紫花前胡**Peucedanum decursivum**（Miq.）Maxim. ［*Angelica decursiva* Miq.］或白花前
胡**Peucedanum praeruptorum** Dunn的根。

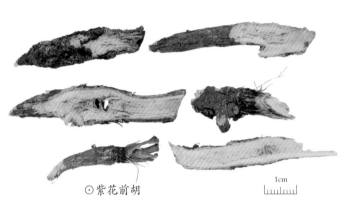

⊙紫花前胡

1cm

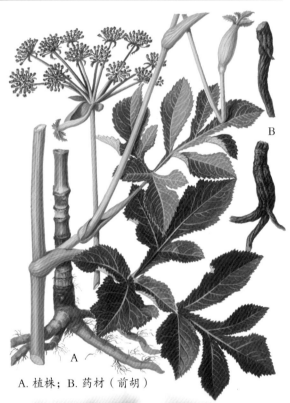

B

A

A. 植株；B. 药材（前胡）

⊙紫花前胡

◎紫花前胡

【植物特征】多年生直立草本。高可达200cm。主根粗大，近圆锥状，长5~9cm，棕褐色或黄棕色，有浓郁的香气。茎圆柱状，具纵条纹，下部紫色，光滑，不分枝，上部被毛，多少分枝。叶根生和在茎上互生，叶片厚纸质，卵圆形，一或二回羽状分裂，一回裂片3或5片，裂片复3~5裂，叶轴有翅，顶生裂片和侧生裂片基部联合，下延成翅状，最后裂片椭圆形或长圆状披针形，长8~11cm，边缘有规则的锯齿，叶脉明显；叶柄长10~20cm，基部扩大，略抱茎；生于茎上部的叶常简化成紫色叶鞘。花深紫色，细小，排成顶生或侧生的复伞形花序，伞梗长3~8cm，被毛；伞辐10~20条，紫色，密被毛；花瓣5，卵圆形，长约1mm，顶端有内折的小舌片。双悬果椭圆形，长约6mm，背棱和中棱呈丝线状，棱间油管1~3条。花期8—9月；果期9—11月。

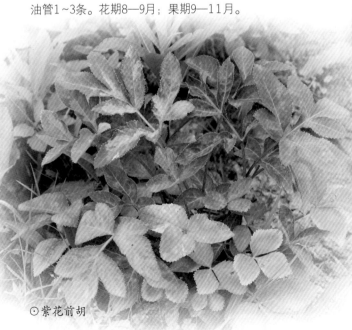

⊙紫花前胡

【生　境】生于荒坡、路旁、草地或灌木丛中。

【分　布】山东、河南、江苏、浙江、安徽、江西、福建、台湾、湖北、湖南、四川、广东、广西等地。日本、朝鲜、俄罗斯也有分布。

◎白花前胡

【植物特征】多年生直立草本。高60~90cm或稍过之。根粗大，圆锥形，长3~5cm，有分枝，棕褐色或黄褐色。茎圆柱状，基粗壮，浅绿色，有纵线纹，基部有多数棕褐色叶鞘纤维。基生叶和茎下部叶纸质，轮廓为三角状阔卵形，有时近圆形，长5~9cm，二或三回三出羽状分裂，一回裂片阔卵形

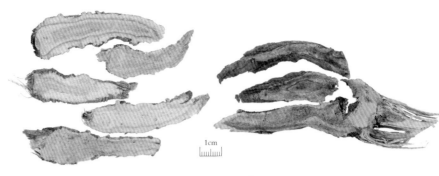

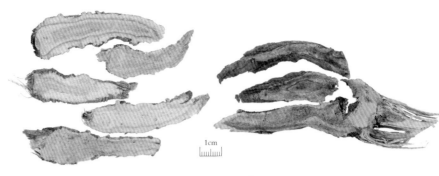

至卵圆形，二回裂片卵形至椭圆形，最后裂片鞭状倒卵形，长3~4cm，宽约3cm，基部楔尖，不规则羽状分裂，边缘有圆锯齿；叶柄长6~20cm，基部有阔鞘；茎上部叶二回羽状分裂，裂片较小。花白色，甚小，排成顶生和侧生的复伞形花序，无总苞片；伞辐12~18条，不等长，1~4cm；花梗长1~2mm；花瓣5，长1.3~1.5mm，顶端渐尖而内折，有明显的中肋。双悬果卵形或椭圆形，长4~5mm，背棱和中棱线状，侧棱有狭翅，每棱槽有油管3~5条。花期8—9月；果期10—11月。

【生　境】生于向阳的山坡、荒地草丛中。

【分　布】江苏、浙江、安徽、江西、福建、台湾、湖北、湖南、广东、四川等地。

【采集加工】冬季茎叶枯萎至翌年春季尚未抽出花茎时采挖，除去须根，洗净，晒干。

【药材性状】紫花前胡（信前胡）主根较细，支根常见，根头部常残留茎基，茎基周围常有膜状叶鞘基部残存。横断面近白色，皮部窄，木部阔，占横断面1/2以上，且射线不明显。气微香、微腥，味淡，后苦辛。质量较白花前胡稍逊。

　　白花前胡（淮前胡）　根为不规则圆柱形、圆锥形或纺锤形，稍扭曲，根头部粗大，下部有分枝，或其中较小分枝被除去，长3~15cm，直径1~2cm。表面黑褐色或灰黄色，根头部多有茎痕及纤维状叶鞘残基，上端有密集的环纹，下部有纵沟、纵皱纹及横的白色皮孔。质较柔软，干者坚硬，易折断，断面不平整，淡黄白色，皮部约占横断面的2/3，散有多数棕黄的油点，形成层环纹棕色，木部黄棕色。气芳香，味微苦辛。以粗壮、支根少，质柔软、断面木质部金黄色、气香浓者为佳。

【性味归经】味苦、辛，性微寒。归肺、脾经。

【功能主治】疏风清热，降气化痰。用于感冒咳嗽，上呼吸道感染，咳喘，痰多，胸膈满闷。

【用法用量】用量3~9g。

【附　方】肺热咳嗽，痰稠黏腻：前胡12g，桑白皮、贝母、麦冬、苦杏仁各9g，甘草、生姜各6g，水煎服。

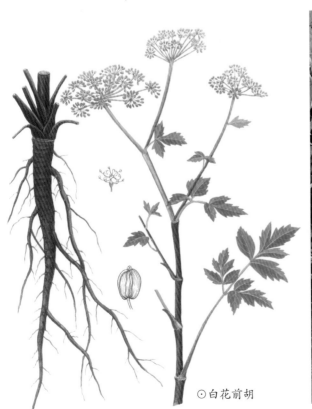

⊙白花前胡

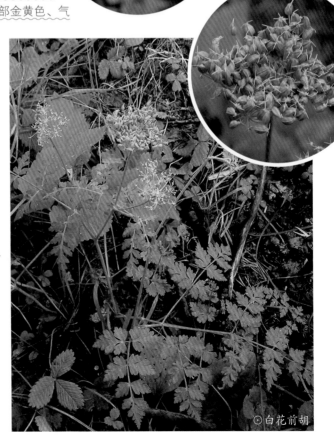

⊙白花前胡

莪术

【别　名】毛莪术、桂莪术、山姜黄。

【来　源】本品为姜科植物广西莪术**Curcuma kwangsiensis** S. G. Lee et C. F. Liang、蓬莪术**Curcuma phaeocaulis** Val. 或温郁金 **Curcuma wenyujin** Y. H. Chen et C. Ling 的根茎。

◎广西莪术

【植物特征】多年生草本。高50~110cm。根茎卵球形，断面为白色或微带淡奶黄色；根端膨大呈纺锤状。叶基生，2列，叶片椭圆状披针形，长14~39cm，宽4.5~7cm，偶有过之，两面被柔毛，中脉有紫色带或无。5—7月开花。花葶单独由根茎抽出或顶生，与叶同时发出或先叶而出，穗状花序球果状，长约15cm，顶端无花的苞片粉红色，中下部具花的苞片绿色；花冠白色，侧生退化雄蕊及唇瓣淡黄色；雄蕊1枚；子房被长柔毛。花期4—9月。

【生　境】栽培或野生于林下或林缘。

【分　布】我国东南部至西南部各省区。东南亚各地均有分布。

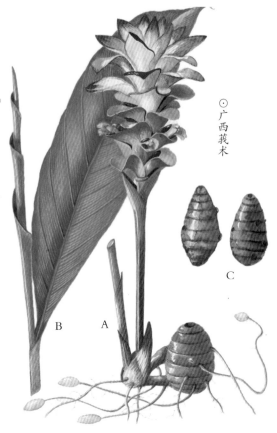

⊙广西莪术

A. 植株下部（根、根茎和花葶）；B. 叶；C. 药材（莪术）

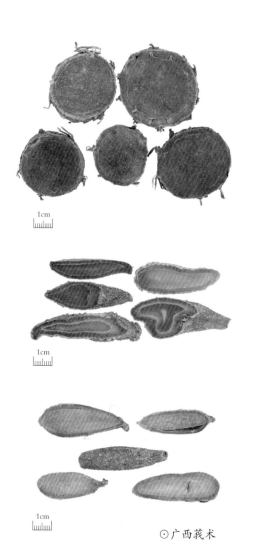

1cm

1cm

1cm

⊙广西莪术

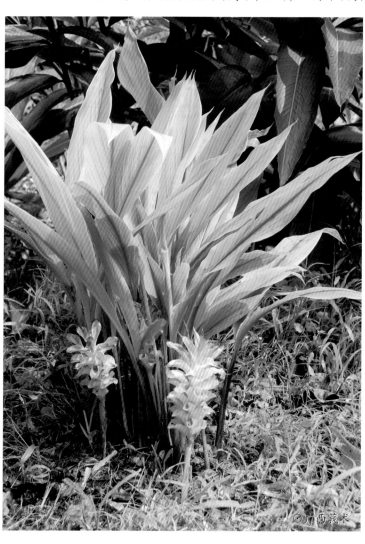

◎广西莪术

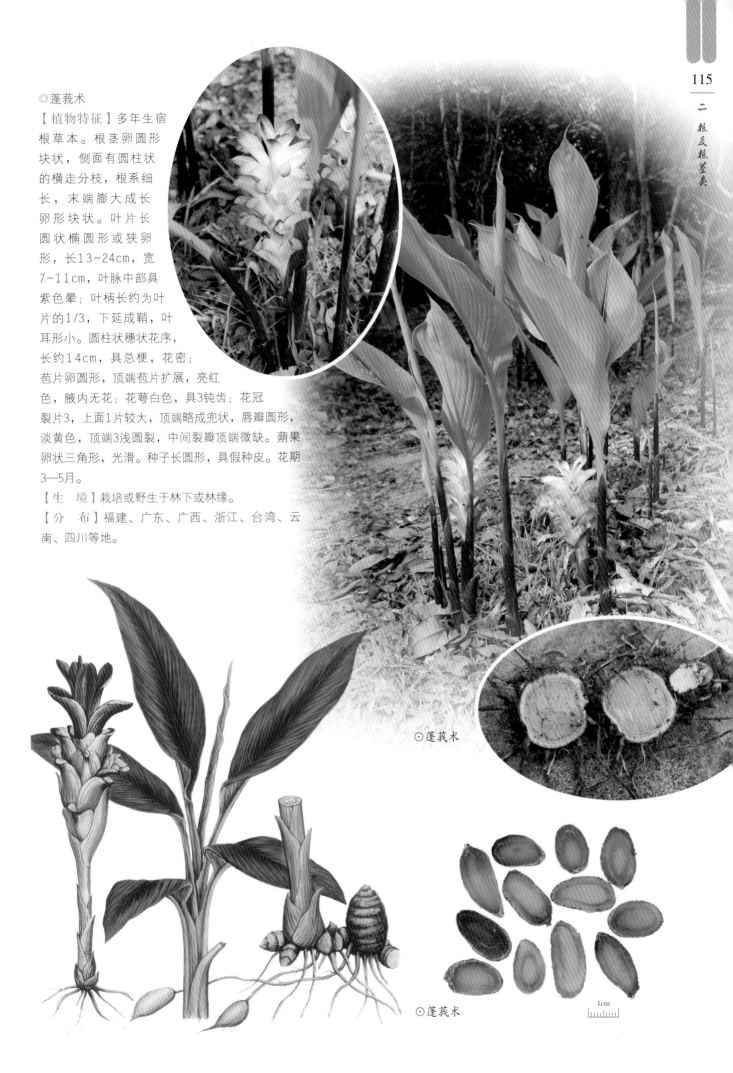

◎蓬莪术

【植物特征】多年生宿根草本。根茎卵圆形块状，侧面有圆柱状的横走分枝，根系细长，末端膨大成长卵形块状。叶片长圆状椭圆形或狭卵形，长13~24cm，宽7~11cm，叶脉中部具紫色晕；叶柄长约为叶片的1/3，下延成鞘，叶耳形小。圆柱状穗状花序，长约14cm，具总梗，花密；苞片卵圆形，顶端苞片扩展，亮红色，腋内无花；花萼白色，具3钝齿；花冠裂片3，上面1片较大，顶端略成兜状，唇瓣圆形，淡黄色，顶端3浅圆裂，中间裂瓣顶端微缺。蒴果卵状三角形，光滑。种子长圆形，具假种皮。花期3—5月。

【生　境】栽培或野生于林下或林缘。

【分　布】福建、广东、广西、浙江、台湾、云南、四川等地。

⊙蓬莪术

⊙蓬莪术

1cm

⊙蓬莪术

◎温郁金

【植物特征】多年生宿根草本。高80~120cm。根茎长卵形，侧面有圆柱状的横走分枝，根系细长，末端膨大成长卵形块状。叶片椭圆形，无毛，长35~75cm，宽14~22cm，顶端渐尖或尾状渐尖，基部楔形，下延至叶柄；叶柄长约为叶片的1/3，下延成鞘。圆柱状穗状花序，先叶于根茎抽出，长20~30cm，具总梗，花密；缨部苞片长椭圆形，长5~7cm，宽1.5~2.5cm，蔷薇红色，腋内无花，中下部苞片长椭圆形，长3~5cm，宽2~4cm，绿白色，顶端钝或微尖，腋内有花数朵，常1~2朵花开放；花萼白色，具3齿；花冠白色，裂片3片，上面1片较大，顶端略成兜状，近顶处有糙毛，唇瓣倒卵形，外折，黄色，顶端微凹，能育雄蕊1枚，花丝短而扁，花药基部有距，子房下位，密被长柔毛，花柱细长，侧生退化雄蕊花瓣状，黄色。花期4—6月。

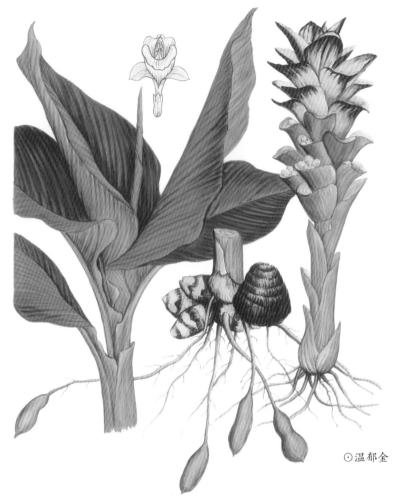

⊙温郁金

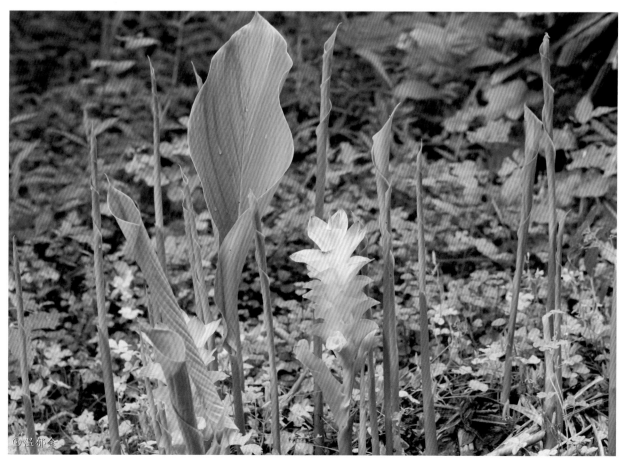

⊙温郁金

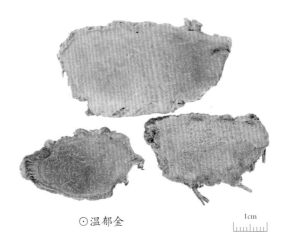

⊙温郁金   1cm

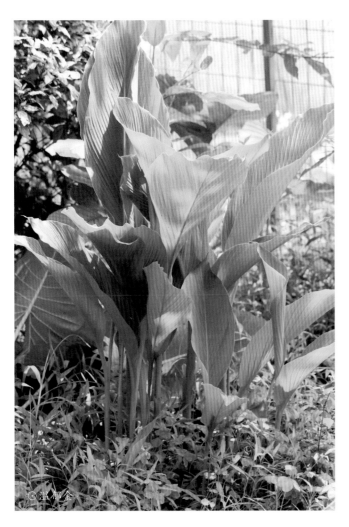

◎温郁金

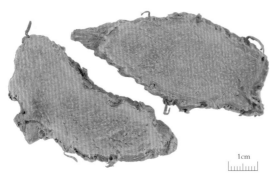

1cm

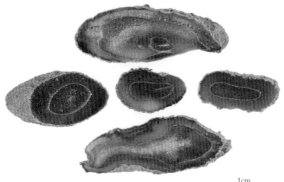

1cm

【生　境】栽培或野生于向阳、湿润的田园、沟边或林缘。

【分　布】浙江。我国华南地区有引种栽培。

【采集加工】冬末春初采收。挖取根茎，除去须根、块根和杂质，洗净，煮至透心，晒干。

【药材性状】广西莪术　呈卵球形至长球形，长3~6cm，直径1~3cm。基部圆或钝，向上渐细，钝头，黄棕色或灰褐色，有明显的环节，节上有须根痕、侧生根茎痕和芽痕。质坚实而重，难折断，横断面淡棕色或黄绿色，角质，有一淡棕色的肉质环层，皮部易与中柱分离。气微香，味微苦。以质坚实而重、大小均匀、无须根者为佳。

蓬莪术　呈卵圆形或纺锤形，长3~5cm，直径1~3cm。外皮灰黄色至棕黄色，略有皱纹，有环形的节，节上有须根痕迹。质坚实而重，极难折断，破开面灰褐色至黄绿色，角质状，有光泽，并有一黄白色环及白色的筋脉小点。稍有香气，味微苦而辛。以大小均匀、质坚实而重、断面灰褐色者为佳。

温郁金　呈长卵形、卵形或纺锤形，长4~8cm，直径2.5~4.5cm。顶端长尖，基部锐尖或圆钝。表面灰棕色至深棕色，粗糙，上部环节凸起，基部有下陷的须根痕，芽痕及侧生根茎痕不明显，有刀削痕。质坚实而重，击破面黄棕色或黄灰色，角质状，具点状或条纹状维管束。

【性味归经】味苦、辛，性温。归肝、脾经。

【功能主治】行气解郁，凉血破瘀，消积止痛。用于胸闷胁痛，食积胀痛，黄疸，吐血，尿血，月经不调，经闭，癫痫，跌打损伤，子宫颈癌。

【用法用量】用量6~9g。

桔梗

【别　名】包袱花、铃铛花。

【来　源】本品为桔梗科植物桔梗**Platycodon grandiflorus**（Jacq.）A. DC. 的根。

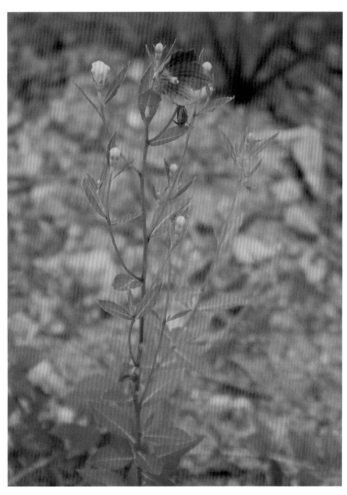

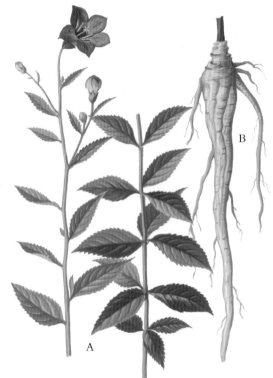

A. 花枝；B. 药材（桔梗）

【植物特征】多年生直立草本。高达120cm，全株含乳汁。肉质根人参状。下部叶对生或轮生，下部叶常互生；叶片卵形至披针形，长2~7cm，宽0.5~3.5cm，顶端急尖或渐尖，基部楔形或圆，边缘具细锯齿；侧脉每边4~6条，两面无毛或有时下面脉腋被短毛；叶柄极短或几无柄。花单叶枝顶，有时几多排成总状或圆锥花序式；萼管半球形，无毛，檐部5裂，裂片三角形，长2~8mm；花冠宽钟状，长2.5~4.5cm，径宽4~6cm，蓝紫色。檐部5浅裂；雄蕊5，离生，花丝下部扩大，被毛；子房半下位，5室，胚珠多数，花柱5裂。蒴果球形或倒卵球形，长1~2.5cm，顶部5瓣裂。花期7—9月。

【生　境】生于土层较深厚的石山或荒山草坡上。

【分　布】我国华南和云南及东北各地。朝鲜、日本和俄罗斯也有分布。

【采集加工】春、秋季采挖，洗净，除去地上茎和小根，用竹刀或瓷片刮去外皮（忌用铁器），晒干。

【药材性状】本品略呈长圆锥形或圆柱形，弯曲或扭曲，下部渐细，间有分枝。全长6~30cm，直径0.5~2cm。表面白色或黄白色，上部有微细横纹，全体有扭曲的纵皱纹，并有横向皮孔和须根痕，顶部具芦头，其上有多个半月形茎痕。质坚脆，易折断，受潮则变软，折断面不平整，白色，略带颗粒状，有放射状裂隙，形成层明显，淡棕色，皮部近白色，木部淡黄色。气微，味微甘而后苦。以条根肥大、表面色白、断面木部金黄色、味甘者为佳。

【性味归经】味苦、辛，性平。归肺经。

【功能主治】宣肺，散寒，祛痰，排脓。用于外感咳嗽，咳痰不爽，咽喉肿痛，胸闷腹胀，支气管炎，音哑，肺脓肿，胸膜炎。

【用法用量】用量3~9g。

【附　方】

①咽喉肿痛：桔梗、生甘草各6g，薄荷、牛蒡子各9g，水煎服。

②外感咳嗽、咳痰不爽：复方桔梗片，每片0.5g。每次1~3片，每日3次，饭后服。凡有胃及十二指肠溃疡病者慎用。

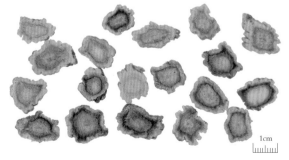

1cm

柴胡

【别　名】南柴胡、红柴胡、北柴胡。

【来　源】本品为伞形科植物柴胡**Bupleurum chinense** DC.或狭叶柴胡**Bupleurum scorzonerifolium** Willd.的根。按性状不同，分别习称"北柴胡"和"南柴胡"。

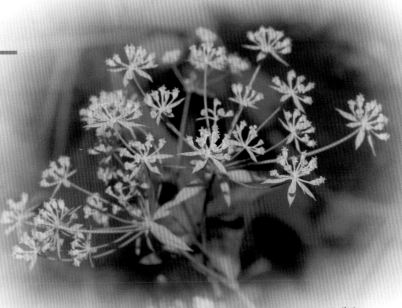

⊙柴胡

◎柴胡

【植物特征】多年生草本。高40~85cm。主根较粗大，坚硬。茎单一或数茎丛生，上部多回分枝。叶互生；基生叶倒披针形或狭椭圆形，长4~7cm，宽6~8mm，顶端渐尖，基部收缩成柄；茎生叶长圆状披针形，长4~12cm，宽6~18mm，有时达3cm，顶端渐尖或急尖，有短芒尖头，基部收缩成叶鞘，抱茎，脉7~9，上面鲜绿色，下面淡绿色，常有白霜。复伞形花序多分枝，顶生或侧生，梗细，常水平伸出，形成疏松的圆锥状；总苞片2~3，或无，狭披针形，

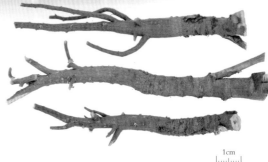

1cm

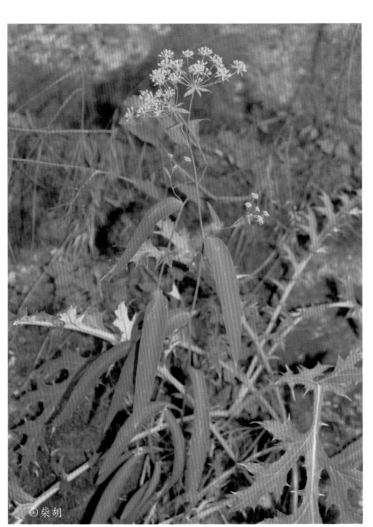

⊙柴胡

长1~5mm，宽0.5~1.2mm，很少1~5脉；伞辐3~8，纤细，不等长，长1~3cm；小总苞片5~7，披针形，长3~3.5mm，宽0.6~1mm，顶端尖锐，3脉；小伞形花序有花5~10朵，花柄长约1.2mm，直径1.2~1.8mm；花瓣鲜黄色，上部内折，中肋隆起，小舌片半圆形，顶端2浅裂；花柱基深黄色，宽于子房。双悬果广椭圆形，棕色，两侧略扁，长2.5~3mm，棱狭翼状，淡棕色，每棱槽中有油管3，稀4。花期7—9月；果期9—11月。

【生　境】生于向阳山坡草地、河岸边或灌丛边缘。

【分　布】我国东北、华北、西北、华东和华中各地。

◎狭叶柴胡

【植物特征】多年生草本。高30~65cm。主根圆锥形，红褐色，表皮略皱，上端有横环纹，下部有纵纹。茎单一或2~3枝成丛，基部密覆残余叶柄。叶互生，线形，长7~15cm，宽2~6mm，基生叶有叶柄，其他无柄，顶端长

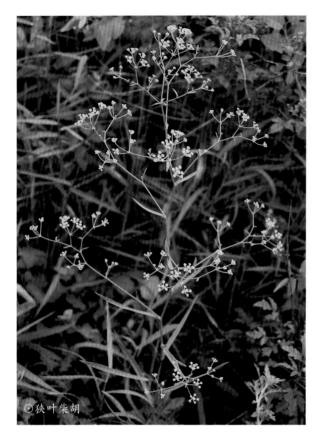

⊙狭叶柴胡

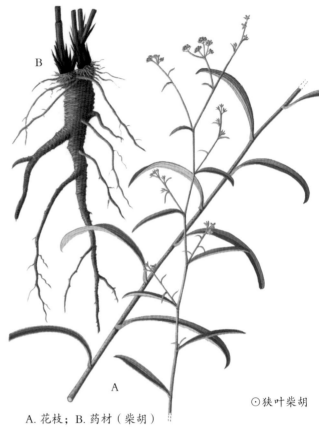

A. 花枝；B. 药材（柴胡）

⊙狭叶柴胡

渐尖，基部稍变狭抱茎，常对折或内卷，具平行脉5~9条。秋季开花。复伞形花序腋生，直径1.2~4cm；总花梗长1~3cm；总苞片1~3片，线形；小伞形花序有花9~11朵，直径4~6mm；小总苞片5~6片，线状披针形；花瓣黄色，舌片几为花瓣长的一半，顶端2浅裂；花柱基厚垫状，宽于子房，柱头向外弯。双悬果阔椭圆形，长约2.5mm，宽约2mm，深褐色，棱粗钝凸出，浅褐色。花期7—9月；果期8—10月。

【生　境】生于向阳山坡草地或灌丛边缘。

【分　布】几乎遍布我国各地，但主产长江流域各省。

【采集加工】春、秋季采收。挖取根，除去茎叶及泥沙，晒干。

【药材性状】北柴胡　呈圆柱形或长圆锥形，长6~15cm，直径3~8mm。根头膨大，顶端残留3~15个茎基或短纤维状叶基，下部分枝。表面黑褐色或浅棕色，具纵皱纹、支根痕迹及皮孔。质硬而韧，不易折断，断面显纤维性，皮部浅棕色，木质部黄白色。气微香，味微苦。

南柴胡　根较细，多不分枝或下部稍分枝。表面红棕色或黑棕色，靠近根头处多具明显的横向疣状突起，顶端密被纤维状叶鞘残余。质稍软，易折断，断面略平坦。具败油气。以根条粗长、须根少者为佳。

【性味归经】味辛、苦，性微寒。归肝、胆、肺经。

【功能主治】解表退热，疏肝解郁，升阳。用于感冒发热，寒热往来，疟疾，胸胁胀痛，月经不调，子宫脱垂，脱肛。

【用法用量】用量6~12g。

【附　方】

❶寒热往来、胸胁苦满、心烦呕吐：柴胡12g，黄芩、党参、甘草各9g，半夏、生姜各6g，水煎服。

❷月经不调：柴胡、当归、白芍各12g，白术、茯苓、甘草各9g，生姜6g，水煎服。

❸急性水肿性胰腺炎：柴胡、白芍、生大黄（后下）各15g，黄芩、胡黄连、木香、延胡索、芒硝（冲服）各9g。随症加减，如并发胆道蛔虫加槟榔、使君子、苦楝根皮各15g。每日1~2剂，分2~4次水煎服。轻症配合针

刺治疗，重症配用抗生素，如伴有胆道结石，或并发脓肿等行手术治疗。

❹胁痛或肋间神经痛：柴胡、枳壳、白芍各9g，生甘草6g，水煎服。

❺单纯性胃炎（肝胃气滞型）：柴胡、白芍、郁金、香附、木香、延胡索、金铃子、香橼皮各9g，泛酸加煅瓦楞15g，嗳气无泛酸加乌梅3g，呕吐加姜半夏9g，水煎服。

❻急性胆囊炎、胆石症：柴胡、郁金各9~15g，黄芩15g，姜半夏、木香、生大黄各9g，热重加板蓝根30g，金银花15~30g，连翘9g，水煎服。

❼急性肾盂肾炎：柴胡、黄芩、金银花、滑石各15g，蒲公英（或紫花地丁）、车前草各30g，生甘草3g，水煎服。

❽无黄疸型肝炎（气滞型）：柴胡、当归、白芍、郁金、山栀子各9g，板蓝根、夏枯草各15g，枳壳6g，水煎服。

【附　注】据记载，竹叶柴胡Bupleurum marginatum Wall. ex DC.的根也作柴胡入药。而大叶柴胡Bupleurum longiradiatum Turcz.的根茎有毒，不可当柴胡使用。

党参

【别　名】潞党参、东党、台党、口党。

【来　源】本品为桔梗科植物党参**Codonopsis pilosula** (Franch.) Nannf. 的根。

【植物特征】草质缠绕藤本。长1~2m，有乳汁。根肉质，圆柱状至纺锤状，灰黄色，上有细密环纹。茎细瘦，多分枝，黄绿色，无毛。叶在主茎和侧枝上互生，在小枝上常近对生，叶片柔软，卵形或近披针形，长1~6.5cm，宽0.8~4.5cm，顶端钝或微尖，基部常近心形，生于小枝上的圆或楔尖，边缘具波形钝齿，下面灰绿，两面多少被贴伏长硬毛或柔毛，很少无毛；叶柄长0.5~2.5cm。花黄绿色，单生枝顶；花萼筒部半球形，檐部裂片阔披针形或狭长圆形，长1.4~1.8cm，顶端钝或微尖，边缘波状或近全缘；花冠阔钟状，长2~2.3cm，直径达2.5cm，檐部裂片近三角形。蒴果下半部半球状；种子无翅。花、果期7—10月。

【生　境】多为栽培。

【分　布】我国华北、东北、西北和西南各地均有野生或栽培；河南、广东有种植。俄罗斯远东地区、蒙古、朝鲜也有分布。

【采集加工】一般种植2~3年后方可采挖，采收季节以秋季为宜（广东在3—4月采收），采挖后除去茎叶及须根，抖净泥土，理顺，晒至足干。

【药材性状】本品呈长圆柱形，不分枝或间有分枝，长10~35cm，直径0.3~2cm。表面黄白色或灰黄色。根头部有多数疣状凸起的茎基残痕和芽，根头下有致密的环状横纹，但栽培的稀少或无。横向皮孔较明显，有纵皱纹，富糖性。断面皮部白色，木部黄色，形成层呈明显的环状。气香、味甜。以根条肥壮、皮细肉紧、油润、黄白色、味甜、气香者为佳。

【性味归经】味甘，性平。归肺、脾经。

【功能主治】补中益气，健脾益肺，生津。用于脾胃虚弱，食少便溏，四肢无力，精神不振，津液不足，口干

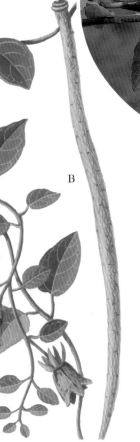

A. 花枝；B. 药材（党参）

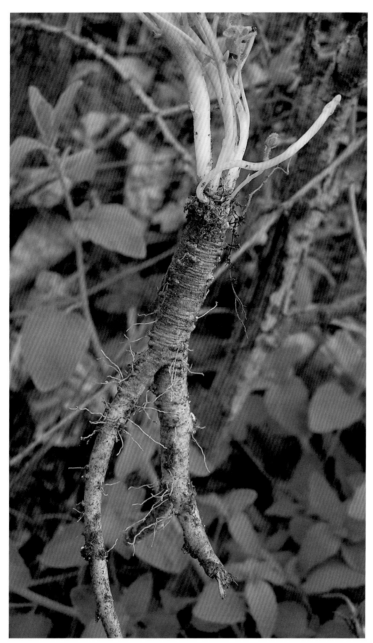

首乌、枣仁、茜草、蒲黄各9g，水煎服。

❹内耳眩晕症（气虚型）：党参、黄芪、当归、茯苓、龙眼肉各9g，远志、枣仁、木香、甘草各4.5g，水煎服。

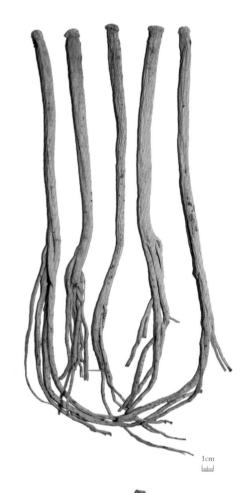

舌燥，肺虚燥咳，气短心悸，自汗，脱肛，子宫脱垂。

【用法用量】用量6~15g，单用可至30g。

【注　意】不宜与藜芦同用。

【附　方】

❶慢性腹泻（脾胃虚型）：党参、茯苓、白术、炙甘草、山药、诃子、莲肉各9g，赤石脂15g，水煎服。

❷脱肛：党参30g，升麻9g，甘草6g，水煎，早晚各服1次。另用芒硝30g，甘草9g，加水2 500~3 000mL，加热至沸5分钟，待温度降至合适，坐浴洗肛部，早晚各1次。

❸血小板减少性紫癜（阳虚气弱型）：党参、黄芪、白术、白芍、当归、何

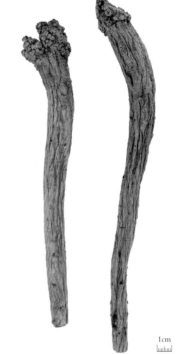

射干

【别　名】较剪草、乌扇。

【来　源】本品为鸢尾科植物射干Belamcanda chinensis（L.）DC. 的根茎。

【植物特征】多年生草本。根茎为不规则的块状，斜伸，黄色或黄褐色。须根多数，带黄色。茎高1~1.5m，实心。叶互生，嵌叠状排列，剑形，长20~60cm，宽2~4cm，基部鞘状抱茎，顶端渐尖，无中脉。花序顶生，叉状分枝，每分枝的顶端聚生有数朵花；花梗细，长约1.5cm；花梗及花序的分枝处均包有膜质的苞片，苞片披针形或卵圆形；花橙红色，散生紫褐色的斑点，直径4~5cm；花被裂片6枚，2轮排列，外轮花被裂片倒卵形或长椭圆形，长约2.5cm，宽约1cm，顶端钝圆或微凹，基部楔形，内轮较外轮花被裂片略短而狭；雄蕊3枚，长1.8~2cm，花药条形，外向开裂，花丝近圆柱形，基部稍扁而宽；花柱上部稍扁，顶端3裂，裂片边缘略向外卷，有细而短的毛，子房下位，倒卵形，3室，中轴胎座，胚珠多数。蒴果倒卵形或长椭圆形，长2.5~3cm，直径

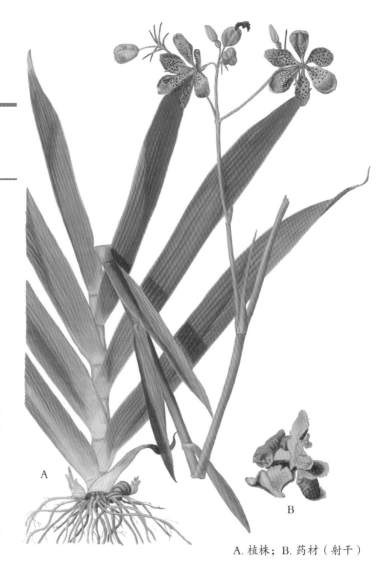

A. 植株；B. 药材（射干）

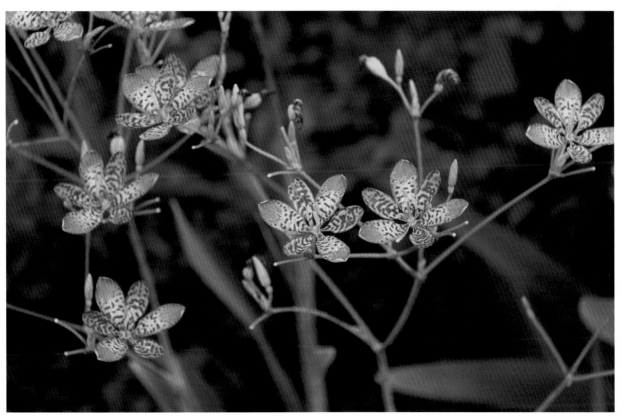

1.5~2.5cm，顶端无喙，常残存有凋萎的花被，成熟时室背开裂，果瓣外翻，中央有直立的果轴；种子球形，黑紫色，有光泽，直径约5mm，着生在果轴上。花期6—8月；果期7—9月。

【生　境】多生于山坡、草地、沟谷及滩地。

【分　布】香港、广东、台湾、福建、江西、浙江、江苏、安徽、湖南、湖北、河南、河北、山东、山西、陕西、甘肃、辽宁、吉林、广西、贵州、云南、四川、西藏等地。朝鲜、日本、印度、越南、俄罗斯也有分布。

【采集加工】春季刚发芽或秋季茎叶枯萎时采挖，除去茎苗及须根，晒干。亦有趁鲜时切成薄片，晒干。

【药材性状】本品呈不规则结节状，偶有分枝，长3~10cm，直径1~2cm。表面黄棕色、灰褐色或棕黑色，有较密的斜向或扭曲的环纹。上面有数个圆盘状凹陷的茎痕，偶有茎基残存；下面有残留细根及根痕。质硬，不易折断，断面黄白色或黄色，颗粒性，近皮部有一淡黄色环。气微，味苦，微辛。嚼后唾液呈黄色。以根茎肥壮、切面黄白色、无须根者为佳。

【性味归经】味苦，性寒；有小毒。归肺经。

【功能主治】清热解毒，祛痰利咽，活血祛瘀。用于咽喉肿痛，扁桃体炎，腮腺炎，支气管炎，咳嗽痰多，肝脾肿大，闭经，乳腺炎。外用治水田皮炎，跌打损伤。

【用法用量】用量3~10g。

外用适量，煎水洗或捣烂敷患处。

【附　方】

❶咽喉肿痛：a. 射干9g，水煎服；b. 射干、山豆根各6g，桔梗、金银花、玄参各9g，水煎服。

❷水田皮炎：射干750g，加水13L，煎煮1小时，加食盐120g，保持药液温度在30~40℃，搽患部。

❸肝昏迷：射干、虎杖各15g，猪胆3个，米酒200g。前两药水煎，取药液加猪胆汁，用米酒冲匀。每日1剂，分4次灌服。

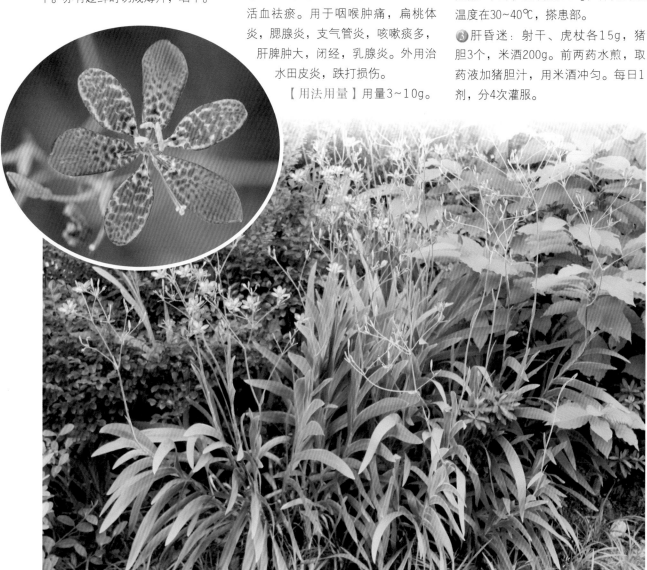

高良姜

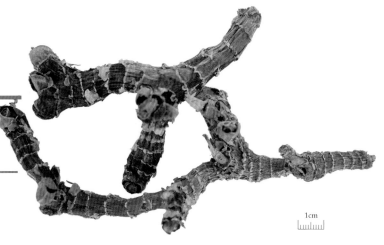

1cm

【别　名】小良姜、风姜。

【来　源】本品为姜科植物高良姜*Alpinia officinarum* Hance的根茎。

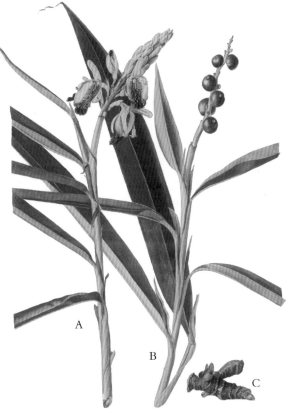

A. 花枝；B. 果枝；C. 药材（高良姜）

形，长约2cm，白色而有红色条纹；花丝长约1cm，花药长6mm；子房密被绒毛。果球形，直径约1cm，成熟后红色。花期4—9月；果期5—11月。

【生　境】生于荒坡灌丛、疏林中或栽培。

【分　布】香港、广东、海南、广西等地。

【采集加工】夏、秋间挖取4~5年生的根茎，除去地上茎、须根及残留鳞片，洗净，切成5~6cm小段，晒干，或晒至六七成干，堆闷两天再晒至足干，质量更佳。

【药材性状】本品呈圆柱形，稍弯曲，通常分枝，长4~10cm，直径1~1.5cm。

表面棕红色至暗褐色，具明显的灰棕色环和细密的纵皱纹，下侧有圆形根痕。质坚韧，不易折断，断面灰棕色至红棕色，纤维性，中柱占直径的1/3~1/2。气芳香，味辛辣。以根茎饱满、皮皱肉凸、分枝少、色棕红、气香、味辛辣者为佳。

【性味归经】味辛，性温。归脾、胃经。

【功能主治】温胃散寒，行气止痛，消食。用于脾胃中寒，脘腹冷痛，急性胃肠炎。外用治汗斑。

【用法用量】用量3~9g。外用适量，鲜品捣烂搽患处。

【附　方】

❶脘腹冷痛：高良姜、制香附各60g，共研细粉，水泛为丸。每次服3g，每日3次。

❷胸胁痛：高良姜、厚朴、当归各9g，桂心3g，生姜6g，水煎服。

【植物特征】多年生草本。株高40~110cm。根茎延长，圆柱形。叶片线形，长20~30cm，宽1.2~2.5cm，顶端尾尖，基部渐狭，两面无毛，无柄；叶舌膜质，披针形，长2~3cm，有时可达5cm，不开裂。总状花序顶生，直立，长6~10cm，花序轴被绒毛；小苞片极小，长不超过1mm，小花梗长1~2mm；花萼管长8~10mm，顶端3齿裂，被小柔毛；花冠管较萼管稍短，裂片长圆形，长约1.5cm，后方的1枚兜状；唇瓣卵

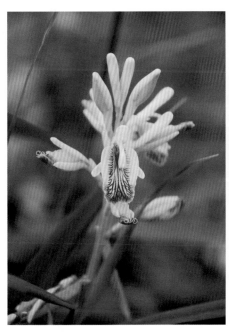

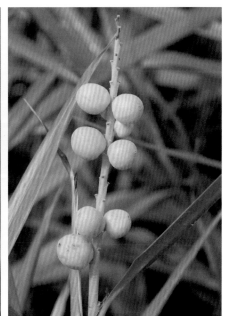

排草

【别　名】排草香。

【来　源】本品为唇形科植物香根异唇花**Anisochilus carnosus**（L.）Wall. 的须根。

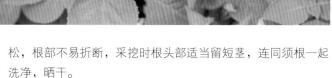

【植物特征】直立草本。高30~60cm。茎粗壮，方柱形，被长柔毛。叶对生，近肉质，卵圆形至近圆形，长通常4~7cm或过之，顶端钝或圆，基部心形至圆形，边缘有细

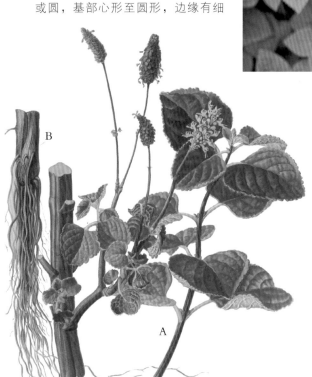

A. 植株；B. 药材（排草）

松，根部不易折断，采挖时根头部适当留短茎，连同须根一起洗净，晒干。

【药材性状】本品呈四棱形，紫褐色，多十字形纵向破裂。下端丛生许多细长须根，须根又分出很多小根。须根灰褐色至灰黑色，略弯曲，长10~25cm，直径不超过1mm。小根毛发状。质柔韧，难折断，但易于纵向撕裂。断面淡黄棕色。气清香，味淡。以残茎短、须根多而长、灰黑色、香气浓者为佳。不带残茎者，商品称排草茸，质量最优。

【性味归经】味辛，性温。

【功能主治】清热解毒，利尿，辟臭。治水肿，浮肿病。

【用法用量】用量3~9g。

圆齿，有皱纹，两面密被白色绒毛和许多红色腺点；叶柄长达5cm，被白色绒毛。花淡紫色，排列成顶生、密花、长2~7.5cm的穗状花序，总花梗通常甚长；花萼卵形，被微柔毛，檐部近单唇形，上唇大，膜质，下折，结果时将管口遮蔽，下唇几无；花冠长约9mm，被短柔毛，冠管细长，中部下弯，喉部急速扩大，檐部二唇形，上唇很短，4裂，下唇长，向前伸展，内凹；雄蕊4，下倾，卧于下唇上，微露出。花期3月。

【生　境】栽培。

【分　布】我国华南地区引种栽培。原产印度和斯里兰卡。

【采集加工】春种者在秋末冬初采挖；秋种者在冬末至翌年春季采挖。采挖前，先引水入田浸两天，使根部泥沙疏

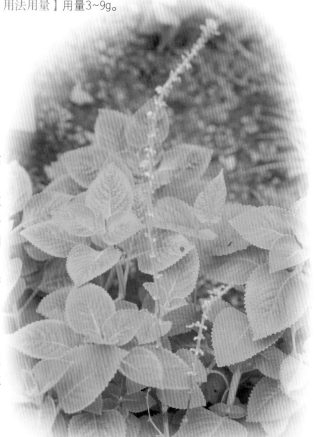

蛇泡簕

【别　名】三月泡、红梅消。

【来　源】本品为蔷薇科植物茅莓**Rubus parvifolius** L. 的根。

【植物特征】攀缘状亚灌木。长1~2m。枝条弯曲，被毛及钩刺。叶互生，奇数羽状复叶，有小叶3片，稀5片；小叶菱状圆形，长1.5~5cm，宽2~6cm，顶端钝圆或短尖，边缘有不整齐粗锯齿或缺刻状粗重锯齿，上面近无毛，下面密被灰白色绒毛；叶柄长2.5~5cm，顶生小叶柄长1~2cm，侧生小叶无柄；叶柄和小叶中脉上有小钩刺；托叶线形，被毛。伞房花序，花两性，粉红色，直径约1cm。聚合果由多数小核果组合而成，近球形，直径约1.5cm，红色。花期5—6月；果期7—8月。

【生　境】生于山地荒地、路旁、疏林中或灌丛。

【分　布】黑龙江、吉林、辽宁、河北、山西、陕西、甘肃、山东、安徽、浙江、江苏、湖北、湖南、福建、江西、台湾、广东、海南、广西、四川、贵州等地。日本、朝鲜、越南也有分布。

【采集加工】全年可采挖，以秋、冬时采挖品质佳。挖取根部，除去须根及泥沙，趁鲜时切成短段，晒干。

【药材性状】本品呈不规则圆柱形，多扭曲，长2.5~4cm，直径0.4~1.2cm。根头部较粗大，间有残留茎基。表面灰褐色，有纵皱纹，有时外皮片状剥落，露出红棕色内皮。质坚硬，不易折断，断面略平坦，淡黄色，可见放射状纹理。气微，味微涩。以根粗、不带地上茎、色棕褐、质坚实者为佳。

【性味归经】味苦、涩，性凉。归膀胱、肺、肝经。

【功能主治】清热凉血，散结，止痛，利尿消肿。用于感冒发热、咽喉肿痛，咯血，吐血，月经不调，白带，风湿骨痛，跌打肿痛。治疗痢疾，肠炎，肝炎，肾炎水肿，泌尿系感染和结石。外用治湿疹，皮炎。

【用法用量】用量15~30g。外用适量，鲜叶捣烂外敷或煎水熏洗。

【附　方】

❶泌尿系结石：鲜蛇泡簕120g，洗净切片，加米酒120g，水适量，煎煮1小时，去渣取汁，分2次服。每日1剂。服至排出结石或症状消失为止。

❷过敏性皮炎：蛇泡簕、明矾各适量。蛇泡簕煎汤，加入明矾，外洗患处。每日1次。

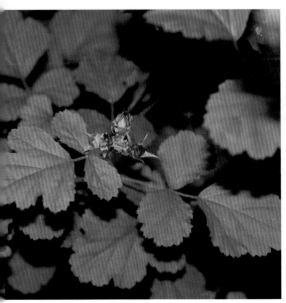
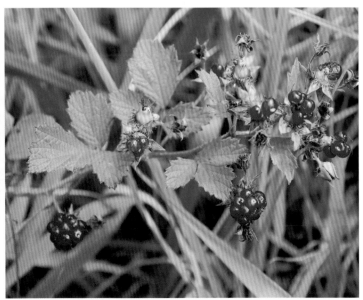

续断

【来　源】本品为川续断科植物川续断**Dipsacus asperoides** C. Y. Cheng et T. M. Ai的根。

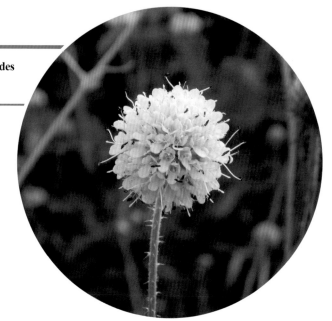

【植物特征】多年生草本。高1m。茎、枝有6~8棱，棱上疏生下弯的刺。基生叶琴状羽裂，茎生叶对生，倒卵状椭圆形，长达20cm，宽达8cm，羽状3~5深裂，顶生裂片最大，各裂片基部下延成翅状，边缘有粗齿，两面疏被白色刺毛，下面中脉至叶柄均生有钩刺。花白色或淡黄色，多朵结成顶生圆球状头状花序；总苞片数片，线状披针形；苞片多数，螺旋状密集排列，长倒卵形，顶端有刺状长喙，喙上有刺毛；萼蝶状，极浅的4裂；花冠漏斗状，比苞片短，内外均被毛，裂片4枚，其中2片稍大；雄蕊4枚，稍伸出；子房下位，包于囊状小总苞内，瘦果包于四棱柱状的小总苞内，微露出。花期7—9月；果期9—11月。

【生　境】生于沟边、草丛和林边荒地。

【分　布】湖北、湖南、四川、西藏、云南、贵州、广东、广西、江西等地。日本也有分布。

【采集加工】秋季采挖，除去根头及须根与泥土，微火焙至半干。堆闷发汗，至肉色转暗绿时再焙干或晒干。亦有直接晒干的，其肉近白色，质不如前者佳。

【药材性状】本品呈圆柱形，略扁，有的微弯曲，通常不分

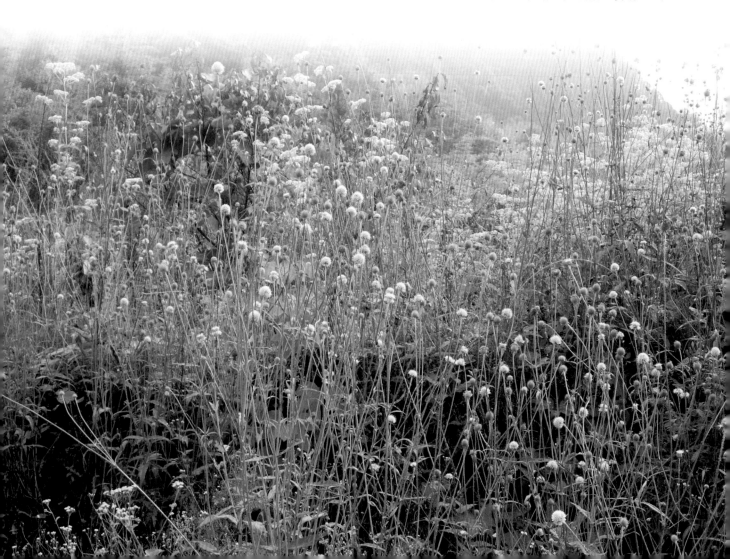

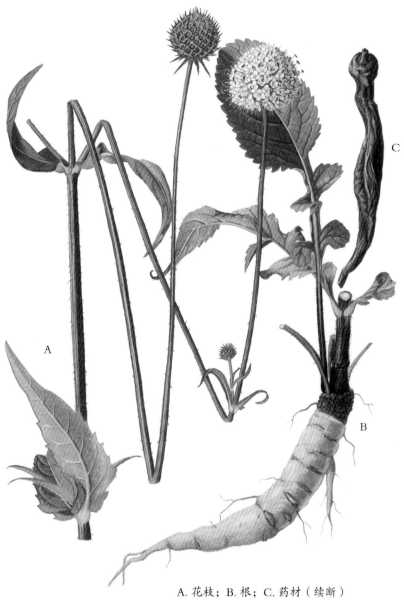

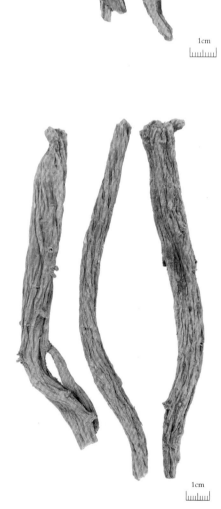

A. 花枝；B. 根；C. 药材（续断）

枝，长5~15cm，直径0.4~2.5cm。表面灰褐色或棕褐色，有明显扭
曲的纵皱纹及纵沟，可见横裂皮孔及少数须根痕。质柔韧，久置后
变硬，易折断，断面不平坦，皮部绿褐色或淡褐色，木部黄褐色，
可见放射状排列的导管束。气微香，味苦、微甜而涩。以根条粗、
质柔软、表面灰褐色、皮部内层绿褐色者为佳。

【性味归经】味苦、辛，微温。归肝、肾经。

【功能主治】补肝肾，续筋骨，行气消肿，止痛。用于腰膝软痛，
胎漏，带下，遗精，金疮，跌打损伤，疮疖肿毒。

【用法用量】常用5~15g。

葛根

【来　源】本品为豆科植物野葛**Pueraria lobata**（Willd.）Ohwi或粉葛**Pueraria lobata** (Willd.) Ohwi var. **thomsonii**（Benth.）van der Maesen［*Pueraria thomsonii* Benth.］的块根。

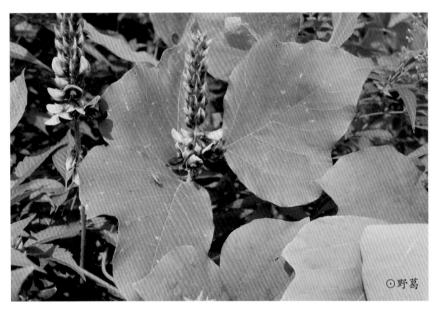

◎野葛

◎野葛

【植物特征】草质大藤本。长达8m，全株被黄色长硬毛，有肥厚的块根。叶为三出复叶，托叶盾状着生；顶生小叶菱状卵形，长5.5~19cm，宽4.5~18cm，顶端渐尖，基部圆，有时边缘浅裂，下面常有白霜，侧生小叶阔卵形，基部明显偏斜，有时边缘浅裂；小托叶线状披针形，与小叶柄近等长。花排成腋生、密花、

长15~30cm的总状花序；苞片早落，线状披针形或线形，比卵形小苞片长；花萼长8~10mm，裂片渐尖，与萼管等长；花冠蝶形，紫色，长10~12mm，旗瓣近圆形，基部有一黄色附属体，具短爪，翼瓣弯镰状，基部有线形向下的耳，龙骨瓣具极小的耳。雄蕊1组，荚果长圆状线形，扁平，长5~8cm，宽约8mm，密被褐色长硬毛。花期9—10月；果期

11—12月。

【生　境】生于草坡、路边或疏林下。

【分　布】除新疆、西藏外，我国其他地区均有分布。东南亚至澳大利亚也有分布。

◎粉葛

【植物特征】粉葛与野葛的主要区别在于顶生小叶菱状卵形或宽卵形，侧生的斜卵形，长和宽10~13cm，顶端急尖或具长小尖头，基部截平或急尖，全缘或具2~3裂片，两面均被黄色粗伏毛；花冠长16~18mm；旗瓣近圆形。花期9月；果期11月。

【生　境】生于山野灌丛或疏林中，多数栽培。

【分　布】云南、四川、西藏、江西、广西、广东、香港、海南。老挝、泰国、缅甸、不丹、印度、菲律宾也有分布。

【采集加工】冬季采挖根部，洗净，去除外皮和头尾，大条的切开2~4瓣，或切成长、宽均约4cm的厚片，晒干或微火焙干。

【药材性状】本品呈纵切的长方形厚片或小方块，长短厚薄不一，通常长5~35cm，厚0.5~1cm。表面黄白色或淡棕色，偶见残存淡棕色外皮，有纵皱纹。切面黄白色，粗糙，纤维性，横切面略现同心环纹。质较疏松。气微，味淡。本品以富粉性、色白色者为佳。

【性味归经】味甘、辛，性平。归脾、胃经。

【功能主治】解肌退热，生津止渴，透发斑疹。用于感冒发热，口渴，疹出不透，高血压引起的颈项强直和疼痛，并可解酒。治疗急性胃肠

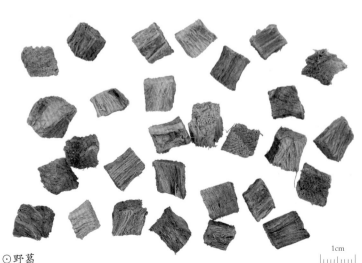

◎野葛

1cm

炎，小儿腹泻，肠梗阻，痢疾，心绞痛，突发性耳聋。

【用法用量】用量3~9g。

【附　方】

❶感冒发热：葛根、柴胡、黄芩各9g，荆芥、防风各6g，水煎服。

❷热症烦渴：葛根、知母各9g，生石膏15g，甘草3g，水煎服。

❸疹出不透：葛根、连翘、牛蒡子各6g，蝉蜕3g，水煎服。

❹急性胃肠炎：葛根、黄芩、姜半夏、藿香各9g，黄连、厚朴各6g，六一散12g，水煎服。

❺高血压伴有颈项强直和疼痛，经降压药治疗症状未消失者，在服用降压药治疗的基础上选用其中一种：a. 葛根9~12g，每日1剂，水煎，分2次服；b. 葛根粉（葛根水提取物，1g相当于生药5g），每日2g，分2次服；c. 葛根黄酮粉，每次40mg（相当于生药5g）。个别病例服药后出现皮肤过敏，须及时停药。

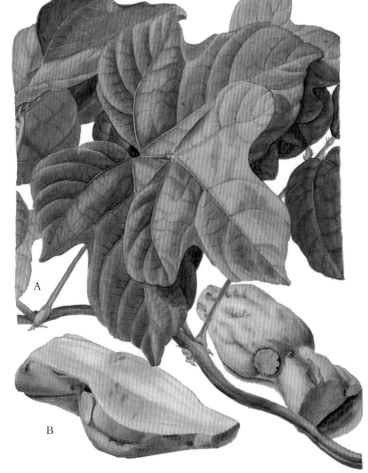

A. 枝；B. 药材（葛根）　　⊙粉葛

1cm

⊙粉葛

❻冠心病、心绞痛：a. 葛根黄酮片（每片含葛根总黄酮10mg，约等于生药1.5g），每日总剂量30~120mg，分2~3次服；b. 葛根30~60g，红花15~30g，桃仁、郁金各15g，水煎服。每日2次，20日为1个疗程。

❼早期突发性耳聋：葛根黄酮片（每片含葛根总黄酮10mg，约等于生药1.5g）。每次2片，每日2~3次。

❽糖尿病：葛根、生地黄、熟地黄各15g，花粉12g，玉米须30g，水煎服。

❾热病吐衄、干呕不止：鲜葛根捣汁，每次服100~200mL。

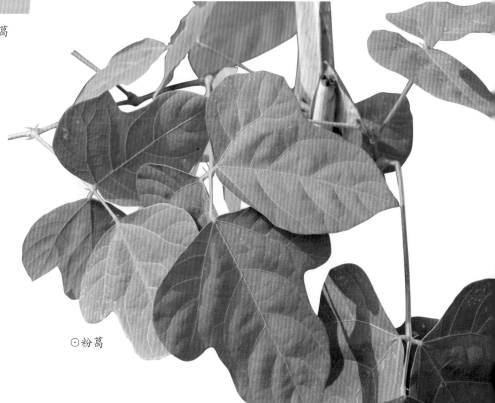

⊙粉葛

硬碎补

【别　名】大叶骨碎补、鸡骨碎补、小碎补、骨碎
　　　　　补、猴姜、华南骨碎补。

【来　源】本品为骨碎补科植物华南骨碎补**Davallia
　　　　　formosana** Hayata［*Davallia orientalis* C.
　　　　　Chr.］的根茎。

【植物特征】附生植物。株高达1m。根茎横走，粗
如小指，肉质，密被棕色、膜质、发亮的鳞片，鳞
片披针形，长1~1.5cm，顶端尾尖，基部稍呈盾状。
叶远生，棕色而光滑的叶柄长达60cm，叶片轮廓为
三角形，长、宽均为60~90cm，四回羽状复叶或五回
羽状深裂，羽片约10对，互生，有长柄，基部羽片
最大，三角形，长20~30cm；一回小羽片亦有短柄，
卵状披针形，长6~14cm，尾尖，羽状深裂几达有
翅的小羽轴；二回小羽片无柄，常卵状披针形，长
2~3.5cm；末回小羽片无柄，线形或斜方形，革质，
上面有光泽，羽状深裂几达有翅的中脉，裂片斜三
角形，常二裂成不等的牙齿状。叶脉分叉，每齿有
小脉1条；孢子囊群近边缘着生，每齿1个，囊群盖
金黄色，厚膜质，杯状，长约1mm，顶端截平，基部

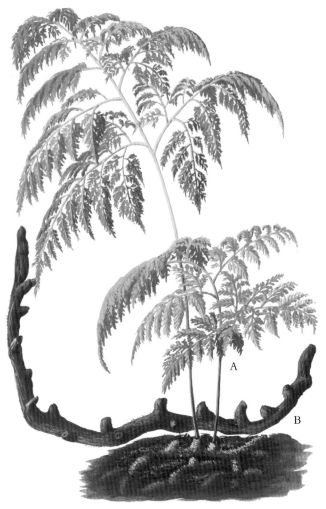

A. 植株；B. 药材（硬碎补）

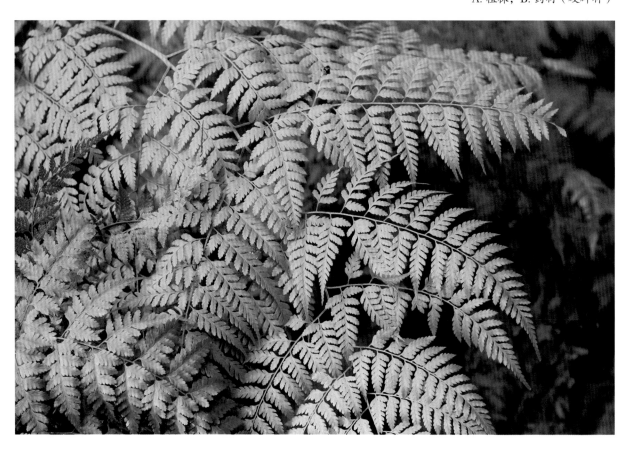

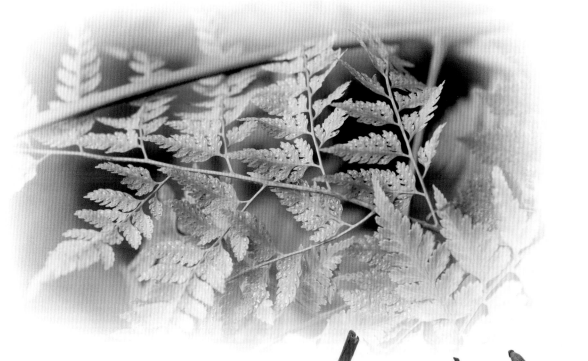

和二侧均附着；孢子囊具长柄，环带有4个细胞；孢子两面型，透明。

【生　境】生于树干上或岩石上。

【分　布】台湾、广东、香港、海南、广西、云南等地。越南、柬埔寨也有分布。

【采集加工】全年可采。去净枝叶，刮去鳞片的毛茸，晒干或蒸熟后晒干；亦有趁鲜切片，晒干。

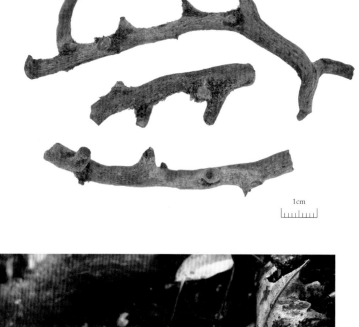

1cm

【药材性状】本品为长条形或略呈方柱形，明显弯曲，有时有分枝，长10~25cm，直径1~2cm。表面密被红棕色或棕褐色茸毛，经火燎后显深棕褐色，有纵皱纹，上表面或两侧具突起的、短柱状或结节状的叶柄残基。质坚硬，不易折断，断面略平坦，黄棕色，维管束黄色，小点状、环状排列。气微，味淡、微涩。以粗壮、无鳞片和茸毛、质坚实、表面红褐色者为佳。

【性味归经】味苦，性温。归肝、肾经。

【功能主治】散瘀止痛。用于扭挫伤，腰腿痛。

【用法用量】用量9~15g。

【附　方】跌打损伤：硬碎补15g，红花、赤芍、土鳖虫各9g，水煎服。

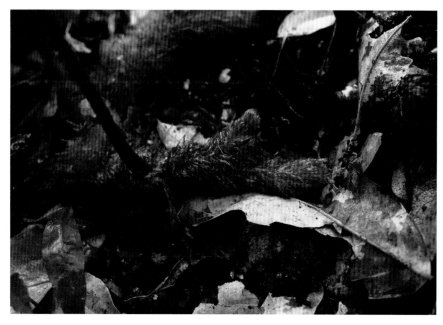

黑老虎

【别　名】冷饭团根、臭饭团、钻地风。
【来　源】本品为木兰科植物黑老虎 Kadsura coccinea
（Lem.）A. C. Smith的根。

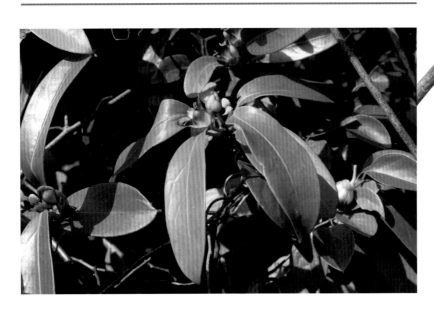

【植物特征】木质大藤本。长达10m，全株无毛。根肠状，肉质，木部很小，有辛香味。树皮灰黑色或暗褐色，有环状缢痕和不规则纵裂纹，并有瘤状凸起。叶互生，革质，长圆形或卵状披针形，长7~8cm，宽3~8cm，顶端骤尖至短渐尖，基部阔楔尖至近圆形，边全缘而稍背卷；侧脉每边6~7条；叶柄长1~2.5cm。花单性异株，单朵或有时2朵腋生；花梗粗壮，雄花梗比叶柄长；雌花梗较短；花被片绯红色，10~16片，排成几轮，中轮最大，椭圆形或椭圆状倒卵形，长12~25mm，最里面的3片明显肉质；雄花中有雄蕊14~48枚；雌花中有心皮50~80枚。秋季结聚合果，球形，直径6~10cm或更长，有红色或紫黑色的成熟心皮50~60颗。花期4—7月；果期7—11月。

【生　境】生于疏林或沟谷旁的林中，攀缘于树上。

【分　布】江西、湖南、广东、海南、广西、贵州、云南、四川等地。越南也有分布。

【采集加工】全年可采。挖取根部，除去须根，切长段或切片、块，晒干。

【药材性状】本品呈圆柱形，弯曲不直，长达100cm以上，一般切成50~80cm长段，直径1~4cm。表面深棕色或黑褐色，多纵皱纹和环状断裂。质坚韧，不易折断，断面皮部厚，棕色或深棕色，易剥离，嚼之有生番石榴味，渣滓很少，木部浅棕色，密布针孔状导管。气微香，味微涩。以根条均匀、皮厚、表面黑褐色、无须根者为佳。

【性味归经】味辛、微苦，性温。归肝、脾经。

【功能主治】行气止痛，祛风活络，活血消肿。用于风湿痹痛，胃痛，痛经，跌打肿痛，产后积瘀腹痛。治疗胃十二指肠溃疡，慢性胃炎，急性胃肠炎，风湿关节炎。

【用法用量】用量9~15g；研粉内服，1次0.9~1.5g。

【附　方】
❶慢性胃炎、溃疡病：a. 黑老虎、山姜各15g，野桂皮、高良姜各9g，香附6g，水煎服。并发出血者加侧柏炭15g。b. 黑老虎、救必应、海螵蛸各30g，共研为末。每次6g，每日3次。

❷风湿骨痛：黑老虎、擦树根、光叶海桐各30g，鸡血藤、豨莶草各15g，水煎服，或浸酒内服，并取少许擦患处。

❸痛经：a. 黑老虎、南五味根各15g，凤尾草30g，乌药3g，水煎服。每日1剂。b. 黑老虎30g，山苍树根15g，水煎服（也可治产后恶露不净导致的腹痛）。

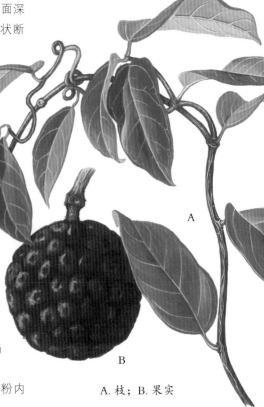

A. 枝；B. 果实

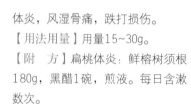

榕树根

【别　名】榕楤、半天吊、吊风根。

【来　源】本品为桑科植物榕树**Ficus microcarpa** L. f. 的气根。

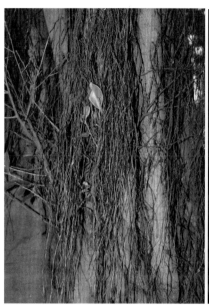

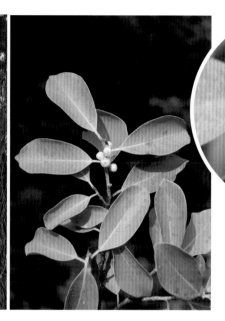

体炎，风湿骨痛，跌打损伤。

【用法用量】用量15~30g。

【附　方】扁桃体炎：鲜榕树须根180g，黑醋1碗，煎液。每日含漱数次。

【植物特征】常绿大乔木。高可达20m，于茎干和大枝上有多数下垂、细长的气根。单叶互生，革质或稍带肉质，椭圆形、长卵形或倒卵形，长4~10cm，宽3~5.5cm，顶端急尖，基部阔楔形或钝圆，全缘，两面无毛，光亮；基出脉3条，两侧的2条紧靠边缘而向上延伸，侧脉5~6对，纤细；叶柄长0.5~1cm；托叶披针形，长约8mm。花夏季开放，单性，雌雄同株，小而多数，生于一肉质的隐头花序内。隐头花序球形，直径5~10mm，单个或成对腋生或生于已落叶的叶迹之上，成熟时黄色或淡红色。

【生　境】生于村边、路旁或丘陵疏林中，常栽培作行道树及防风树。

【分　布】台湾、福建、浙江、广东、香港、海南、广西、贵州、云南等地。亚洲南部至大洋洲均有分布。

【采集加工】全年可采，割取气根，晒干。

【药材性状】本品呈长条状，长达100cm，粗根直径0.5~1cm，幼根纤细如粗线状，常有分枝，支根有时6~7条丛生。表面红褐色，有纵皱纹，上半部或全体密布黄白色皮孔，粗根上更明显。质柔韧，难折断，断面木部棕色。气微，味涩。以根条纤细、成须状、表面红棕色者为佳。

【性味归经】味微苦、涩，性凉。归肺、胃、肝经。

【功能主治】发汗，清热，透疹。用于感冒高热，扁桃

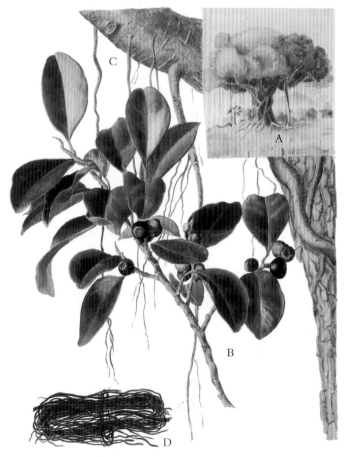

A. 植株；B. 果枝；C. 气根；D. 药材（榕树根）

藁本

【别　　名】西芎藁本。

【来　　源】本品为伞形科植物藁本 **Ligusticum sinense** Oliv. 的根茎和根。

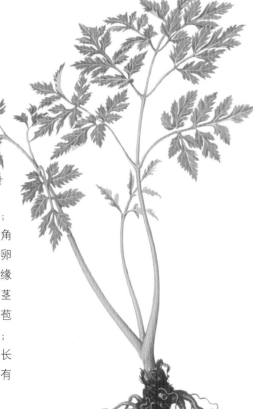

【植物特征】多年生直立草本。高60~100cm。根茎发达，具肿胀的结节；茎圆柱状，空心，有纵条纹。叶互生，基部叶具长柄，叶片轮廓为阔三角形，长10~15cm，宽15~18cm，二回三出羽状全裂；羽片轮廓为长圆状卵形，长6~10cm，下部羽片具长3~5cm的柄；小羽片卵形，长约3cm，边缘锯齿状浅裂，顶生小羽片顶端渐尖或尾尖；生于茎中部的叶较大，生于茎上部的较简单。复伞形花序顶生和侧生，直径5~8cm，通常具长梗，总苞片6~10，线形，长约6mm；伞梗14~30条，长达5cm；花白色，花梗粗糙；萼近截平；花瓣倒卵形，具内折小尖头。分果长圆状卵形，背腹压扁，长4mm，背棱突起，侧棱翅状，背棱槽有油管1~3，侧棱槽有油管3，接合面有油管4~6。花期8—9月；果期10月。

【生　　境】常生林下或沟边草丛中或栽培。

【分　　布】湖北、四川、陕西、河南、湖南、广东、江西、浙江等地栽培。

【采集加工】秋季或春季采挖。挖取根茎及根，除去泥沙，晒干或烘干。

【药材性状】本品呈不规则结节状，拳形或短圆柱形，稍扭曲，有分枝，

长3~10cm，直径1~2cm。表面棕褐色或暗棕色，粗糙，有纵皱纹，上方残留数个凹陷茎基痕，下方有多数根痕及残根。体轻，质较硬，易折断，断面黄色或黄白色，纤维性。气浓香，味辛、苦、微麻舌。以香气浓者为佳。

【性味归经】味辛，性温。归膀胱经。

【功能主治】祛风除湿，散寒止痛。用于风寒头痛，巅顶疼痛，心腹气痛，疥癣，寒湿泄泻。

【用法用量】用量3~10g。

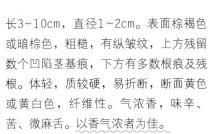

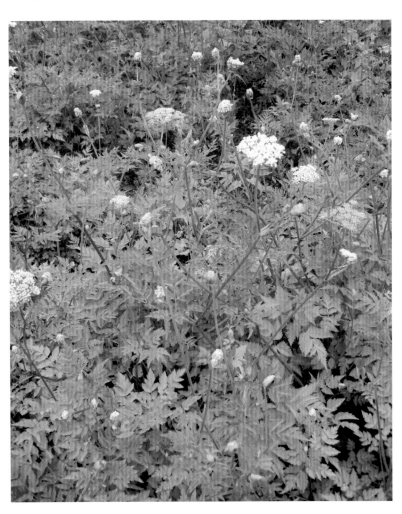

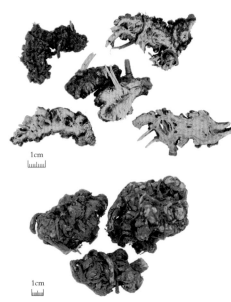

1cm

1cm

露兜根

【别　名】猪姆锯、假菠萝、山菠萝。

【来　源】本品为露兜树科植物露兜簕**Pandanus tectorius** Sol. 的根。

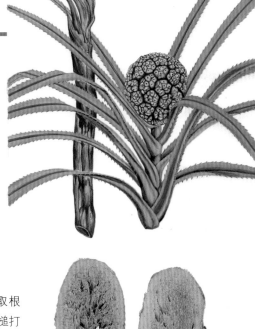

【植物特征】灌木或小乔木。高2~4m，茎干上常生气生根。叶簇生枝顶，革质，带状，长达1m，宽3~5cm，顶端渐狭成一长尾尖，边缘和中脉上有锐刺。雌雄异株，芳香，无花被，组成长约50cm的肉穗花序；雄花多数；雄蕊数枚簇生于柱状体上；雌花序头状，单生于枝顶，球形；佛焰苞多枚，乳白色，长15~30cm，宽1.4~2.5cm，边缘具疏密相间的细锯齿，心皮5~12枚，合为一束，中下部联合，上部分离，子房上位，5~12室，每室有1颗胚珠。聚合果头状，由50~80个核果束组成，成熟时红色，核果束顶端稍凸起，宿存柱头呈乳头状、耳状或马蹄铁状。花期1—5月。

【生　境】生于海边沙地或引种作绿篱。

【分　布】香港、广东、海南、台湾、福建、广西、贵州、云南等地。亚洲热带、澳大利亚均有分布。

【采集加工】全年可采挖。挖取根部，除去茎叶及须根，洗净，用槌打扁，截成长段，晒干。

【药材性状】本品呈长条形，略弯曲，常因槌扁加工而折裂，长30~50cm，直径1~3cm。表面灰黄色，有纵皱纹及凹陷的小皮孔，表皮薄而浮离，易剥落；韧皮部为苎麻状的细纤维，灰棕色；木质部坚硬，灰白色，常与韧皮部分离。质韧，不易折断。气微，味甘淡。以根条均匀、打扁折裂、色黄白者为佳。

【性味归经】味甘、淡、微涩，凉。归肝、肾经。

【功能主治】发汗解表，清热解毒，利水化痰。用于感冒发热，筋骨疼痛，泌尿系感染，尿路结石，小儿夏季热。治疗肾炎水肿，肝炎，肝硬化腹水，眼结膜炎。

【用法用量】用量15~30g。

【附　方】

❶肾炎水肿：露兜根30~60g，猪瘦肉适量，水煎服。每日1剂。

❷睾丸炎：露兜簕果核、紫苏、黄皮叶适量，煎水熏洗。

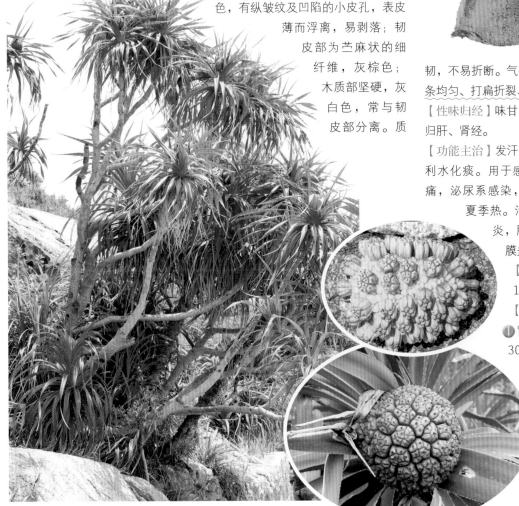

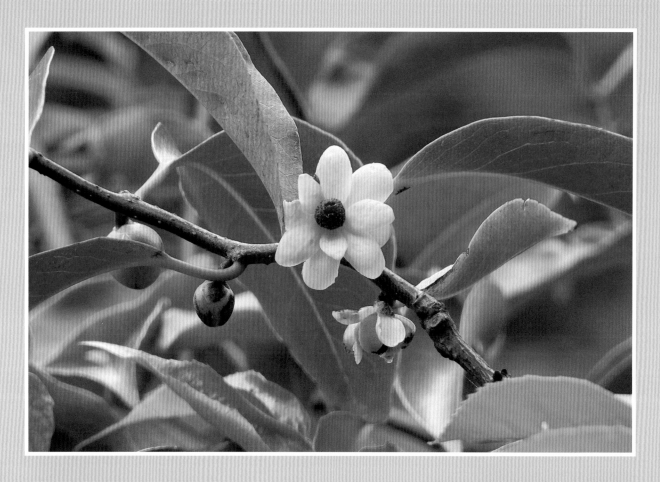

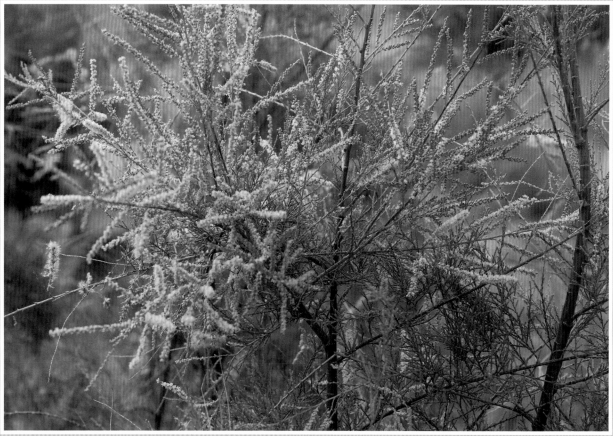

三

茎木类
JINGMU LEI

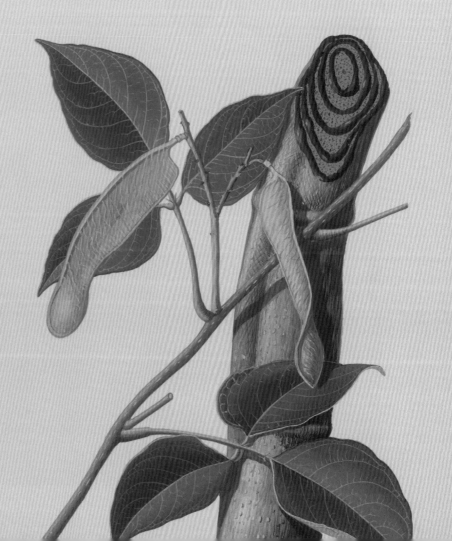

丁公藤

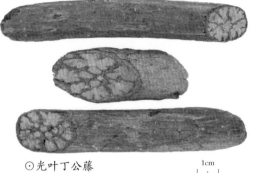

⊙光叶丁公藤

1cm

【别　名】包公藤。

【来　源】本品为旋花科植物丁公藤**Erycibe obtusifolia** Benth. 或光叶丁公藤**Erycibe schmidtii** Craib的藤茎。

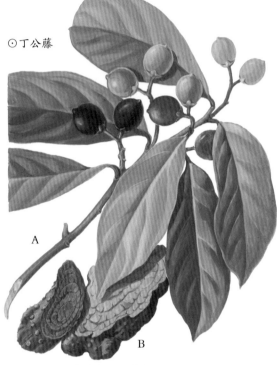

⊙丁公藤

A

B

A.果枝；B.药材（丁公藤）

◎丁公藤

【植物特征】木质藤本。长达15m。老茎淡褐色，外皮松软；小枝无毛，具棱。叶互生，椭圆形或倒卵形，长7~15cm，顶端钝或圆，基部楔形、边全缘，两面无毛；侧脉每边4~8条，在边缘处弯拱联结；叶柄长8~20mm。夏季开花。聚伞花序顶生和腋生，被淡褐色柔毛；花梗长4~6mm；苞片钻形；萼片5，阔卵形，长约4mm，宿存，外面被柔毛；花冠白色，近钟状，长约1cm，冠管短，檐部5深裂，裂片长圆形，长7~8mm，全缘或浅波状；雄蕊5，不等长，花药通常内藏，卵状三角形；子房椭圆形，1室，柱头圆锥状。浆果卵状椭圆形，长约1.5cm，内具种子1枚。

【生　境】生于山地、山谷密林中。

【分　布】广东、香港、海南、广西。

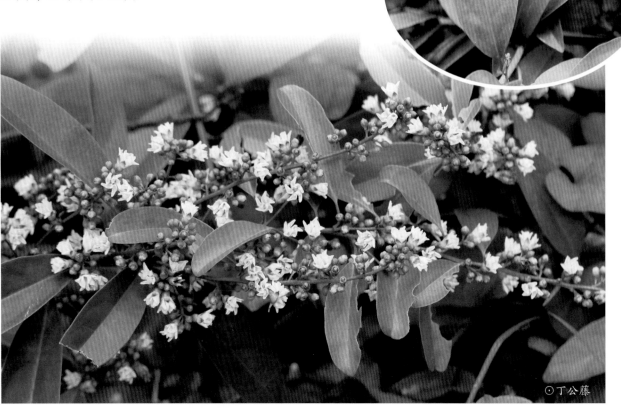

⊙丁公藤

◎光叶丁公藤

【植物特征】木质藤本。小枝圆柱形，灰褐色，有细棱，无毛或贴生微柔毛。叶革质，卵状椭圆形或长圆状椭圆形，长7~12cm，宽2.5~6cm，顶端骤尖，基部宽楔形或稍钝圆，两面无毛，中脉在叶面下陷，侧脉5~6对，在叶面不明显，至边缘网结，网脉在背面稍微突起；叶柄长1~3.5cm，幼时被微柔毛，老时无毛。聚伞花序成圆锥状，腋生和顶生，比叶短很多，长2~7cm，密被锈色短柔毛，间有2叉状毛；花梗长2~5mm，萼片近圆形，长约3mm，外面稍密被锈色短柔毛，内萼片毛较密，被缘毛；花冠白色，芳香，长约8mm，深5裂，瓣中带密被黄褐色绢毛，小裂片长圆形，边缘啮蚀状；花丝长约1mm，基部扩大，花药长1.8~2mm，圆锥状，顶端长渐尖，基部心形；雌蕊长约2mm，子房圆柱形；柱头冠状，边缘有小裂片。浆果球形，干后黑褐色，直径约1.5cm。

【生　境】生于山地、山谷密林中。

【分　布】广东、海南、广西等地。印度也有分布。

【采集加工】全年可采，除去枝叶，切斜片或短段，晒干。

【药材性状】本品为不规则椭圆形斜厚片，直径2~5cm，厚1~2.5cm，或为长3~6cm的短段。表面灰褐色或棕黄色，粗糙，有黄白色圆点状皮孔，具纵沟纹，老茎覆有稍松软的栓皮。质坚韧，不易折断，断面暗黄白色，木质部维管束集成块状，再环状排列成云锦状或云层状，针孔状的导管明显可见。嫩枝有白色的髓。气微，味辛。以茎粗壮、不带幼枝及叶者为佳。

【性味归经】味辛，性温；有毒。归肝、脾、胃经。

【功能主治】祛风除湿，舒筋活络，消肿止痛。用于风湿痹痛，半身不遂，跌打肿痛。治疗风湿性关节炎，类风湿性关节炎，坐骨神经痛。

【用法用量】用量3~6g，配制药酒后内服或外搽。

【注　意】孕妇禁用。

【附　注】

❶本品很少配方内服，主供浸制风湿跌打药酒，"冯了性"药酒即以此为主要原料。因有毒，服用过量可致虚脱。

❷临床上用丁公藤甲素治疗原发性青光眼有较好的效果。

❸南齐解叔谦得丁公藤疗母疾的故事在古籍中屡有记载，由于故事发生在湖北宜昌一带，李时珍等均认为是南藤或石楠藤。依其产地而论，极有可能是湖北胡椒，与华南产的丁公藤不同。

⊙光叶丁公藤

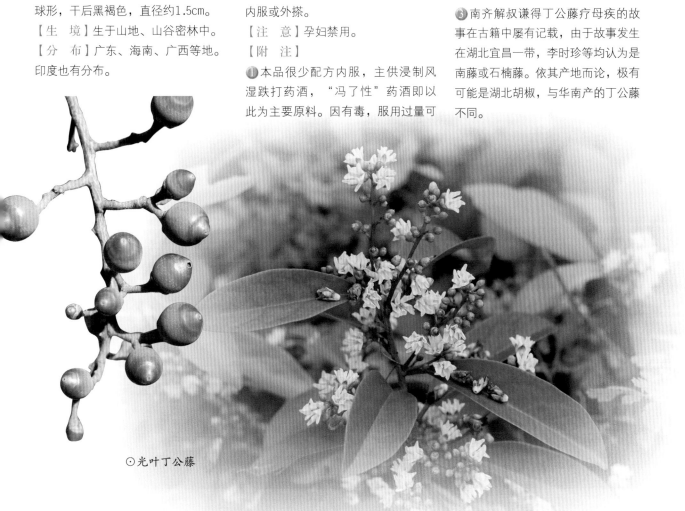

⊙光叶丁公藤

七叶莲

【别　名】七加皮、鸭脚藤。

【来　源】本品为五加科植物鹅掌藤Schefflera arboricola Hayata的茎和叶。

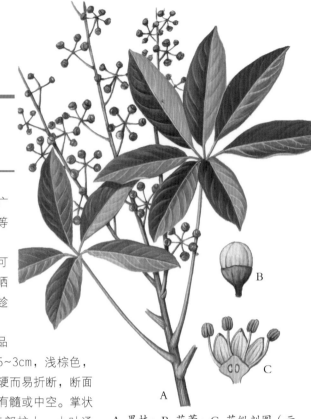

A. 果枝；B. 花蕾；C. 花纵剖图（示雄蕊和雌蕊）

【植物特征】藤状灌木。高2~3m。小枝具不规则的纵纹，无毛。掌状复叶，具小叶7~9片，稀达10片；叶柄细长，无毛；托叶与叶柄基部合生成鞘状；小叶革质，倒卵状长圆形或长圆形，长6~10cm，宽1.5~3cm，顶端钝或短渐尖，基部渐狭，边全缘，两面无毛，侧脉4~6对，两面均微隆起；小叶柄长1~3cm。花白色，3~10朵排成伞形花序，此花序10至数十个再呈总状排列，并组成顶生的圆锥花序状，被星状绒毛；总花梗及花梗短，疏生星状绒毛；萼筒小；花瓣5~6片；雄蕊5~6枚；子房下位，5~6室，无花柱，柱头5~6枚。果卵形，直径约4mm。花期约7月；果期8—9月。

【生　境】生于山谷密林下或溪边。

【分　布】广西、广东、海南、台湾等地。

【采集加工】全年可采。割取藤茎，晒干，扎成小把，或趁鲜时切段，晒干。

【药材性状】本品茎圆柱形，直径0.5~3cm，浅棕色，有直线纹；质轻，硬而易折断，断面木质部宽广，中心有髓或中空。掌状复叶，叶柄长，基部扩大，小叶通常7片，故称"七叶莲"，小叶片革质，上表面绿色，有光泽，下表面淡绿色，侧脉和网脉明显。气微，味微苦、涩。以叶多、色绿者为佳。

【性味归经】味微苦、辛，性温。

【功能主治】舒筋活络，祛风除湿，消肿止痛。用于风湿骨痛，跌打损伤，外伤瘀肿，胃痛及各种痛症，感冒发热，咽喉痛。

【用法用量】用量15~30g。外用适量，鲜叶捣烂敷患处。

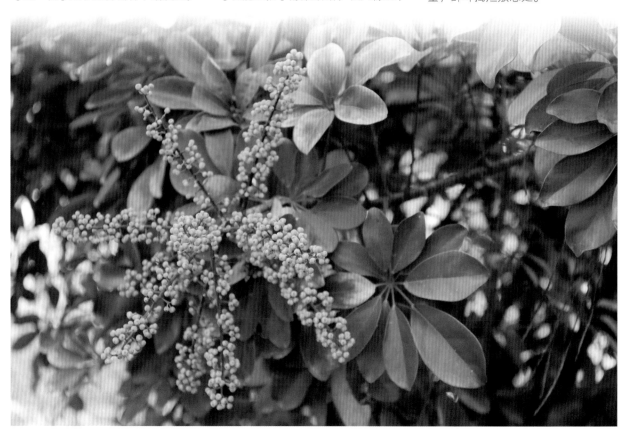

飞天蟧蟧

【别　名】飞天蟧蟧、刺桫椤、树蕨、龙骨风、人头蕨。

【来　源】本品为桫椤科植物桫椤**Alsophila spinulosa**（Wall. ex Hook.）R. Tryon［*Cyathea spinulosa* Wall.］的茎干。

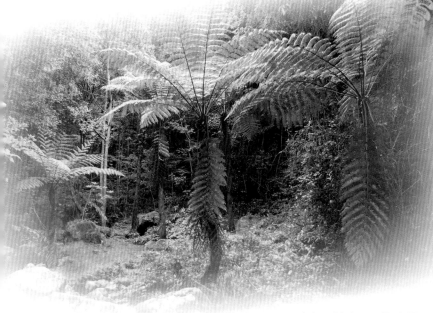

【植物特征】高大树形蕨类。茎粗壮，高1~6m。叶大，长达3m，聚生于茎顶，三回羽状复叶，叶柄和叶轴粗壮，有密集短刺；羽片长圆形，长30~50cm，中部宽15~20cm，羽轴和小羽轴上面疏被棕色、卷曲、有节的毛；小羽片羽状深裂，裂片披针形，顶端短尖，边缘有疏钝齿，叶脉分叉。孢子囊群生于小羽片背面小脉分叉处凸起的囊托上，囊群盖近球形，膜质，初时向上包着囊群，成熟时裂开，孢子囊群凸出，而囊群盖则被压于囊群之下或几乎消失。

【生　境】生于低海拔山谷疏林中。

【分　布】广东、香港、台湾、福建、广西、贵州、云南、四川等地。日本、越南、柬埔寨、泰国、缅甸、尼泊尔、印度也有分布。

【采集加工】全年可采。砍下茎干，削去叶和坚硬外皮，通常趁鲜切成厚片，晒干。

【药材性状】商品多为斜切片，形状不规则，通常近圆形或椭圆形，直径6~12cm，厚0.5~1cm。外表面棕色。切片外缘可见大的叶柄残基，其直径可达1~2cm，切片边缘维管束排成皱纹状，形成波状弯曲的硬脊和纵沟，中央部分灰棕色，皱缩，散布棕红色小点。质坚硬。气微，味微苦涩。以片大、厚薄均匀、棕红色者为佳。

【性味归经】味微苦、涩，性平；有小毒。

【功能主治】祛风利湿，活血祛瘀，清热止咳。用于风湿关节痛，跌打损伤，肺热咳嗽，吐血，风热牙痛。治疗慢性支气管炎，肾炎水肿；预防流行性感冒。

【用法用量】用量15~30g。

【附　方】慢性气管炎：服用飞桃冲剂。每次3g，每日2次，20日为1个疗程。

【附　注】广东南部部分地区将本品作贯众入药，称大贯众。但是，本品的性味和功能与贯众有较大的区别，不能混用。

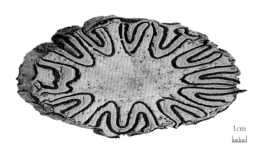

1cm

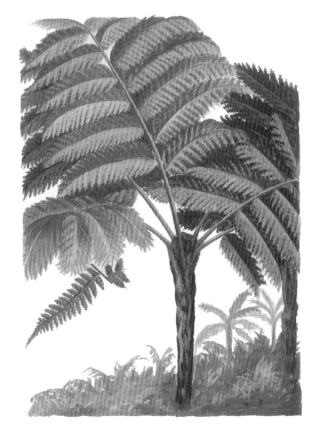

西木通

【别　名】软骨过山龙、三叶木通。

【来　源】本品为毛莨科植物沙叶铁线莲**Clematis meyeniana** Walp. var. **granulata** Finet et Gagnep. 的藤茎。

【植物特征】攀缘藤本。除花和果外全株无毛。茎稍木质。叶对生，为三出复叶，长达15cm；小叶薄革质，卵形或有时狭卵形，长4~9cm，宽4~5cm，顶端短渐尖，基部圆或近截平，有时浅心形，干时两面有很密的小颗粒状皱纹；基出脉3~5条；叶柄长4~8cm，和小叶柄均可旋卷攀附。花夏初开放，白色，排成顶生或腋生、多花的圆锥花序，比叶长，总花梗长3~11cm；萼片4，长圆形或披针形，长约10mm，宽3~4mm，边缘被白色茸毛；无花瓣；雄蕊很多，花药比花丝长，药隔不凸出；心皮多数。瘦果纺锤状或狭倒卵状，长约3mm，羽状宿存花柱长1.5~2.5cm。

【生　境】生于灌丛中或疏林中，石灰岩地区较多。

【分　布】广东、香港、广西、云南、海南等地。老挝、越南也有分布。

【采集加工】全年可采。将藤茎切成长段，除去外皮，晒干或阴干。亦有趁鲜切薄片，晒干。

【药材性状】主茎较细，直径通常0.8~1.5cm，有时达2.5cm。表面灰黄色至灰褐色，沟纹较粗。横切面灰色或黄白色。以条粗而直、黄白色、无黑心者为佳。

【性味归经】味淡、苦，性寒。归心、肺、小肠、膀胱经。

【功能主治】清热利尿，通经活络。用于湿热水肿，乳汁不通，淋病，小便不通，关节痹痛，风湿骨痛。

【用法用量】用量15~30g。外用适量，鲜叶捣烂敷患处。

【注　意】孕妇忌服。

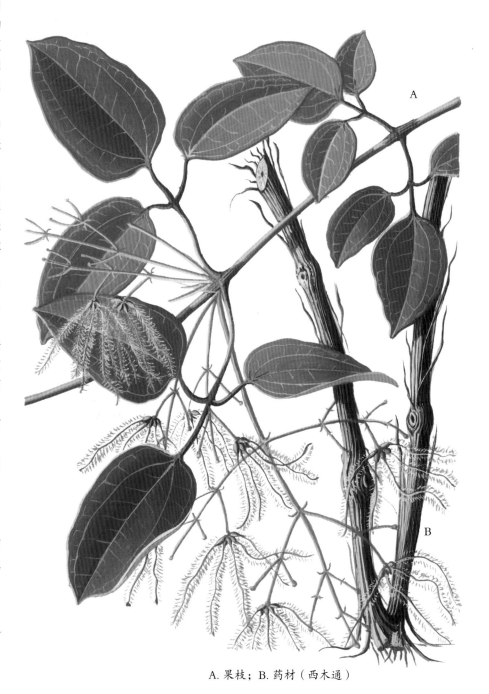

A. 果枝；B. 药材（西木通）

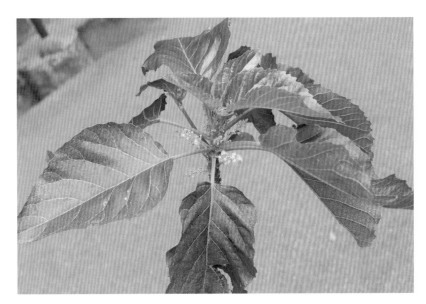

丢了棒

【别　名】追风棍、咸鱼头、泡平桐。

【来　源】本品为大戟科植物白桐树**Claoxylon indicum**（Reinw. ex Bl.）Hassk.［*Claoxylon polot*（Burm. f.）Merr.］的带叶嫩枝。

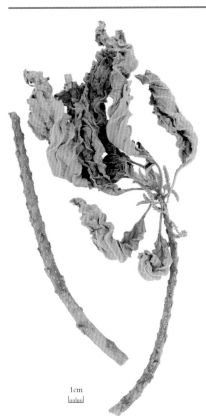

1cm

【植物特征】灌木或小乔木。高3~9m。嫩枝被短柔毛。单叶互生，卵形至卵状长圆形，长10~20cm，宽6~13cm，顶端钝或short尖，基部楔形或圆，边缘常有不规则锯齿，嫩叶被疏柔毛；叶柄长5~14cm，顶部两侧各具1枚腺体。花单性，排成腋生总状花序；雄花序长10~30cm；雌花序长5~8cm；花无花瓣；雄花：数朵聚生，萼3~4裂，长约2mm，外被柔毛，雄蕊18~22；雌花：萼3裂，裂片三角形，外面被柔毛；子房密被柔毛，2~3室，每室胚珠1，花柱3，离生。蒴果球形，宽约8mm，被柔毛，成熟时3裂，红色。花、果期3—12月。

【生　境】生于平原区或沿河谷疏林或灌木林。

【分　布】香港、广东、海南、广西、云南等地。亚洲东南部各国、印度均有分布。

【采集加工】全年均可采收。割取嫩枝叶，晒干。

【药材性状】本品嫩枝呈圆柱形，黄绿色，有时可见紫色斑晕，有直条纹，被短柔毛，皮孔多数，黄白色。体轻，质脆，易折断，髓部大，占断面的1/3~1/2。叶多皱缩、脱落或破碎，完整叶片展平后常为宽卵形，基部圆，边缘具不规则的粗齿，下表面被柔毛，叶脉常呈紫红色；叶柄长，顶端两侧各有一腺体。气微香，味微咸而涩。以枝嫩、色黄绿、叶多者为佳。

【性味归经】味辛、微苦，性平；有毒。归脾、胃经。

【功能主治】祛风除湿，消肿止痛。用于风湿关节炎，腰腿痛，跌打肿痛，脚气水肿。外用治烧、烫伤，外伤出血。

【用法用量】用量12~18g。外用适量，叶煎水洗、湿敷患处，或研粉末撒患处，或鲜叶捣烂敷患处。

【注　意】孕妇禁用。

【附　方】烧伤：①丢了棒叶晒干研粉，消毒备用。②丢了棒水煎2次，合并煎液，浓缩至1∶1（药液体积与药材质量之比），备用。先用水剂清洁创伤面，然后撒上药粉包扎，每日换药1次。

【附　注】白桐树的根和茎在广东亦按丢了棒入药。味辛、微苦，性平。功能和枝叶有些相同。

苏 木

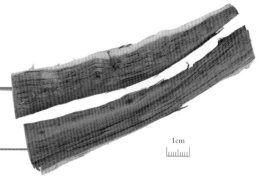

【别　名】苏枋、苏方、苏方木。

【来　源】本品为豆科植物苏木Caesalpinia sappan L.的心材。

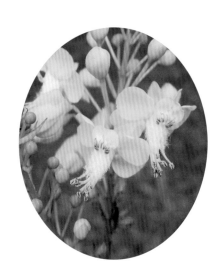

【植物特征】常绿小乔木。高达6m。树干有小刺。小枝灰绿色，有圆形凸出的皮孔。叶为二回偶数羽状复叶，长30~40cm，有羽片7~13对，羽片长6~15cm，叶轴被柔毛；每羽片有小叶9~17对；小叶纸质，无柄，长椭圆形至长椭圆状菱形，长1~2cm，顶端钝而微凹，基部歪斜。圆锥花序顶生，与叶等长，苞片披针形，早落；花萼浅钟状，5深裂；花瓣5片，黄色，阔倒卵形，长约9mm，最上面一片基部淡红色，下面均有短爪；雄蕊10枚，略伸出，花丝下部被柔毛；子房1室。荚果木质，长圆形，偏斜，不开裂，稍压扁，无刺，顶端一侧有尖喙，长约/cm，内含种子3~5枚。花期5—10月；果期7月至翌年3月。

【生　境】生于较湿润的山地林中，亦有栽培。

【分　布】云南、贵州、四川、海南、广东、广西、福建、台湾有栽培或野生。原产印度、缅甸、越南、马来半岛及斯里兰卡。

【采集加工】全年可采伐。砍取树龄5年以上的树干或粗大枝干，削去外皮及白色边材，选取红色心材，截为长段，晒干。

【药材性状】本品呈圆柱形或半圆柱形，常弯曲，近树头部的有疙瘩状结节，长10~100cm，直径3~12cm。表面黄红色或棕红色，嫩枝色浅，有刀削痕和纵裂纹。质坚硬，难折断。劈断面木纹细致，黄红色或棕红色，时间较长则断面颜色随之加深。横切面有明显的年轮，髓部色较深，有时有发亮的星状晶体；纵切面有细纵向条纹，并有发亮的横格纹。气微，味微涩。

【性味归经】味甘、咸，性平。归心、肝、脾经。

【功能主治】活血祛瘀，消肿止痛。用于产后瘀阻，胸腹刺痛，内伤积瘀，外伤瘀肿，跌打损伤，肠炎。

【用法用量】用量3~9g。外用适量，研粉撒患处。

【注　意】月经过多者及孕妇慎用。

【附　注】近年广西发现一种假苏木，它的原植物为豆科植物小叶红豆Ormosia microphylla Merr. ex L. Chen。

假苏木的药材在外表上与苏木有些相似，但横断面粗糙，无光泽，年轮不明显，气微，味淡，与苏木不同，故识别并不困难。

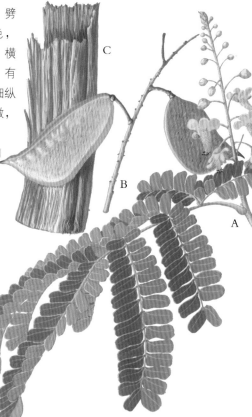

A. 花枝；B. 果实；C. 药材（苏木）

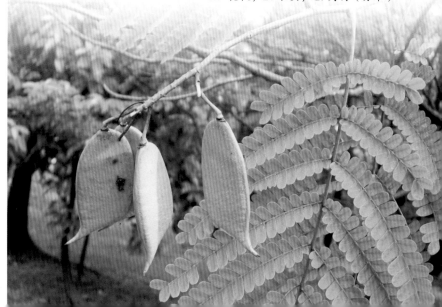

杉树寄生

【别　名】杉寄生、枫鞘花寄生。

【来　源】本品为桑寄生科植物鞘花**Macrosolen cochinchinensis**（Lour.）Van Tiegh.［*Elytranthe fordii*（Hance）Merr.］的带叶茎枝。

【植物特征】常绿半寄生灌木。全株无毛。小枝灰白色。叶对生，革质，阔椭圆形至披针形，长4~12cm，宽2~7cm，顶端渐尖，基部楔尖至近圆钝；侧脉斜升，每边6~8条，网脉不明显；叶柄长0.5~1cm。春季开橙黄色管状花，常4~8朵排成腋生总状花序，总花梗长约2cm；花梗长5~6mm，有1枚圆形苞片和2枚多少合生的小苞片；花托长圆形，长约3mm，副萼全缘或有微齿；花被管状，长12~15mm，下部膨大，檐部具6棱，6裂，裂片披针形，长6~7mm，反折。果夏秋间成熟，球形浆果黄红色，长约8mm。花期2—6月；果期5—8月。

【生　境】寄生于各种常绿阔叶林树上。

【分　布】海南、广东、广西、云南、四川、贵州、西藏等地。越南、尼泊尔、孟加拉、印度和亚洲东南部其他各国也有分布。

【采集加工】夏、秋季采收，全株晒干。

【药材性状】茎呈圆柱形，常截成长40~50cm、直径0.5~1.2cm的长段。表面灰色或灰棕色，具扭曲的纵皱纹和许多棕色皮孔。节部膨大，有侧枝脱落残痕。质硬而脆，易折断，断面不平坦，黄白色或棕色，中心有深棕色的髓。叶常较完整，对生，革质，长圆形至披针形，长5~9cm，宽2~3.5cm，全缘，黄绿色或灰绿色，上面光滑，极易脱落。气微，味甘淡。以枝幼、叶多者为佳。

【性味归经】味甘、淡，性平。归肺、胃经。

【功能主治】清热止咳，补肝肾，祛风湿。用于瘰疬，胃气痛，咯血，咳嗽，疝气，痢疾，脚气肿痛。

【用法用量】用量30~60g。

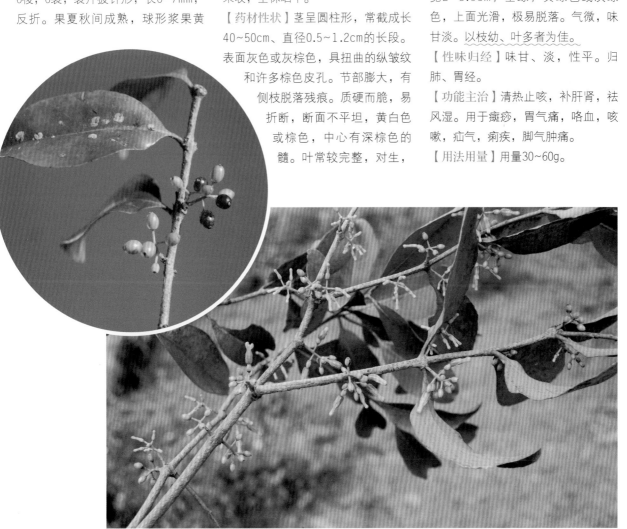

皂角刺

【别　名】猪牙皂、皂角。

【来　源】本品为豆科植物皂荚Gleditsia sinensis
　　　　　Lam. 树干上的棘刺。

【植物特征】落叶乔木。高达15m。树干和分枝上
均有分叉的粗大棘刺。叶为一回羽状复叶，叶柄
基部肿胀；小叶4~8对，长卵形或有时长椭圆形，
长3~6cm，宽1~4cm，顶端短尖，钝头，基部常偏
斜，边缘有小锯齿，小叶柄短。花黄白色，长约
10mm，杂性同株，排成腋生或顶生、长6~8cm的
总状花序；花萼钟状，有4个卵状披针形的裂片；
花瓣4，卵形或长椭圆形；雄蕊8，4长4短。荚果坚
韧革质，条形，长12~30cm，宽约3.5cm，顶端有
喙，棕紫色，被白粉；种子多数，长椭圆形，长约
1cm，棕褐色。花期3—5月；果期5—12月。

【生　境】生于路旁、溪边、宅旁或向阳处。

【分　布】河北、山东、河南、山西、陕西、甘
肃、江苏、安徽、浙江、江西、湖南、湖北、福

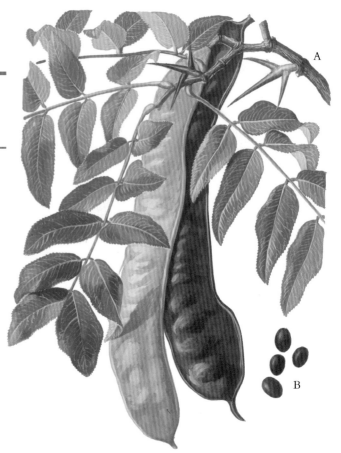

A. 带刺果枝；B. 药材（皂角仁）

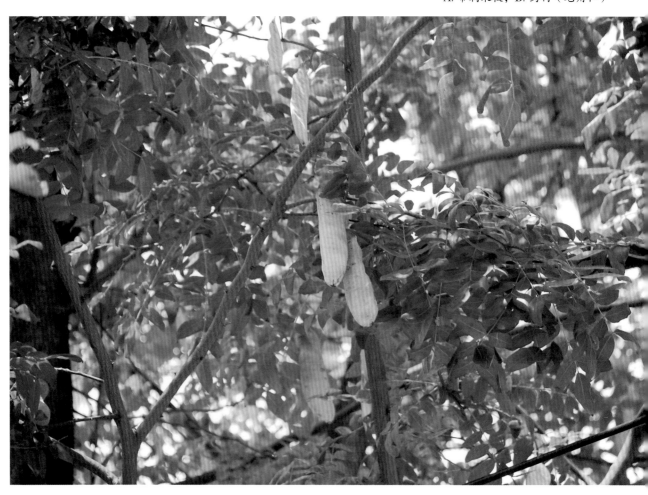

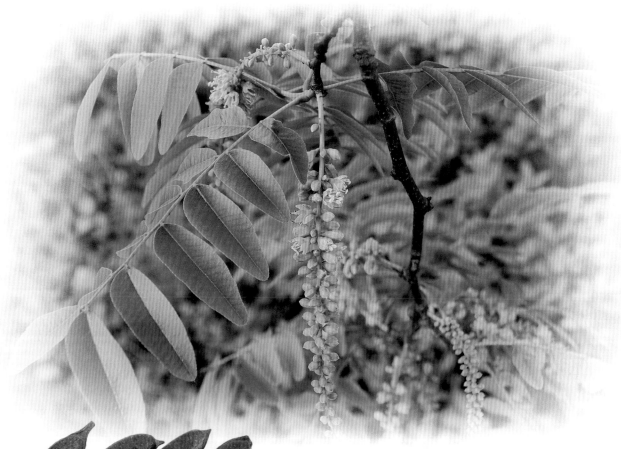

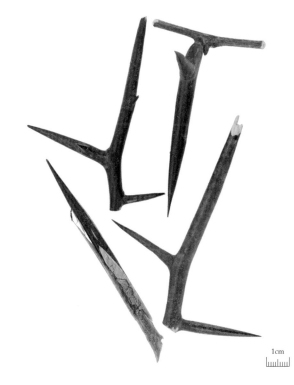

▲大皂角

1cm

【功能主治】消肿托毒，排脓，杀虫。用于痈肿，疮毒，脓成未溃，疥癣。

【用法用量】用量5~10g。外用适量，醋蒸取汁涂患处。

【附　注】皂荚树的成熟荚果和种子均入药。前者称大皂角，功能祛风痰，通关窍，除湿毒，杀虫；后者称皂角仁，功能润燥通便，祛风消肿。

建、海南、广东、广西、四川、贵州、云南等地。

【采集加工】全年可采。将棘刺削下，晒干，或趁鲜切成薄片，晒干。

【药材性状】完整的棘刺有多数分枝，主刺长3~15cm或更长，主刺基部直径0.6~1cm，有数个向四周伸展的分刺，分枝长2~7cm。表面紫棕色，尖部红棕色，平滑，略具光泽。质坚硬，不易折断。纵切或斜切的薄片厚1~3mm，木质部黄白色，髓大而疏松，淡灰棕色。质脆易折断。气微，味淡。以片薄、刺多、表面红棕色、有光泽者为佳。

【性味归经】味辛、咸，性温；有小毒。归肝、胃经。

1cm

沉香

【别　名】土沉香、海南沉香、女儿香。

【来　源】本品为瑞香科植物白木香**Aquilaria sinensis**（L.）Gilg. 的含有树脂的木材。

【植物特征】常绿乔木。高5~15m，胸径达90cm。树皮深灰色，略平滑，易剥落，含坚韧的纤维。叶互生，薄革质，卵形、倒卵形或椭圆形，长5~10cm或过之，顶端骤尖，基部阔楔形，两面有光泽；侧脉纤细，每边15~20条，小脉不很明显，叶柄长5~6mm，被短柔毛。花黄绿色，芳香，多朵组成腋生聚伞花序；花萼浅钟形，长约6mm，有5个近卵形的裂片；花瓣10枚，鳞片状，着生在萼管喉部；雄蕊1轮，10枚。蒴果倒卵形，两侧压扁，长2~3cm，宽1.5~2cm，被黄色短柔毛，基部收缩呈柄状，室背开裂为2果瓣；种子卵形，基部有长约2cm的尾状附属体。花期春、夏季；果期夏、秋季。

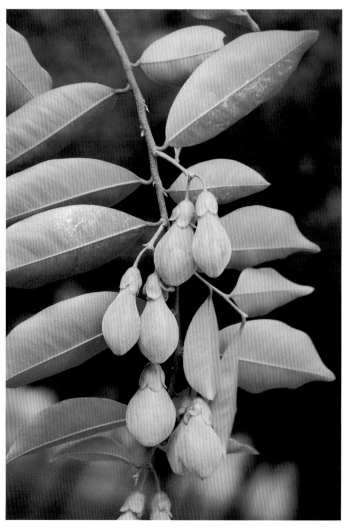

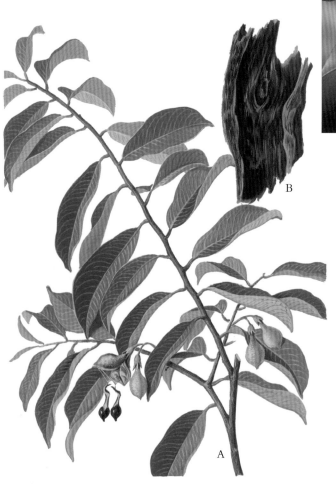

A. 果枝；B. 药材（沉香）

【生　境】生于土壤深厚、肥沃的低海拔常绿林中。

【分　布】广东、香港、海南、广西、福建、台湾等地。

【采集加工】全年可采。割取凝结树脂的树干或树头，剔除白木及朽木，阴干。

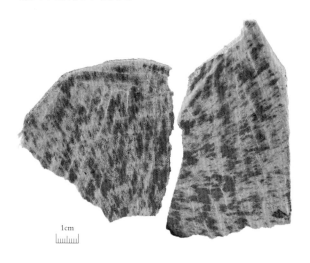

1cm

【药材性状】本品呈不规则块状、片状或盔帽状，大小不一，表面多具刀痕，凹凸不平，可见黑褐色树脂与黄白色木部相间的斑纹，偶有孔洞，孔洞及凹窝表面多呈朽木状，结香处微有光泽。质佳者能沉于水。质较坚实，折断而刺状。味苦。燃烧时有浓烈香气，且有油状物渗出。以香气浓、质坚实、油质丰富者为佳。

【性味归经】味辛、苦，性微温。归脾、胃、肾经。

【功能主治】行气止痛，温中止呕，纳气平喘。用于胸腹胀痛，呕吐呃逆，胃寒呕吐呃逆，肾虚气逆喘急，气逆喘促。

【用法用量】用量1~3g。

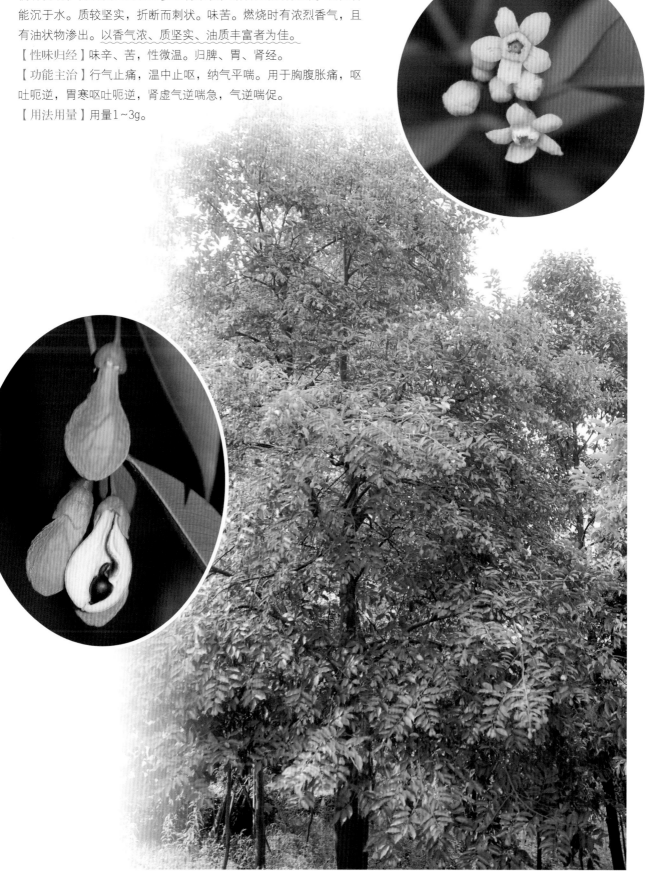

鸡血藤

【别　名】血风、血藤、血风藤。
【来　源】本品为豆科植物密花豆Spatholobus suberectus Dunn的藤茎。

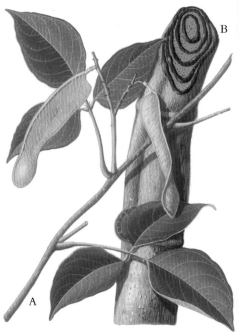

A. 果枝；B. 药材（鸡血藤）

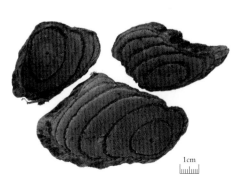

1cm

【植物特征】木质藤本。长达20m。茎粗壮，灰褐色，砍伤后有红色汁液流出；小枝圆柱形，无毛。叶有小叶3片；小叶纸质或近革质，不同形，顶生小叶阔椭圆形，两侧对称，长9~19cm，宽5~14cm，顶端聚缩成一短钝尖，基部钝或阔楔形，侧生小叶卵形或阔卵形，与顶生小叶近等长，两侧不对称，基部偏斜，近圆形，两面无毛或略被微毛，下面脉腋间常有髯毛；侧脉6~8对，微弯；小叶柄长5~8mm，近无毛；小托叶钻状，长3~6mm。圆锥花序腋生或生于小枝顶端，长达50cm，总花梗与花梗均被黄褐色短柔毛，苞片和小苞片线形，宿存；花萼筒状，长3.5~4mm，外面密被黄褐色短柔毛，里面被银灰色长柔毛，萼齿短，长不及1mm，钝头，上唇2齿合生；花冠白色，长7~8mm，各瓣均具瓣柄，旗瓣近圆形，宽略大于长，顶端凹缺，基部无耳，龙骨瓣与翼瓣等长或略短，二者顶端钝圆，基部一侧具短尖耳垂；雄蕊内藏；花药球形，大小均一；子房近无柄，密生白色短硬毛。荚果刀状，长8~11cm，密被棕色短柔毛，基部有4~9mm长的果颈；种子扁，长圆形，长约2cm，宽约1cm，种皮紫褐色，薄而脆，有光泽。花期6—7月；果期11—12月。
【生　境】生于海拔500~1300m的山地疏林、密林沟谷或灌丛中。

【分　布】云南、广西、广东、福建等地。
【采集加工】全年可采。砍下藤茎，除去细枝，切成斜片或截成长段，晒干。
【药材性状】藤茎切成段的呈不规则扁圆柱形，稍扭曲，长约50cm，切成片的为椭圆形或不规则长圆形斜片，长5~10cm，宽3~6cm，厚0.5~2cm。外表面灰棕色，有明显的纵沟及散布棕褐色点状皮孔，偶有灰白斑痕，节微隆起。质坚实，不易折断。横切面皮部棕褐色，木质部红棕褐色，密布针孔状导管，树脂状分泌物红棕色或黑棕色，与木质部相间排列成3~8个偏心的半圆形或扁圆形的环，髓偏心，嫩枝特别明显。气微，味涩。以红色环纹明显（且有3环以上）、渗出树脂多者为佳。
【性味归经】味苦、甘，性温。归肝、肾经。
【功能主治】行血补血，通经活络。用于贫血，月经不调，闭经，风湿痹痛，腰腿酸痛，四肢麻木，瘫痪，筋骨无力，遗精，放疗引起的白细胞减少。

【用法用量】用量15~30g，浸酒或水煎服。
【附　方】
❶ 再生障碍性贫血：鸡血藤60~120g，鸡蛋2~4个，红枣10个。加水8碗煎至大半碗（鸡蛋熟后去壳，放入再熬），鸡蛋与药汁同服。每日1剂。
❷ 营养不良和失血性贫血：鸡血藤糖浆，每次10~20mL，每日3次。
❸ 白带多：鸡血藤30g，金樱根、千斤拔、杜仲藤、墨旱莲各15g，必要时加党参15g，水煎服。每日2次，每日1剂，连服3~5剂。
❹ 腰腿酸痛、月经不调、贫血、痛经：将鸡血藤制成鸡血藤浸膏片。每次4~8片，每日3次。

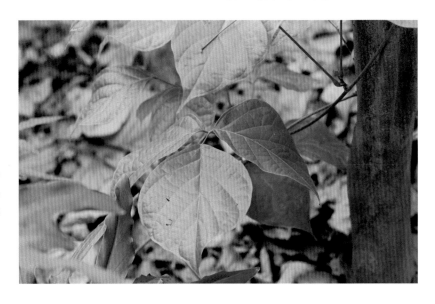

枫香寄生

【别　名】蟹爪寄生、螃蟹脚。

【来　源】本品为桑寄生科植物枫香槲寄生Viscum liquidambaricolum Hayata的茎枝。

【植物特征】寄生灌木。高达70cm。茎绿色，二或三歧分枝，节部缢缩，节间扁平，有厚边，长2~4cm，宽4~6mm，干后有5~7条棱肋。叶退化成鳞片状，对生，仅在嫩枝节上可见。花单性，聚成腋生、少花的聚伞花序，总花梗极短，顶端有舟状总苞，通常仅1朵雌花或雄花发育；雄花球状，长约1mm，花被裂片4，三角形，雄蕊贴生于裂片上，花药多室，孔裂；雌花长圆形，长约2mm，花被裂片三角形，早落。浆果长圆形，长5~7mm，成熟时橙红色，平滑无毛。花、果期4—12月。

【生　境】常寄生于壳斗科或枫香、柿等树上。

【分　布】我国南部和西南部各省区。亚洲东南部至澳大利亚均有分布。

【采集加工】全年可采，晒干或阴干。

【药材性状】茎和大枝呈圆柱形，长10~20cm，直径0.5~1.5cm，多分枝。小枝扁平，有关节，节间宽4~6mm，上宽下狭如蟹爪状，有5~7条纵肋。全体呈棕黑色、黄棕色或黄绿色，有明显的纵皱纹。质轻而脆，易折断。断面不平坦，有放射状纹。折断时有粉状物逸出。气微，味略苦。以茎枝蟹爪型、棕黑色者为佳。

【性味归经】味微苦，性平。归肝、肾经。

【功能主治】祛风去湿，舒筋活络。用于风湿性关节炎，腰肌劳损，瘫痪，血崩，衄血，小儿惊风。

【用法用量】用量10~15g。

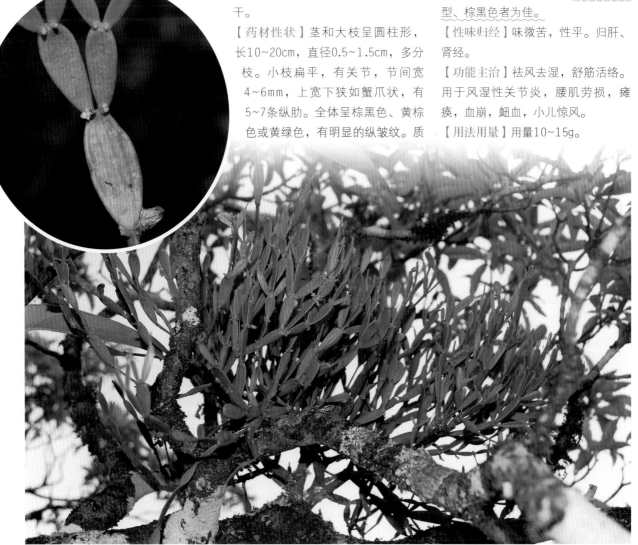

垂丝柳

【别　名】西河柳、西湖柳。

【来　源】本品为柽柳科植物柽柳**Tamarix chinensis** L.的带叶及花序的小枝。

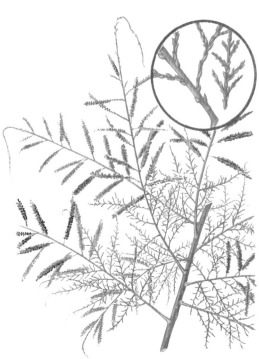

【植物特征】灌木或小乔木。高3～6m。老枝直立，暗褐红色，光亮；幼枝稠密细弱，常开展而下垂，红紫色或暗紫红色，有光泽；嫩枝繁密纤细，悬垂。叶互生，无柄，鳞片状，长不及1mm，基部鞘状，背棱凸起，蓝绿色。花淡红色，细小，组成多花、俯垂的圆锥花序；萼片5片，阔卵状三角形，长约0.5mm；花瓣倒卵状长圆形，长1.2～1.5mm；雄蕊5枚，比花瓣长；花盘5齿裂。蒴果，种子密被毛。花期4—9月。

【生　境】喜生于河流冲积平原、海滨、滩头、潮湿盐碱地和沙荒地。

【分　布】自我国华北至长江中下游各地，向南至广西、云南等地均有栽培或逸生。

【采集加工】夏季开花时采收，采收枝条及叶晒干。

【药材性状】本品嫩枝呈圆柱形，直径0.5～1.5mm；表面灰绿色，有多数互生的鳞片状叶；质脆，易折断。老枝较粗壮，表面红褐色，叶片常脱落而残留突起的叶基；断面黄白色，中心有髓。气微，味淡。以枝叶细嫩、色绿者为佳。

【性味归经】味甘，性平。归肺、胃、心经。

【功能主治】发汗透疹，解毒，利尿。用于感冒，麻疹不透，风湿关节痛，小便不利。外用治风疹瘙痒。

【用法用量】用量3～9g。外用适量，煎水洗。

【附　方】

❶感冒：柽柳9g，薄荷、荆芥各6g，生姜3g，水煎服。

❷麻疹不透：柽柳、芫荽、浮萍、樱桃核各6g，水煎服。

1cm

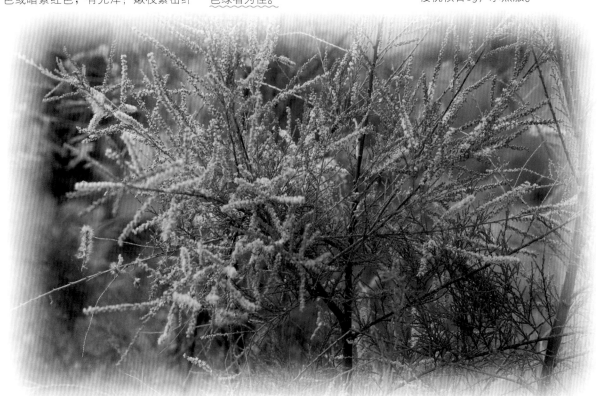

降香

【别　名】花梨母、海南降香。

【来　源】本品为豆科植物降香檀**Dalbergia odorifera** T. Chen的树干和根的干燥心材。

【植物特征】大乔木。高达15m或更高。树干粗大，树皮褐色，嫩枝被微柔毛，有密集的皮孔。叶为一回奇数羽状复叶，长达25cm，叶柄长1.5~3cm，托叶早落；小叶通常9~13片，革质，卵形、阔卵形或椭圆形，长4~7cm，顶端短尖，常钝头，基部圆至极阔的楔尖，小叶柄长约5mm；侧脉每边10~12条，两面均稍凸起。花春夏间开放，淡黄色或乳白色，排成腋生圆锥花序，长8~10mm；萼钟状，长约2mm，5裂，前裂片披针形，另4裂片阔卵形；花冠蝶形，长约5mm，各瓣均具爪，旗瓣倒心形，翼瓣长椭圆形，龙骨瓣半月形，弯拱；雄蕊9枚，1组，花丝基部合生。荚果舌状长椭圆形，长4.5~8cm，顶端短尖，基部渐狭，着生种子的部分明显隆起，边檐薄。花期春季；果期秋、冬季。

【生　境】生于中海拔的山坡疏林中或栽培。

【分　布】香港、广东、海南等地。

【采集加工】全年可采。削去外皮及白色边材，取红

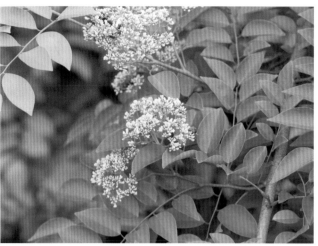

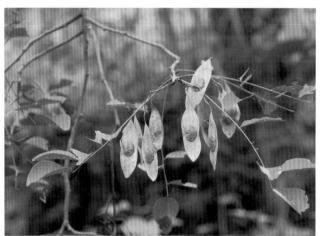

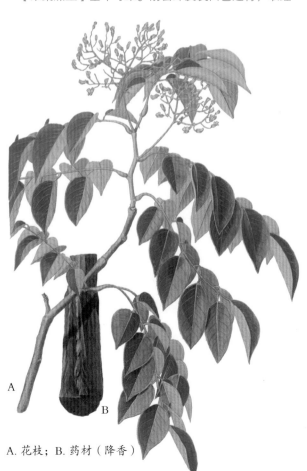

A. 花枝；B. 药材（降香）

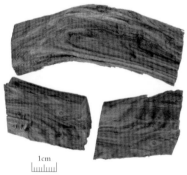

色心材，切成段，阴干或晒干。

【药材性状】本品为近圆柱形、常扭曲的长条，或为不规则的片块，长短大小极不一致。表面紫红色或红褐色，略有光泽，有刀削痕及纵长线纹。质细致而坚重，能沉于水，难折断。劈裂后裂面粗糙不平，显油质。火烧时冒黑烟，香气浓，烧后残留白色灰烬。气香，味微苦。以质坚结而硬、无枯木、紫棕色、烧之气香浓者为佳。

【性味归经】味辛，性温。归肝、脾经。

【功能主治】行气活血，止痛，止血，辟秽。用于脘腹疼痛，肝郁胁痛，胸痹刺痛，跌打损伤，风湿性腰腿痛，心胃气痛，吐血，咯血，金疮出血，外伤出血。

【用法用量】用量9~15g，入煎剂宜后下。外用适量，研细末敷患处。

钩藤

【别　名】双钩藤、鹰爪风、吊风根、金钩草、倒挂刺。

【来　源】本品为茜草科植物钩藤Uncaria rhynchophylla（Miq.）Miq. ex Havil.、大叶钩藤Uncaria macrophylla Wall.、华钩藤Uncaria sinensis（Oliv.）Havil.、毛钩藤Uncaria hirsuta Havil. 或白钩藤Uncaria sessilifructus Roxb.的藤茎。

◎钩藤

【植物特征】木质大藤本。以腋生、向下弯曲的钩刺攀缘。老茎木质，小枝纤细，方柱状。叶对生，叶片纸质，卵状椭圆形或长圆形，长5~12cm，宽3~7cm，顶端短尖或骤尖，基部阔楔形，有时微下延，两面无毛，上面光亮，下面有白霜，干后变褐红色，侧脉脉腋内有簇毛；托叶深2裂，裂片线形或线状钻形。花白色或淡黄色，组成直径2~2.5cm的球形头状花序，头状花序单生叶腋

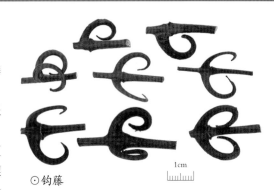

⊙钩藤

1cm

或作顶生总状花序式排列，总花梗长2~5cm；萼长约2mm，檐部5裂，裂片通常0.5mm左右；花冠长6~7mm，裂片卵圆形，无毛或外面被粉状微柔毛；花柱伸出。果序球形，蒴果倒圆锥形，长5~8mm，顶冠有星状展开的宿存萼裂片。花、果期5—12月。

【生　境】生于山谷、溪边或湿润灌丛中。

【分　布】福建、江西、湖南、湖北、广西、贵州等地。日本也有分布。

◎大叶钩藤

【植物特征】木质大藤本。嫩枝方柱形，略有棱角。叶对生，近革质，卵形或阔卵形，长10~16cm，宽6~12cm，顶端常短尖，基部圆至近心形，上面仅脉上被毛，下面被或疏或密的黄褐色硬毛；中脉在上面

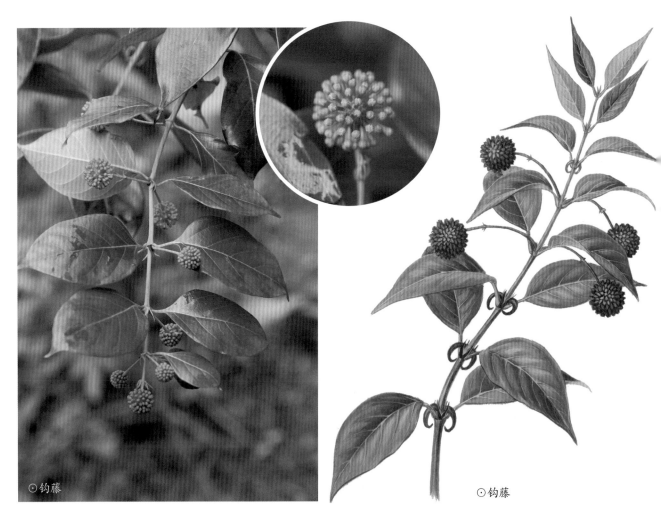

⊙钩藤

⊙钩藤

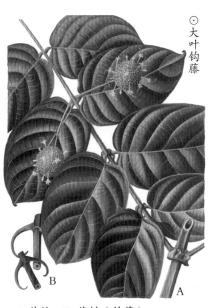

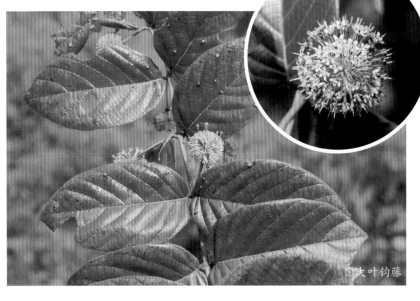

A. 花枝；B. 药材（钩藤）

压入，侧脉脉腋内有腺孔；托叶深2裂，裂片狭卵形；叶柄长3~10mm。花多朵组成圆球状头状花序，总花梗具节，节上生有长约6mm的苞片，头状花序单生叶腋，或几个为聚伞花序状排列；花序轴被密毛，但无小苞片；花萼管状漏斗形，长2~3mm；花冠近漏斗状，长11~12mm；花柱伸出。果序球形，直径8~10cm，单个小蒴果长约2cm，顶冠有星状展开的宿萼裂片，果序梗长1.2~1.8cm；种子长6~8mm，两端有翅，仅一端有翅2裂。花期夏季。

【生　境】生于次生林中，常攀缘于林冠上。

【分　布】云南、广西、广东、香港、海南等地。印度、不丹、孟加拉、缅甸、泰国北部、老挝、越南也有分布。

◎华钩藤

【植物特征】藤本。嫩枝较纤细，方柱形或有4棱角，无毛。叶薄纸质，椭圆形，长9~14cm，宽5~8cm，顶端渐尖，基部圆或钝，两面均无毛；侧脉6~8对，脉腋窝陷有黏液毛；叶柄长6~10mm，无毛；托叶阔三角形至半圆形，有时顶端微缺，外面无毛，内面基部有腺毛。头状花序单生叶腋，总花梗具一节，节上苞片微小，或成单聚伞状排列，总花梗腋生，长3~6cm；头状花序不计花冠直径10~15mm，花序轴有稠密短柔毛，小苞片线形或近匙形；花近无梗，花萼管长2mm，外面有苍白色毛，萼裂片线状长圆形，长约1.5mm，有短柔毛；花冠管长7~8mm，无毛或稀有微柔毛，花冠裂片外面有短柔毛；花柱伸出冠喉外，柱头棒状。果序直径20~30mm；小蒴果长8~10mm，有短柔毛。花、果期6—10月。

【生　境】生于中等海拔的山地疏林中或湿润次生林下。

【分　布】四川、广西、云南、湖北、贵州、湖南、陕西、甘肃等地。

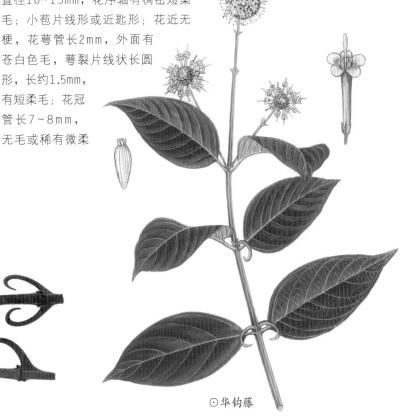

⊙华钩藤

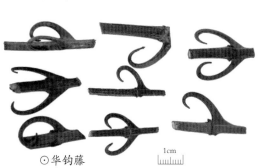

1cm

⊙华钩藤

◎毛钩藤

【植物特征】藤本。嫩枝纤细，圆柱形或略具4棱角，被硬毛。叶革质，卵形或椭圆形，长8~12cm，宽5~7cm，顶端渐尖，基部钝，上面稍粗糙，被稀疏硬毛，下面被稀疏或稠密糙伏毛。侧脉7~10对，下面具糙伏毛，脉腋窝陷有黏液毛；叶柄长3~10mm，有毛；托叶阔卵形，深2裂，达2/3以上，外面被疏散长毛，内面无毛，基部有黏液毛，裂片卵形，有时具长渐尖的顶部。头状花序不计花冠直径20~25mm，单生叶腋，总花梗具一节，苞片长10mm，或成单聚伞状排列，总花梗腋生，长2.5~5cm；小苞片线形至匙形；花近无梗，花萼管长2mm，外面密被短柔毛，萼裂片线状长圆形，密被毛；花冠淡黄或淡红

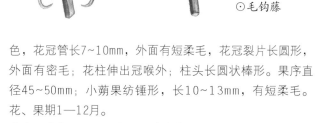

⊙毛钩藤

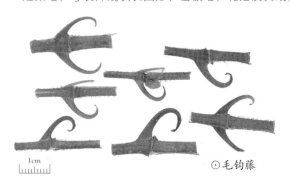

1cm

⊙毛钩藤

色，花冠管长7~10mm，外面有短柔毛，花冠裂片长圆形，外面有密毛；花柱伸出冠喉外；柱头长圆状棒形。果序直径45~50mm；小蒴果纺锤形，长10~13mm，有短柔毛。花、果期1—12月。

【生　境】生于山谷林下溪畔或灌丛中。

【分　布】广东、广西、贵州、福建、台湾等地。

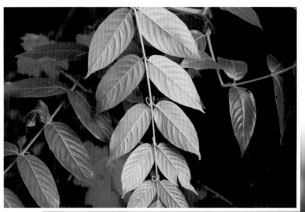

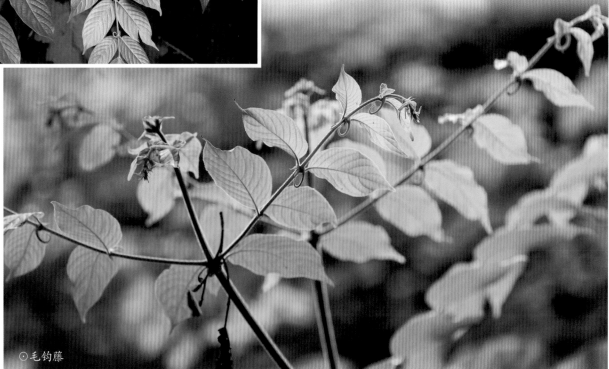

⊙毛钩藤

◎白钩藤

【植物特征】木质大藤本。嫩枝较纤细，略有钝4棱。叶近革质，卵形至椭圆形，长4~12cm，宽4~6.5cm，顶端常短尖，基部圆至阔楔形，两面无毛，下面粉白；侧脉每边4~7条，脉腋内有腺孔；叶柄长5~10mm，无毛；托叶狭三角形，深2裂达中部以下。花多朵组成圆球状头状花序，总花梗甚长，有关节，头状花序单生叶腋或排成腋生聚伞花序式；萼管长1~2mm，密被毛；花冠黄白色，高脚碟状，管长6~10mm，裂片长圆形，长约2mm，外面被绢毛；花柱伸出。果序球形，直径2.5~3.5cm；小蒴果无梗，纺锤形，长10~14mm，被疏柔毛，宿存萼裂片舌形，星状展开。花、果期3—12月。

【采集加工】全年可采。采收后去叶，将带钩茎枝切成长1.5~2cm的短段，最好两端与钩齐平，隔水蒸或用开水略烫，晒干。

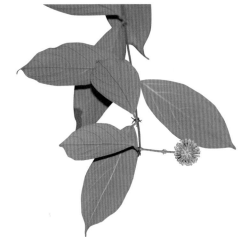
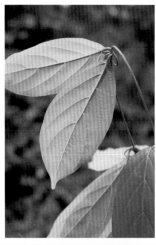
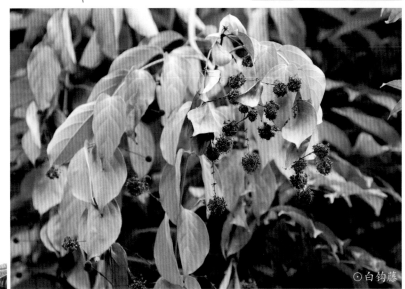

⊙白钩藤

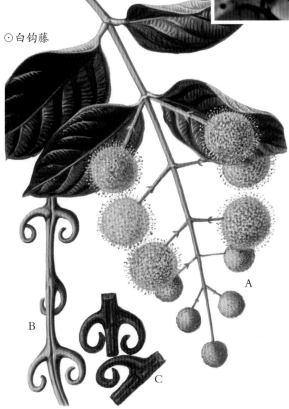

⊙白钩藤

A.果枝；B.带钩的茎；C.药材（钩藤）

【药材性状】本品为带钩或不带钩的茎枝短段。不带钩的茎枝略呈方柱形或明显方柱形，长约2cm，直径0.2~0.5cm；表面红棕色，具细纵皱纹，光滑无毛或被毛，可见白色点状皮孔。带钩的茎枝节上有两个或一个向下弯曲的钩刺；钩扁平，基部较宽，顶端尖细；近钩基部可见叶柄脱落后的痕迹，节上有一环状托叶痕。质轻而坚韧，断面淡黄色或微带棕色，髓部疏松似海绵，或因髓部萎缩而中空。气微，味淡。以带钩、质嫩、颜色紫红、无枯枝者为佳。

【性味归经】味甘、苦，微寒。归肝、心包经。

【功能主治】清热平肝，息风定惊。用于小儿高热，惊厥，抽搐，小儿夜啼，风热头痛，头晕目眩，高血压病，神经性头痛。

【用法用量】用量6~15g，入煎剂宜后下。

【附 注】我国已知有钩藤属植物12种，因均含钩藤碱（rhyncophylline），故均可作钩藤入药。

桂枝

【别　名】玉桂。

【来　源】本品为樟科植物肉桂**Cinnamomum aromaticum** Nees［*Cinnamomum cassia* auct non Nees ex Blume］的嫩枝。

【植物特征】常绿乔木。高5~12m，树皮灰色。嫩枝略呈四棱形，被短绒毛。叶互生，偶有近对生，革质，长圆形或披针形，长8~16cm或过之，宽3~5cm，顶端常急尖，基部阔楔形，全缘，上表面亮绿色，下表面粉绿色，疏被微柔毛，具离基三出脉；叶柄长达2cm。花白色或淡黄绿色，多朵排成腋生或近顶生，具长总梗的圆锥花序；花梗长3~6mm，被黄褐色短绒毛。花被内外两面密被黄褐色短绒毛，花被筒倒锥形，长约2mm，花被裂片卵状长圆形，近等大，长约2.5mm，宽1.5mm，顶端钝或近锐尖。能育雄蕊9枚，花丝被柔毛；第一、二轮雄蕊长约2.3mm，花丝扁平，长约1.4mm，上方1/3处变宽大，花药卵圆状长圆形，长约0.9mm，顶端截平，药室

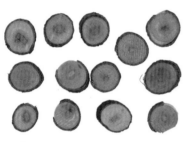

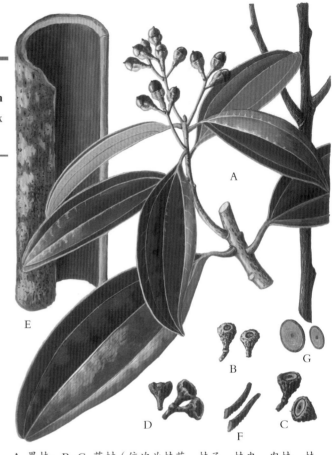

A. 果枝；B-G. 药材（依次为桂花、桂子、桂盅、肉桂、桂芋、桂枝）

4，室均内向，上2室小得多；第三轮雄蕊长约2.7mm，花丝扁平，长约1.9mm，上方1/3处有一对圆状肾形腺体，花药卵圆状长圆形，药室4，上2室较小，外侧向，下2室较大，

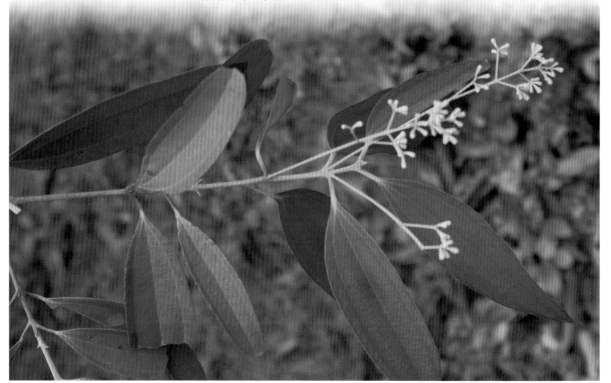

外向。退化雄蕊3枚，位于最内轮，连柄长约2mm；柄纤细，扁平，长1.3mm，被柔毛，顶端呈箭头状的正三角形。子房卵球形，长约1.7mm，无毛，花柱纤细，与子房等长，柱头小，不明显。核果浆果状，椭圆形，长约1.5cm，紫黑色，基部有浅杯状宿萼。花期6—8月；果期10—12月。

【生　境】常见栽种，生于山林中。

【分　布】广东、香港、海南、广西、云南、福建、台湾等地。亚洲热带地区广为栽培。

【采集加工】春、夏季采收，晒干、捆扎成把，或趁鲜切成薄片，晒干。

【药材性状】本品呈长圆柱形，略有四棱，长30~75cm，直径0.3~1cm。表面棕红色或紫红色，有叶痕、枝痕、芽痕及椭圆形皮孔，具纵棱及皱纹。质坚而脆，易折断，断面可见宽广木部，黄白色或黄棕色，髓部方形，皮部甚薄，红棕色。气芳香，味甜微辛，木部味淡。以枝嫩不带叶、直径不超过0.8cm、无枯枝者为佳。

【性味归经】味辛、甘，性温。归心、肺、膀胱经。

【功能主治】发汗解肌，温通经脉，助阳化气，平冲降气。用于风寒感冒，胃腹冷痛，血寒经闭，关节痹痛，痰饮，水肿，心悸，奔豚。

【用法用量】用量5~10g。

【注　意】阴虚、实热者及孕妇忌服。

【附　方】

❶ 胃腹冷痛、虚寒泄泻：桂枝1.5~3g，研末，温开水送服。

❷ 肾虚喘咳、遗尿、尿频：桂枝、制附子、泽泻、牡丹皮各3g，熟地黄12g，山茱萸、山药、茯苓各6g，水煎服，或制成丸剂。每日2次，每次9g。

【附　注】肉桂的干燥树皮称肉桂，干燥嫩果称桂子，果上的干燥宿萼称桂盅，干燥叶柄称桂芋。肉桂味辛、甘，性大热。功能补火助阳，引火归元，散寒止痛，温通经脉。桂子味辛，性温，功能温中散寒。桂盅和桂芋亦入药，功效与桂子略同。

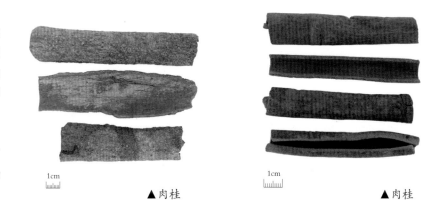

1cm　　　　　　　　　　1cm

▲肉桂　　　　　　　　　　▲肉桂

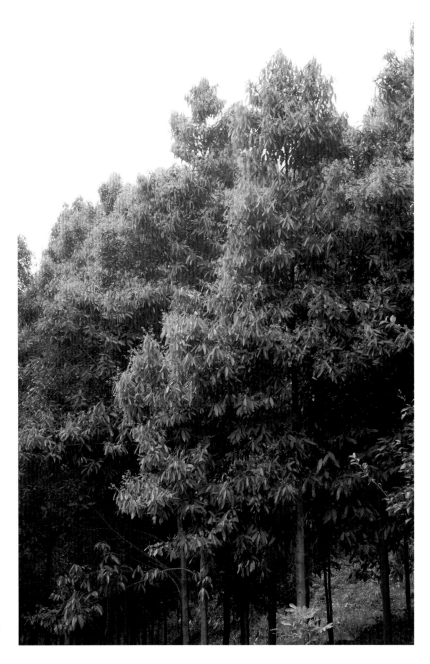

圆过岗龙

【别　名】过岗圆龙、羊蹄藤、九龙藤、乌郎藤。

【来　源】本品为豆科植物龙须藤**Bauhinia championii**（Benth.）Benth. 的藤茎。

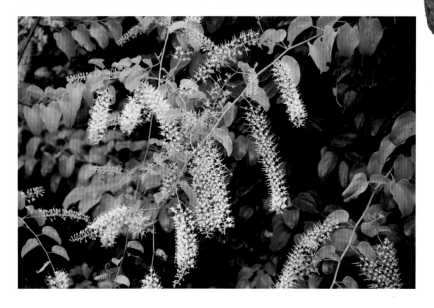

1cm

【附　方】

❶风湿性关节炎：圆过岗龙、五指毛桃、山苍子根、千斤拔各15g，半枫荷、黑老虎各9g，水煎服。

❷骨折：龙须藤根皮（二层皮）4份，鲜桃树根皮2份，鲜竹叶椒叶、鲜鹅不食草各1份，共捣烂，酒调敷患处。

【附　注】根、叶亦入药，根的功能与茎相同；叶可解酒。

【植物特征】木质大藤本。长达10m。枝上有卷须，小枝和花序被白色短柔毛。叶纸质，卵形或心形，长5.5~10cm，宽4~8cm，顶端渐尖、微缺或2裂，裂片不等长，锐尖或渐尖，基部微凹、心形、截平或圆，下面被贴伏的微柔毛，粉绿色；基出脉7条。花白色，直径约8mm，排成腋生或与叶对生的总状花序，有时数个总状花序聚于枝顶成圆锥花序状，长10~20cm；花萼具短管，裂片近披针形，长约3mm；花瓣具长约4mm的爪；发育雄蕊3枚，与萼近等长，不育雄蕊2枚。荚果扁平，倒卵状长圆形，长7~12cm，含种子3~5枚。花期6—10月；果期7—12月。

【生　境】多生于混交林或阔叶林中。

【分　布】浙江、台湾、福建、广东、香港、海南、广西、江西、湖南、湖北和贵州等地。印度、越南和印度尼西亚也有分布。

【采集加工】全年均可采收。割取藤茎，切斜片或短段，晒干。

【药材性状】本品为厚片或短段，切断面近圆形，直径3~8cm，皮部棕色，木部淡棕色，有数圈环状纹理，针孔状导管清楚可见。质坚硬，难折断。气微，味淡或微涩。以片大、色浅棕者为佳。

【性味归经】味微苦、微涩，性微温。归肝、大肠经。

【功能主治】祛风除湿，活血止痛，健脾理气。用于跌打损伤，风湿性关节痛，胃痛，小儿疳积。

【用法用量】用量15~30g。

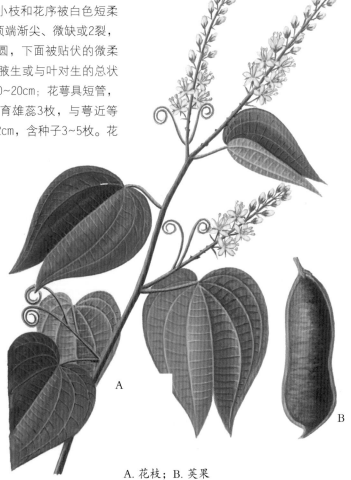

A

B

A. 花枝；B. 荚果

海风藤

【别　名】大叶过山龙、过山风。

【来　源】本品为木兰科植物海风藤**Kadsura heteroclita**（Roxb.）Craib的藤茎。

【植物特征】木质大藤本。长10m，全株无毛。根条状，稍肉质，辛香。老茎有灰黄色、厚而松软的木栓质外皮。叶互生，革质，卵状椭圆形至阔椭圆形，长6~15cm，宽3~7cm，顶端渐尖或短尖，基部阔楔尖或圆钝，全缘或上部有少数齿缺；侧脉每边7~11条；叶柄长1~2cm。花单性异株，腋生；花被淡黄或黄绿色，11~15片，排成4~5轮，椭圆形至倒卵形，长8~16mm，最内和最外轮的小；雄蕊有球状雄蕊柱，无附属体，雄蕊50~65枚；雌花有心皮30~55枚，排成4~6轮。聚合果有长而下垂的果梗，球形，直径2.5~5cm，成熟心皮倒卵形，长10~22mm，紫红色。花期5—8月；果期8—12月。

【生　境】生于疏林或沟谷旁的林中，攀缘于树上。

【分　布】湖北、江西、湖南、贵州、云南、广东、广西、海南等地。印度锡金、孟加拉、缅甸、泰国、越南、斯里兰卡也有分布。

【采集加工】割取老藤茎，刮去栓皮，切长段，晒干。

【药材性状】本品为圆柱形，常略弯曲，长50~80cm，直径2.5~4cm。栓皮柔软如海绵，多

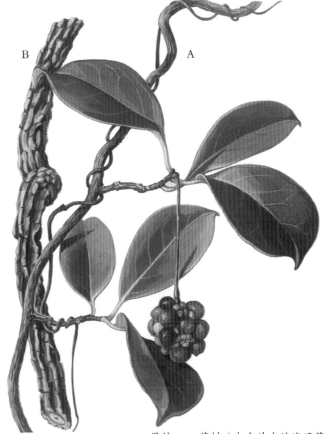

A. 果枝；B. 药材（未去外皮的海风藤）

已刮去，留有刀削痕。表面浅棕色，有不规则粗纹，间有残留的灰白色栓皮。质坚实，不易折断，韧皮部棕色，木质部淡棕色，密布明显的针孔状导管（用口从藤茎的一端吹烟，烟可从另一端冒出）；中央有深棕色的髓。气微香，味甘、微辛。以条均匀、去净栓皮者为佳。

【性味归经】味辛，性微温。归肝、脾经。

【功能主治】祛风除湿，行气止痛，活血消肿。用于风湿性关节炎，腰腿痛，腰肌劳损，筋脉拘挛，产后风瘫。

【用法用量】用量10~20g，水煎服，或水煎后冲黄酒服，或浸酒服；或晒干，研粉吞服1.5~3g。

【附　注】本品为广东和广西地方性习惯用药，与《中华人民共和国药典》所载海风藤的原植物和药材性状都完全不同。后者为胡椒科植物风藤Piper kadsura（Choisy）Ohwi［*Piper futokadsura* Sieb.］的干燥藤茎。产于福建、浙江、湖南等地，除广东、广西外，我国大多数地区均用之。

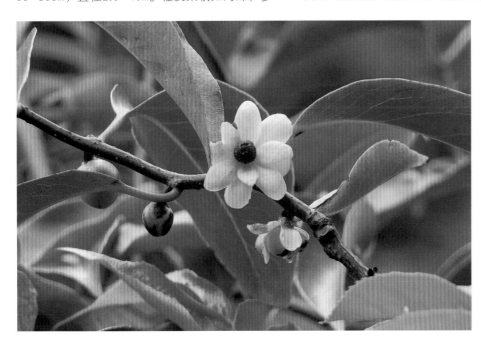

桑寄生

【别　名】广寄生。

【来　源】本品为桑寄生科植物广寄生**Taxillus chinensis**（DC.）Danser
［*Loranthus chinensis* DC.］的带叶茎枝。

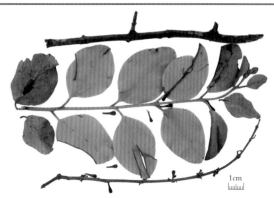

1cm

【植物特征】半寄生灌木。高达1m。小枝灰褐色，有皮孔，嫩部密被锈色星状毛，稍老逐渐脱落至无毛。叶对生或近对生，厚纸质，卵形或披针状卵形，长3~6cm，宽2.5~4cm，顶端钝或微圆，基部楔尖或阔楔尖，边缘常浅波状，嫩叶两面被少许锈色星状毛，老则脱净；侧脉疏离，通常不达叶缘即分枝消失；叶柄长不及1cm。秋末冬初开褐色管状花，常1~4朵

排成腋生伞形花序，总花梗长2~4mm，单生或成对；花梗长6~7mm；苞片鳞片状；花托倒卵状，长约2mm，基部钝圆；花被管状，微弯，外面有星状毛，长2.5~2.7cm，檐部4裂，裂片匙形，长约6mm，反折；花药比花丝长，4室。浆果淡黄色，椭圆形或近球形，长8~10mm，顶端截平，基部钝圆，幼果密生小瘤体，疏被柔毛，成熟时光滑无毛。

【生　境】生于海拔20~400米的丘陵、平原或低丘陵地区。多寄生于各种乔木或果树上，如龙眼、桃等果树。

【分　布】广西、海南、广东、香港、福建等地。越南、老挝、柬埔寨、泰国、印度尼西亚、马来西亚、菲律宾也有分布。

【采集加工】常年可采。采后切段，用沸水蒸或稍烫后晒干。

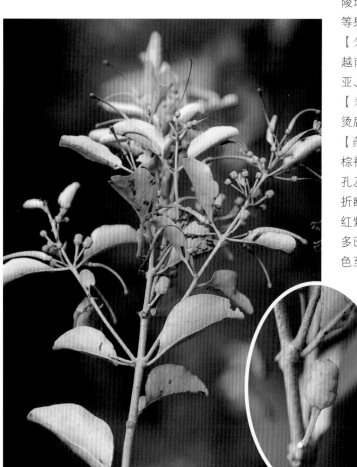

【药材性状】茎枝圆柱形，常切成2~4cm长段；表面棕褐色至红褐色或灰褐色，有多数细小的淡棕色皮孔及纵向细皱纹；嫩枝有的被棕色绒毛；质坚硬，折断面不平整，皮部薄，棕黄色或紫棕色，木部淡红紫色，髓心小，色稍深。单叶对生或近于对生，多已脱落，完整叶片呈卵形或长卵形，具短柄，茶色至黄褐色，两面无毛，但嫩叶有短绒毛。花果少见，易脱落或破碎。无臭，味淡微涩。以枝条幼嫩、叶多、叶色青绿者为佳。

【性味归经】味苦，性平。归肝、肾经。

【功能主治】补肝肾，祛风湿，降血压，养血安胎。用于腰膝酸痛，风湿性关节炎，坐骨神经痛，高血压病，四肢麻木，胎动不安，先兆流产。

【用法用量】用量9~15g。

【附　注】红花寄生Scurrula parasitica L.的枝叶民间亦用作桑寄生入药。其药效如何，尚未见报道。

檀香

【别　名】白檀、白檀木。

【来　源】本品为檀香科植物檀香Santalum album L. 的树干心材。

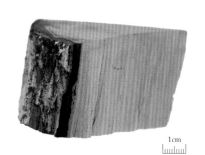

1cm

【植物特征】常绿、根部寄生的乔木。高5~10m。树皮褐色，粗糙。小枝圆柱状，柔软，光滑无毛。叶对生，薄革质，椭圆状卵形或卵状披针形，长3~7cm，宽2.5~3.5cm，顶端短尖，常稍钝头，基部阔楔尖，全缘，上面呈黄绿色，下面较苍白，两面无毛。花夏秋间开放，很小，初为淡黄色，后变深紫色，多朵排成顶生或腋生的聚伞圆锥花序，密花；花被合生成钟状，檐部4裂，裂片卵圆形；蜜腺4个，着生在花被管中的中部，与花被裂片互生；雄蕊4枚，与蜜腺互生，药室纵裂；子房半下位，柱头3裂。核果球形，成熟时黑色，外果皮肉质，核坚硬，有3短棱；种子1枚，圆形。花期5~6月；果期7—9月。

【生　境】栽培。

【分　布】我国南部和西南部有栽培。原产亚洲热带地区。

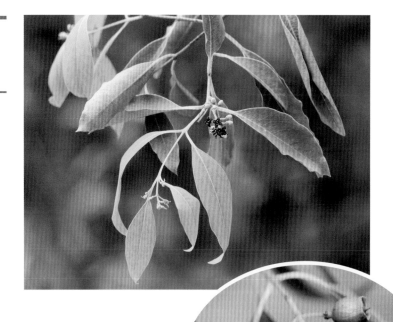

【采集加工】全年可采。将已成材的树干砍下，削去树皮和白色边材，取心材截成长段。

【药材性状】本品为长短不等、大小不一的段块，或为圆柱形长条，直或微弯曲。表面淡黄色或浅黄棕色，久置色变深，有刀削痕和纵裂纹。质致密，坚重，易劈裂，碎片块呈刺状。香气特异，燃烧时尤为浓烈。味淡而苦辛。以色黄、质坚而重、油润光滑、香气浓而纯者为佳。

【性味归经】味辛，性温。归脾、胃、肺经。

【功能主治】理气，和胃，止痛。用于胸腹疼痛，气逆，呕吐，胸中闷痛（冠心病）。

【用法用量】用量1.5~3g。

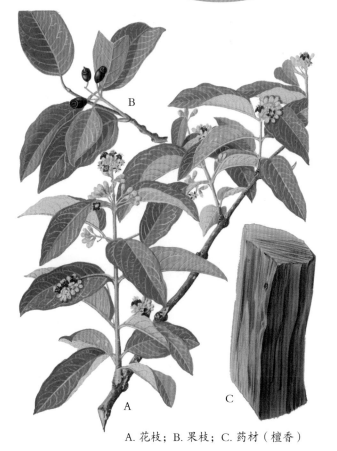

A.花枝；B.果枝；C.药材（檀香）

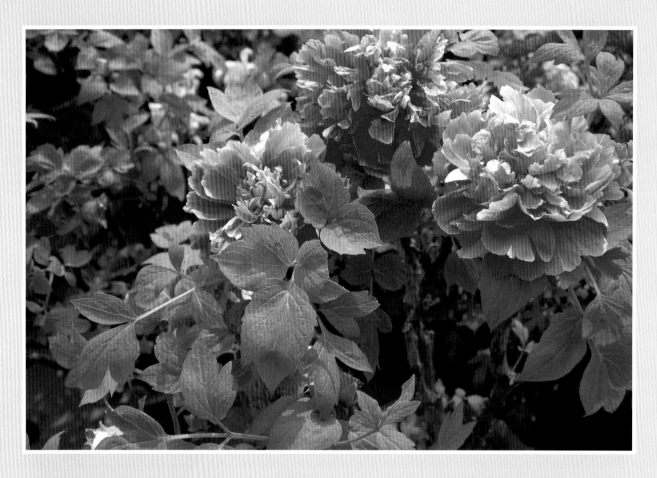

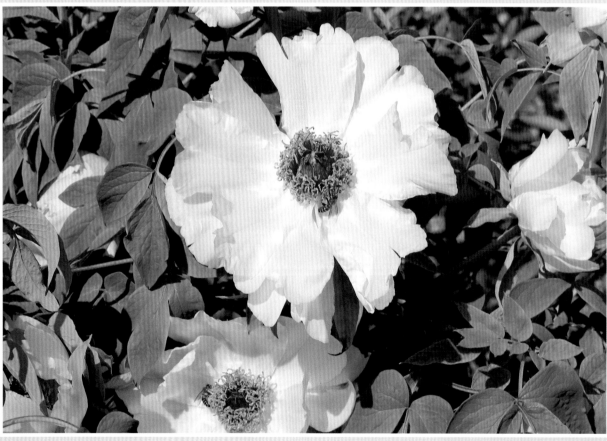

四

皮类

PI LEI

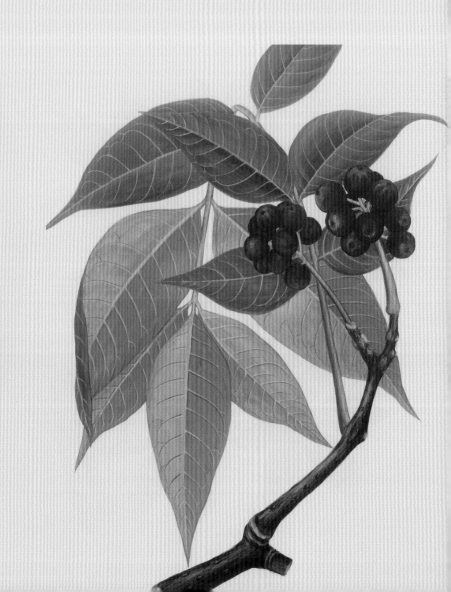

五加皮

【别　名】南五加皮、刺五加、刺五甲。

【来　源】本品为五加科植物五加**Eleutherococcus gracilistylus**（W. W. Smith）S. Y. Hu［*Acanthopanax gracilistylus* W. W. Smith］的根皮。

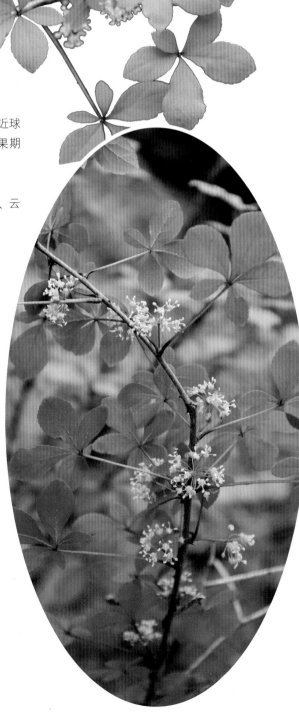

【植物特征】落叶攀缘状灌木。高通常2~3m。小枝灰棕色，有倒生皮刺。叶互生，为掌状复叶；小叶5片，偶有4或3片，坚纸质，倒卵形、倒披针形或近椭圆形，长2.5~6cm，宽1~2.5cm，边缘有小锯齿，无毛或下面脉腋内有簇毛。伞形花序腋生，总花梗通常比叶柄短，单生或2~3个簇生；花被和雄蕊均5个；子房2室，花柱2枚，离生或仅基部合生。果近球形，直径5~7mm，成熟时紫色或黑色，有纵棱。花期4—8月；果期6—10月。

【生　境】生于山坡阳处的疏林中。

【分　布】浙江、福建、江西、湖南、湖北、广西、广东、贵州、云

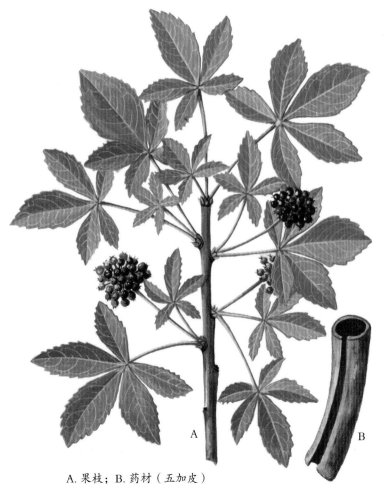

A. 果枝；B. 药材（五加皮）

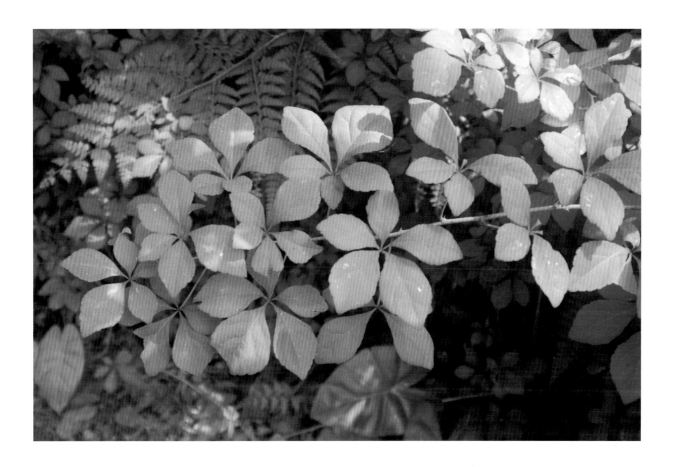

南、四川、陕西、山西等地。

【采集加工】夏、秋季采挖根部，洗净，剥取根皮，晒干。

【药材性状】本品呈不规则卷筒状，长5~15cm，直径0.4~1.4cm，厚约0.2cm，外表面灰褐色，有稍扭曲的纵皱纹及横生皮孔。内表面淡黄色或灰黄色，有细纵皱纹。体轻，质脆，易折断，断面不平整，灰白色。气微香，味微辣而苦。以肉厚、气香、断面色灰白者为佳。

【性味归经】味辛、苦，性温。归肝、肾经。

【功能主治】祛风除湿，强筋壮骨。用于风寒湿痹，风湿性关节痛，四肢拘挛，腰腿酸痛，半身不遂，小儿行迟，体虚乏力，跌打损伤，水肿。

【用法用量】用量4.5~9g。

【附　方】风湿性关节痛：五加皮15g，苍术、秦艽、稀莶草各9g，老鹳草12g，水煎服或泡酒服。

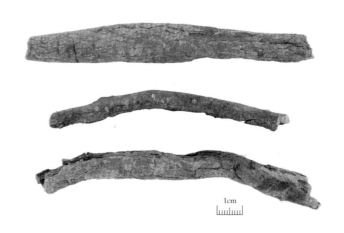

合欢皮

【别　名】绒花树、芙蓉花树、马樱花、夜合花。

【来　源】本品为豆科植物合欢**Albizia julibrissin** Durazz. 的树皮。

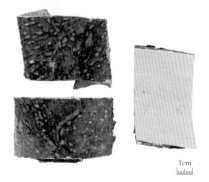

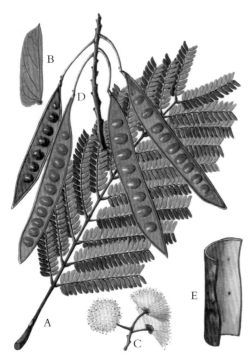

A. 复叶；B. 小叶；C. 花序（部分）；D. 果序；E. 药材（合欢皮）

【植物特征】落叶乔木。小枝有棱角，嫩枝、花序和叶轴被绒毛或短柔毛。托叶早落。叶为二回羽状复叶，羽片4~12对，栽培的有时达20对；小叶10~30对，线形至长圆形，长6~12mm，宽1~4mm，中脉紧靠上边缘，有缘毛。花粉红色，先排成头状花序，再组成圆锥花序；花萼管状，长3mm；花冠裂片5，三角形，长1.5mm；花丝长2.5cm。荚果带状，长9~15cm，宽1.5~2.5cm。花期6—7月；果期8—10月。

【生　境】生于山坡或栽培。

【分　布】我国东北至华南及西南部各地。非洲、中亚至东亚均有分布。

【采集加工】夏、秋季剥取树皮，晒干。

【药材性状】本品卷曲呈筒状或半筒状，长40~80cm，厚1~3mm。外表面灰棕色至灰黄色，微有纵皱纹或浅的纵裂纹，密生明显的椭圆形横向皮孔，棕色，偶见有突起的小枝脱落后的圆形枝痕，常附有灰白色地衣斑块，内表面淡黄色或黄白色，平滑，有细密的纵皱纹。质硬而脆，易折断，断面呈纤维状。气微香，味淡、微涩、嚼之稍刺舌。以皮细嫩、皮孔明显者为佳。

【性味归经】味甘，性平。归心、脾、肺经。

【功能主治】安神解郁，活血，消肿痛。用于心神不安，失眠，肺脓肿，咯脓痰，筋骨损伤，痈疖肿痛。

【用法用量】用量6~12g。外用适量，研末调敷。

【附　注】合欢的花序或花蕾入药，称合欢花。味甘，性平。安神解郁。用于心烦，郁闷少眠。

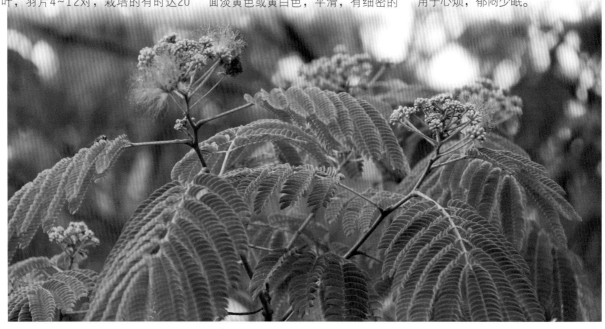

牡丹皮

【别　名】丹皮、粉丹皮。

【来　源】本品为毛茛科植物牡丹**Paeonia suffruticosa** Andr.的根皮。

【植物特征】落叶灌木。高达2m。茎粗壮，表面灰黑色，分枝较短。叶通常为二回三出复叶；小叶纸质，顶生小叶长达10cm，3裂约达中部，裂片复3浅裂或不裂，侧生小叶较小，斜卵形，不等的2浅裂，上面绿色，无毛，下面粉白，近无毛或中脉上被疏柔毛。花单朵顶生，硕大，直径12~20cm；萼片5片；花瓣5片或重瓣，白色、红紫色或黄色，倒卵形，顶端常2浅裂；雄蕊多数，花药黄色；花盘紫红色，杯状，包着心皮。蓇葖果卵形，密被褐黄色绒毛。花期4—5月；果期6月。

【生　境】栽培。

【分　布】我国各地广泛栽培。世界许多地区有引种。

【采集加工】春、秋季挖采根部，除去细根，剥取根皮，晒干。

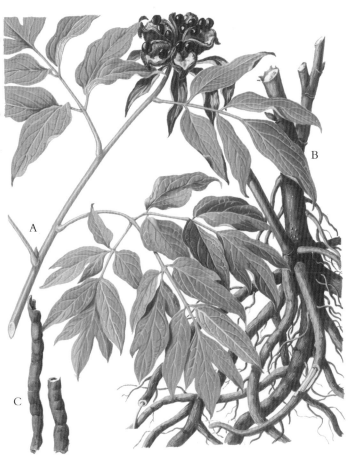

A.果枝；B.根系；C.药材（牡丹皮）

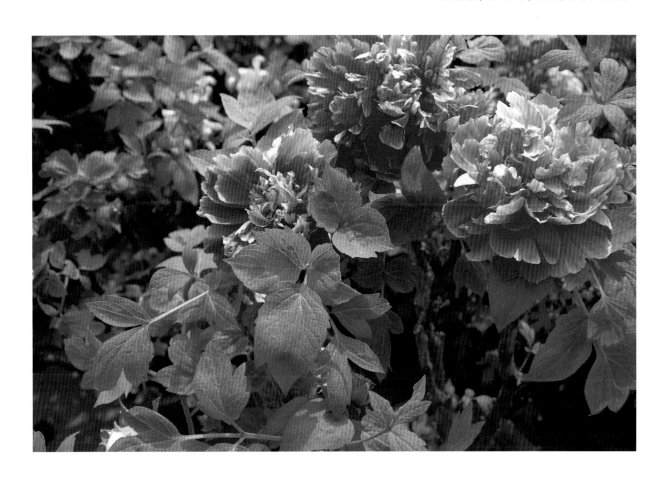

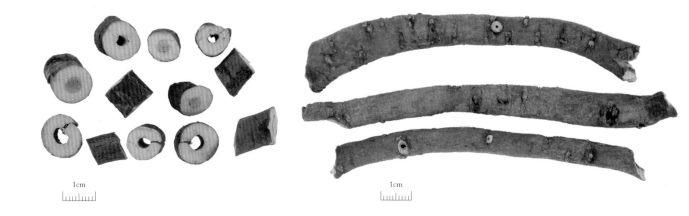

1cm

1cm

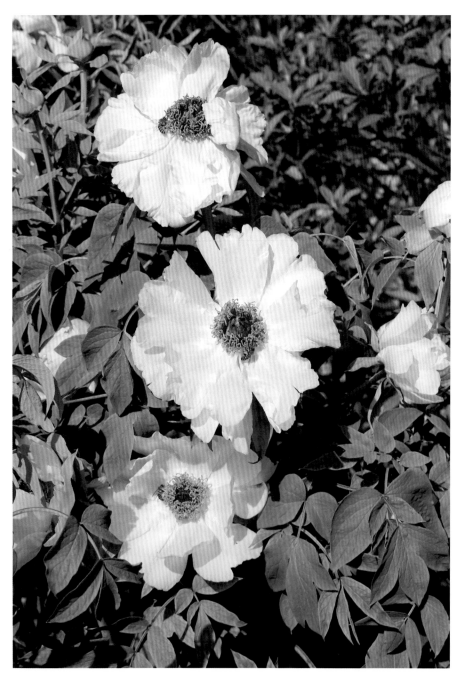

【药材性状】本品卷缩成筒状或半筒状，边缘略向内卷曲或张开，长5~10cm，宽0.5~1.2cm，厚1~4mm。外表面灰褐色或黄褐色，表皮脱落处为棕红色，有多数横生皮孔及细根痕，里面褐黄色或浅棕色，有明显的纵纹，常见发亮的点状结晶。质硬而脆，易折断，断面较平坦，粉质，淡红色。气芳香，味微苦而涩。以条粗、肉厚、断面色白、粉性足、香气浓者为佳。

【性味归经】味辛、苦，性凉。归心、肝、肾经。

【功能主治】清热凉血，活血化瘀。用于热入营血，吐血衄血，血热斑疹，经闭痛经，跌扑伤痛。治疗高血压病，急性阑尾炎，神经性皮炎，过敏性鼻炎。

【用法用量】用量4.5~9g。

【注　意】孕妇慎用。

【附　方】

❶肝郁血热，月经不调：牡丹皮、栀子、当归、白芍、茯苓、白术各9g，柴胡6g，甘草、薄荷各3g，水煎服。

❷急性荨麻疹：牡丹皮、赤芍、连翘、地肤子各9g，蝉衣4.5g，浮萍草3g，水煎服。

苦楝皮

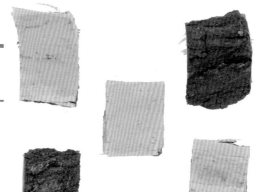

【别　名】楝树果、楝枣子。

【来　源】本品为楝科植物苦楝Melia azedarach L. 的树皮或根皮。

【植物特征】落叶乔木。高10~20m。树皮暗褐色，有槽纹。嫩枝有明显的皮孔。叶互生，二或三回奇数羽状复叶，长20~40cm；小叶卵形或披针形，顶生叶较大，长3~7cm，宽2~3cm，顶端短渐尖，基部楔形或宽楔形，有偏斜，边缘有钝锯齿。圆锥花序顶生或腋生；花淡紫色；萼片5片，外被微柔毛；花瓣5片，倒卵状匙形，长约1cm，两面均被微柔毛；雄蕊管紫色，长7~8mm，花药10枚，着生于雄蕊管裂片的内侧，且与裂片互生；子房每室有胚珠2颗，柱头头状。核果球形至椭圆形，长1~2cm，成熟时黄色。花期4—5月；果期10—12月。

【生　境】生于低海拔丘陵、旷野、村边、路旁的疏林或杂木林中。

【分　布】我国黄河以南地区常见。广泛分布于亚洲热带和亚热带地区。

【采集加工】春、秋季剥取树皮和根皮，晒干，或除去粗皮后晒干。

【药材性状】本品呈不规则的板片状或槽状，很少半卷筒状，长宽不一，厚2~6mm。外表皮灰棕色或棕褐色，粗糙，有纵裂沟纹及灰棕色皮孔，除去粗皮的为淡黄色或棕红色，内表面灰白色或淡黄色，不平滑。质韧，不易折断，断面纤维状，易剥离成有网纹的薄片。无臭，味苦。以皮厚，刮去表皮者为佳。

【性味归经】味苦，性寒；有小毒。归肝、脾、肾经。

【功能主治】杀虫。用于蛔虫病，钩虫病，蛲虫病，疥疮，头癣，水田皮炎。

【用法用量】用量6~12g。

【附　方】蛔虫病：鲜苦楝根皮切

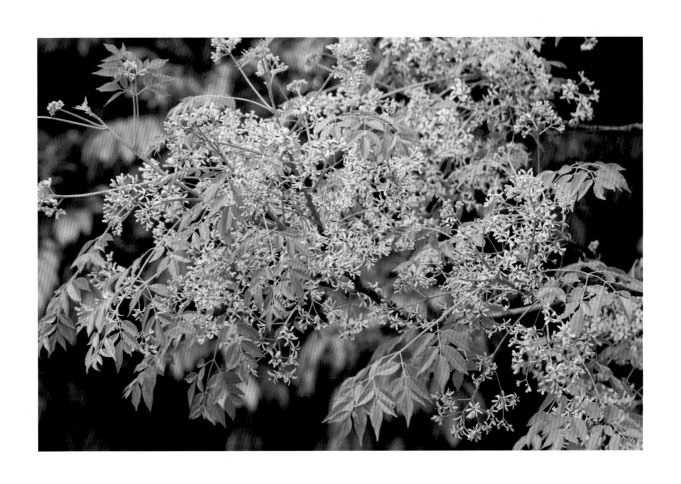

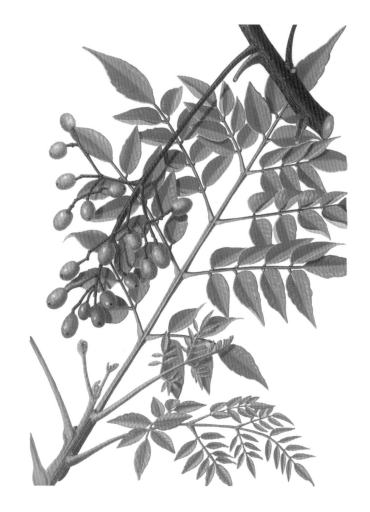

碎，洗净，每500g加水3000mL，用文火煎9~11小时，浓缩至200mL，过滤，加水再煎，再过滤，加红糖45g，浓缩至200mL，备用。每次35~40mL，儿童酌减，早晨空腹服1次。部分病例服药后有恶心、呕吐、头晕、腹痛、腹泻、出冷汗等反应，一般在3~4小时后会自行消失（刮去外面粗皮的干皮亦可）。

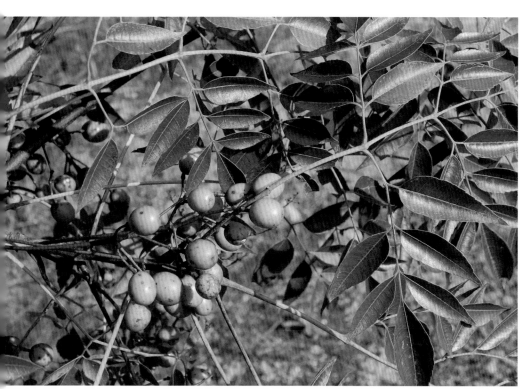

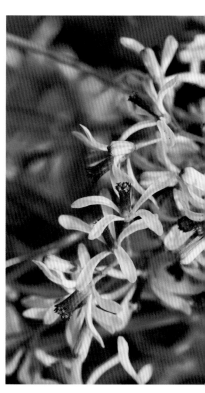

鸭脚木皮

【别　名】鹅掌柴、鸭母树、伞托树。

【来　源】本品为五加科植物鸭脚木**Schefflera heptaphylla**（L.）Frodin
［*Schefflera octophylla*（Lour.）Harms］的茎皮及根皮。

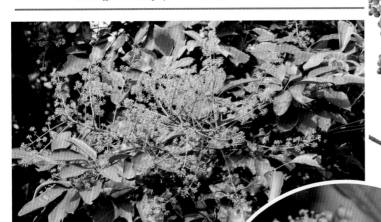

A. 果枝；B. 花序；C. 药材
（鸭脚木皮）

【植物特征】乔木。高2~15m，直径达40cm以上。小枝粗壮，幼时密生星状短柔毛，后渐脱落。掌状复叶有小叶6~9枚；小叶厚纸质至近革质，椭圆形、长圆状椭圆形或倒卵状长椭圆形，长9~17cm，宽3~5cm，幼时密生星状短柔毛，后渐脱落，有时下面脉腋间毛宿存，顶端具短尖头，稀圆形，基部楔形或圆形，边全缘，但幼树叶边缘具疏锯齿或为浅裂，小叶柄长1.5~5cm；侧脉7~10对，下面隆起；叶柄长13~35cm，幼时被星状短柔毛，后脱落，边缘具5~6小萼齿。伞形花序有花10~18朵，数个排成圆锥花序；花白色，芳香，萼筒小；花瓣5~6片；雄蕊5~6枚；子房5~7（~10）室，花柱合生。核果球形，直径约5mm，具棱。花期11—12月；果期12月。

【生　境】生于山坡、山谷、林缘、林内或灌木丛中。

【分　布】我国东南部至西南部各地。日本、越南和印度也有分布。

【采集加工】全年可采。

剥取树皮、根皮，晒干。

【药材性状】本品呈卷筒状或不规则板块状。卷筒状的长30~40cm，板块状的长短不等，厚1~2mm。外表面灰色或灰褐色，略粗糙，密具细小的疣状凸起和皮孔，常有纵皱纹和不规则的横纹。内表面暗褐色，有细纵纹。质脆，易折断，断面不整齐，纤维性。气微，味苦涩。以皮薄、灰褐色、卷筒状者为佳。

【性味归经】味苦，性凉。

【功能主治】清热解毒，消肿散瘀，除湿。用于血热斑疹，感冒发热，咽喉肿痛，跌打肿痛，疮毒，皮炎，湿疹。

【用法用量】用量5~10g。

【附　方】

❶流行性感冒：鸭脚木根或茎、三桠苦根或茎各500g，水煎，再浓缩至1 000mL。每次60mL，每日1~2次。

❷感冒发热：鸭脚木根15g，野菊花全草30g，水煎服。

❸咽喉肿痛：鸭脚木根皮15~30g，水煎服。

❹风湿骨痛：鸭脚木根180g，加酒0.5kg浸泡。每日2次，每次15g。

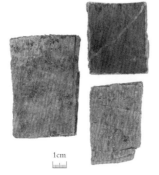

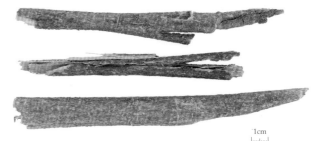

黄柏

【别　名】黄檗、檗皮、川黄柏。

【来　源】本品为芸香科植物川黄檗**Phellodendron chinense** Schneid.或秃叶黄皮树**Phellodendron chinense** Schneid. var. **glabriusculum** Schneid. 的树皮。

◎川黄檗

【植物特征】树高达15m。成年树有厚、纵裂的木栓层，内皮黄色，小枝粗壮，暗紫红色，无毛。叶轴及叶柄粗壮，通常密被褐锈色或棕色柔毛，有小叶7~15片，小叶纸质，长圆状披针形或卵状椭圆形，长8~15cm，宽3.5~6cm，顶部短尖至渐尖，基部阔楔形至圆形。两侧通常略不对称，边全缘或浅波浪状，叶背密被长柔毛或至少在叶脉上被毛，叶面中脉有短毛或嫩叶被疏短毛；小叶柄长1~3mm，被毛。花序顶生，花通常密集，花序轴粗壮，密被短柔毛。果多数密集成团，果的顶部略狭窄，椭圆形或近球形，直径约1cm，大者达1.5cm，蓝黑色，有分核5~8（~10）个；种子5~8枚，很少10枚，长6~7mm，厚4~5mm，一端微尖，有细网纹。花期5—6月；果期9—11月。

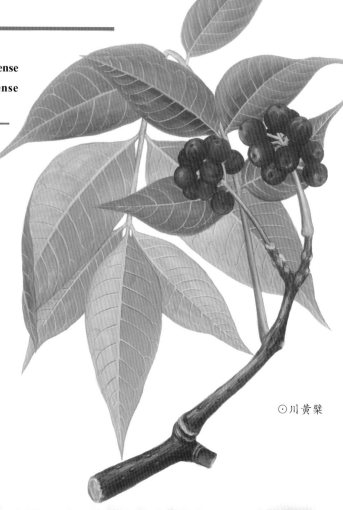

⊙川黄檗

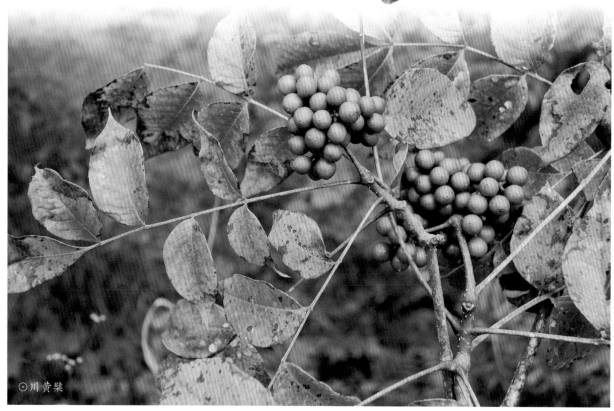

⊙川黄檗

◎秃叶黄皮树

【植物特征】落叶乔木。高达10m。树皮薄而开裂，外皮暗灰棕色，内皮黄色。奇数羽状复叶对生，有小叶7~13枚；小叶披针状长圆形至长卵形，长6~9cm或更长，顶端骤尖，基部宽楔形或圆形，两面无毛或仅在中脉上被稀疏的柔毛，背面通常青灰色，边全缘。花夏季开放，单性，组成顶生聚伞圆锥花序；花瓣5片，淡黄色。核果近球形，直径约8mm，黑色。花期5—6月；果期9—11月。

【生　境】生于海拔900m以上稍湿润的阴坡。

【分　布】陕西、甘肃、湖北、湖南、江苏、浙江、福建、广东、江西、台湾、广西、贵州、四川、云南等地。

【采集加工】通常5—6月间采收，选取合适的树，先横切，再纵切，剥取树皮，刮去粗皮，压平，晾干。

【药材性状】本品呈板片状或浅槽状，长宽不一，外表粗皮多已刮去，呈深黄色或浅黄棕色。老皮较平坦，厚0.3~0.7cm，嫩皮较薄，呈浅槽状，有不规则的浅裂。内表面暗黄色，有细密纵棱。体轻，质硬，断面深黄色，多纤维。气微，味苦，嚼之有黏滑感，可使唾液染成黄色。以皮厚、深黄色、质结实者为佳。

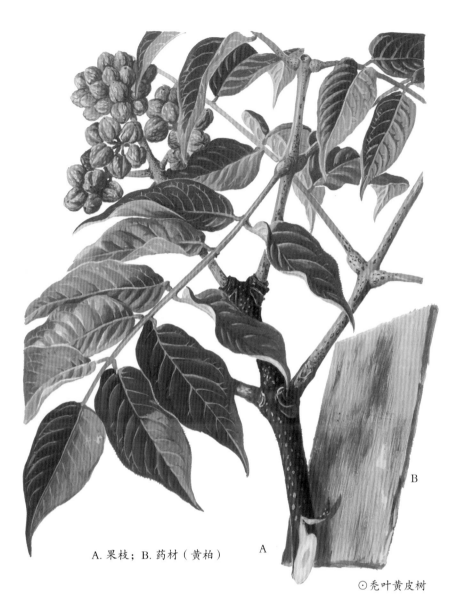

A. 果枝；B. 药材（黄柏）

⊙秃叶黄皮树

【性味归经】味苦，性寒。归肾、膀胱经。

【功能主治】清热解毒，燥湿，泻火，健胃。用于热痢，泄泻，淋浊，痔疮，便血，皮肤湿疹，盗汗，遗精，口舌生疮，黄水疮等。治疗黄疸型肝炎，结膜炎，口腔炎，中耳炎，风湿关节炎。外用治疗疔疮肿毒。

【用法用量】用量5~10g。外用适量。

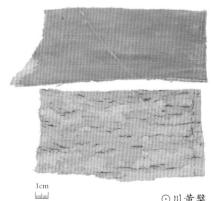

1cm

⊙川黄檗

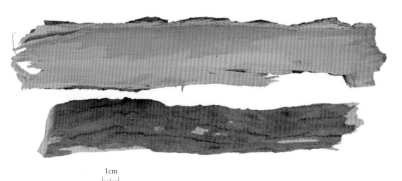

1cm

⊙川黄檗

救必应

【别　名】熊胆木、白银香、白银树皮、九层皮、白兰香。

【来　源】本品为冬青科植物铁冬青Ilex rotunda Thunb.的树皮。

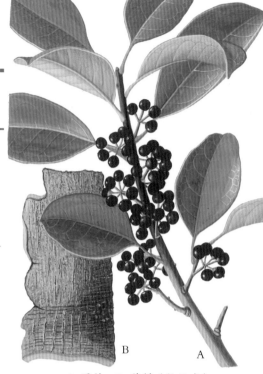

A. 果枝；B. 药材（救必应）

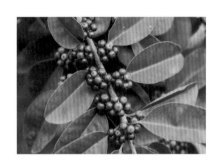

【植物特征】常绿乔木。树皮淡灰色。叶互生，纸质和薄革质，卵形至倒卵状椭圆形，长4~9.5cm，宽1.8~4cm，顶端短尖至钝圆，基部钝或楔形，全缘，两面无毛；侧脉每边6~9条。聚伞花序或伞形状花序单生于当年生枝的叶腋内，花单性；雄花序有花5~20朵，雌花序少花；雄花的花萼4浅裂，花瓣基部合生，长约2.5mm；雄蕊略长于花瓣；雌花的花萼碟状，花瓣近倒卵形，长约2mm，

基部合生；退化雄蕊丝状。核果近球形，直径约6mm，成熟时红色，含4~6个分核。花期4月；果期8~12月。

【生　境】生于山谷、溪边的疏林中或丘陵、村边旷地上。

【分　布】江苏、浙江、台湾、福建、江西、海南、广东、香港、广西、湖南等地。朝鲜、日本、越南北部也有分布。

【采集加工】夏、秋季采收。剥取树皮，晒干。

【药材性状】本品呈卷筒状或略卷曲的片状，长短不一，厚0.3~1.5cm。外表面灰白色、灰黄色或淡褐色，粗糙，常有横皱纹和白色斑块。内表面棕褐色至黑褐色，稍有光泽，有细纵皱纹。质硬而脆，可折断，断面略平坦，稍显颗粒状，黄白色或淡黄褐色。气微香，味苦、微涩。以皮厚、苦味浓者为佳。

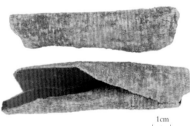

1cm

【性味归经】味苦，性凉。归肺、脾经。

【功能主治】清热解毒，消肿止痛。用于感冒，咽喉肿痛，风湿骨痛。治疗扁桃体炎，急性胃肠炎。外用治跌打损伤，痈疖疮疡，外伤出血，烧、烫伤。

【用法用量】用量9~15g。外用适量，树皮研粉调油敷；鲜叶或根捣烂敷患处。

【附　方】

❶胃炎，胃、十二指肠溃疡：救必应、黑老虎各30g，簕党子3g，晒干研粉。每次2g，每日2次，小儿酌减。

❷感冒、腹泻：救必应250g，地胆草、丁癸草、南五味子根各90g，薄荷60g。晒干研粗粉，备用。每次12~18g，每日3~4次，泡开水服。

❸小儿消化不良：救必应、番石榴叶各6g，布渣叶、火炭母各9g，水煎，分3~4次服。每日1剂。发热者加金银花6g。脱水者适当补液。

❹烫伤：鲜铁冬青叶或根500g，洗净捣烂，用纱布包洗（叶500g用水250g，根500g用水36g），反复搓洗，蘸药汁涂于患处，干后再涂。如药液成冻，可加少量菜油调涂。

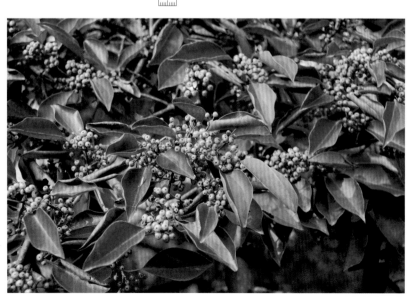

紫荆皮

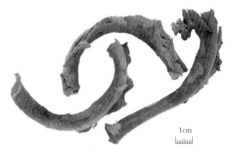

【别　名】油甘木皮。

【来　源】本品为大戟科植物余甘子Phyllanthus emblica L. 的茎皮。

【植物特征】灌木或小乔木。高1～5m。树皮灰褐色。嫩枝被褐色短毛。叶互生，排成2列，线状长圆形，长1～2cm，顶端圆，基部圆或略呈心形，边全缘；侧脉每边6～8条；叶柄长约1mm；托叶线状披针形。花春夏季开放，无花瓣，多朵排成腋生的密伞花序，花序上仅具1雌花或全为雄花；雄花的萼片6，倒卵形至倒披针形，长达2.5mm，雄蕊3，花丝合生成长约1mm的柱，腺体6；雌花的花萼与雄花的相似，子房卵形，下半部包于杯状花盘内，花柱上部2裂，每裂片再2条裂。蒴果呈核果状，球形，直径1～2cm，外果皮肉质，绿白色或淡黄白色，内果皮硬壳质；种子略带红色，长5～6mm，宽2～3mm。花期4—6月；果期7—9月。

【生　境】生于斜坡谷地、草地及疏林中。

【分　布】台湾、福建、广东、海南、香港、广西、贵州、云南、四川、湖南、江西等地。

【采集加工】全年可采。剥取树皮，晒干。

【药材性状】本品呈不规则的卷筒状或槽状，长6～10cm，宽3～5cm，厚0.8～1.5cm。外表面紫褐色，常有白斑和纵皱纹，内表面紫棕色，有细纵皱纹。质坚硬，不易折断，断面平坦，略呈颗粒状，紫棕色。气微，味涩。以皮厚，紫棕色者为佳。

【性味归经】味甘、酸，性凉。

【功能主治】清热利咽，润肺止咳。解毒消肿，收敛止血，杀菌去腐。用于痈肿，疖疮毒，阴囊湿疹，外伤出血，跌打损伤，蚊虫咬伤。

【用法用量】外用适量，煎汤洗或研末散敷患处。用量5～10g。

1cm

【附　注】《中华人民共和国药典》未收载紫荆皮。各地使用的品种也不尽相同，广东及其邻近地区习惯使用本品，华东地区用的是南五味子（风沙藤）Kadsura longipedunculata Finet et Gagnep.的根皮，而河南和陕西一带则用云实科紫荆Cercis chinensis Bunge的树干皮，四川等地用千屈菜科紫薇Lagerstroemia indica L.的树皮，这些品种的药效是否相同，尚未见报道。

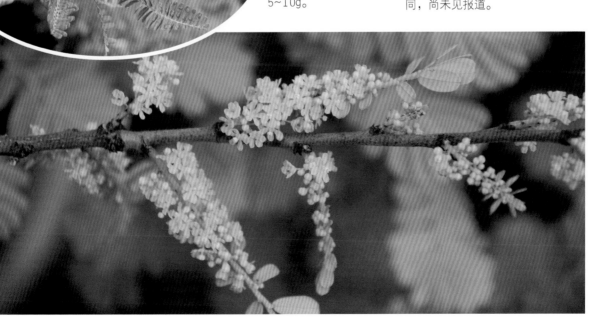

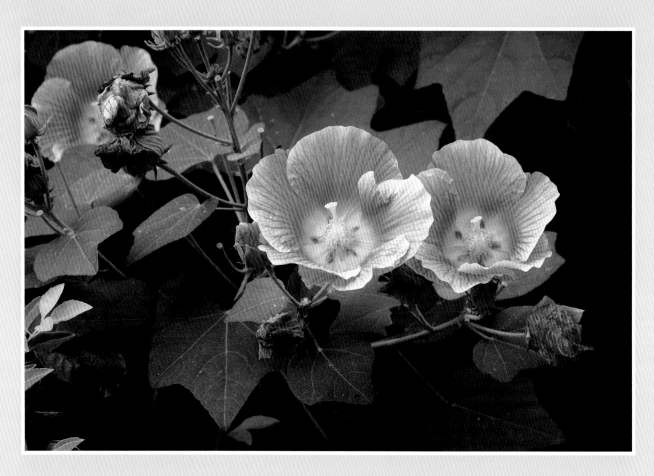

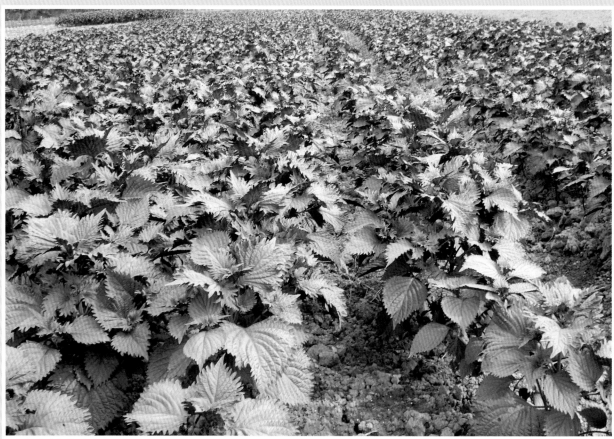

五

叶类

YE LEI

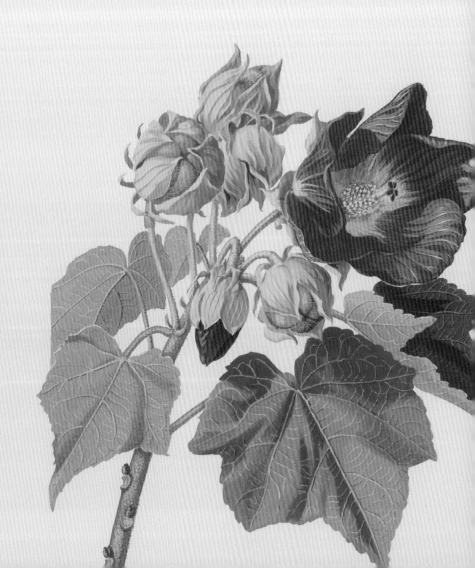

艾叶

【别　名】蕲艾。

【来　源】本品为菊科植物艾**Artemisia argyi** Lévl. et Vant. 的叶。

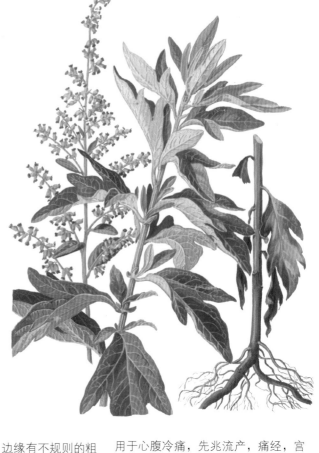

【植物特征】多年生草本。茎直立，高80~120cm，具纵棱。茎、枝密被绒毛。叶较厚，下部叶花期萎谢，中部叶卵形或长卵形，长6~10cm，宽4~8cm，羽状浅裂至半裂，每侧具2~3枚裂片，裂片椭圆形，中部裂片常再2~3浅裂或不分裂，边缘常有数枚疏浅裂齿，上面具蛛丝柔毛，并有或密或疏的白色腺点，下面密被白色或白色蛛丝状绒毛，叶基部渐狭成短或略长的叶柄；茎上部叶与苞片叶3浅裂或不分裂。头状花序卵状椭圆形或圆锥花序；总苞片3~4层，背面被密绒毛，花后带褐色；边缘雌花5~10朵，花冠狭管状；中央两性花8~15朵，花冠管状。瘦果倒卵形。花、果期7~10月。

【生　境】生于低至中海拔地区的荒地、路旁、山坡。

【分　布】四川、福建、贵州、广东、山东、山西、青海、黑龙江、辽宁、河北、湖北、内蒙古等地。蒙古、朝鲜、俄罗斯也有分布。

【采集加工】夏季枝叶繁茂、末抽花穗时采摘，除去杂质，晒干。

【药材性状】本品多皱缩、破碎。完整叶有短柄，叶片展平后呈卵形或长卵形，羽状深裂或3裂，裂片椭圆状披针形，边缘有不规则的粗锯齿，有时2~3浅裂。上表面灰绿色或深黄绿色，有略疏蛛丝状柔毛和腺点，下表面被很密的灰白色蛛丝状绒毛。质柔软。气清香，味苦。以叶片大、色灰绿、无杂质者为佳。

【性味归经】味辛、苦，性温；有小毒。归肝、脾、肾经。

【功能主治】散寒除湿，温经止血。用于心腹冷痛，先兆流产，痛经，宫冷不孕，吐血，衄血，崩漏经多，月经不调，功能性子宫出血。外用治湿疹，皮肤瘙痒。

【用法用量】用量3~6g。外用适量，水煎，熏洗患处。

【附　方】

❶功能性子宫出血、腹痛：a. 艾叶炭6g，香附、白芍各12g，当归、延胡索各9g，水煎服。b. 鲜艾根90g，切碎炒焦，醋和水各1碗，煎至大半碗服。

❷先兆流产：艾叶炭6g，菟丝子、桑寄生各15g，当归9g，水煎服。

❸皮肤瘙痒：艾叶30g，花椒9g，地肤子、白鲜皮各15g，水煎，熏洗患处。

【附　注】

❶药用的艾叶多为栽培品，其叶较野生的稍厚，被极密绒毛，揉之成团而不成粉。故有些人主张另确立一栽培变种——蕲艾Artemisia argyi Lévl. et Vant. cv. Qlai。

❷广东等地习惯割取地上部分，连枝带叶晒干入药，功效和艾叶相同，商品称蕲艾。

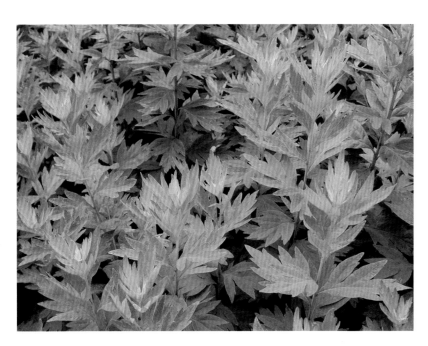

石韦

【别　名】小石韦、石皮、石剑、金茶匙。

【来　源】本品为水龙骨科植物石韦**Pyrrosia lingua**（Thunb.）
Farwell［*Pyrrosia martinii*（Christ）Ching］、有柄
石韦**Pyrrosia petiolosa**（Christ）Ching或庐山石韦
Pyrrosia sheareri（Bak.）Ching的叶。

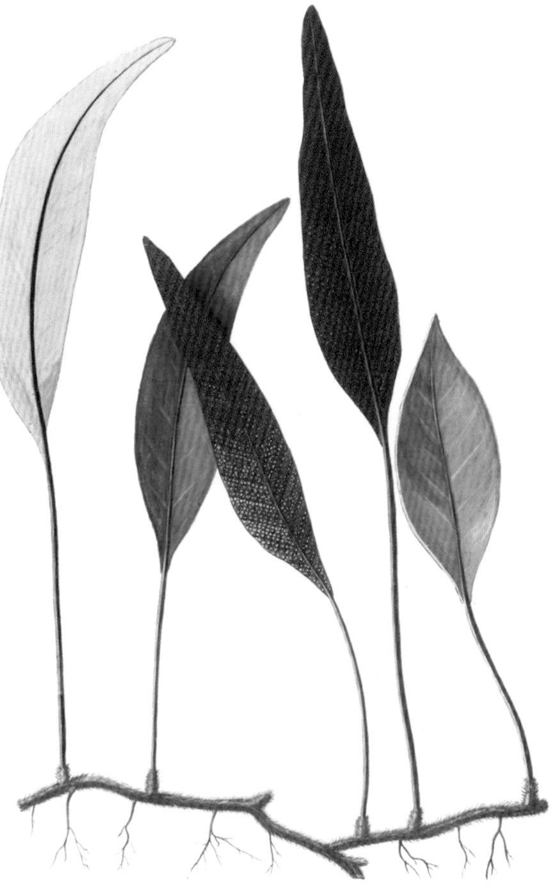

◎石韦

【植物特征】附生草本植物。植株高10~30cm。根茎细长而
横走，密被狭披针形鳞片，顶端长渐尖，基部盾状，边缘不
整齐，颜色较中部浅。叶远生，相距1~2cm，叶柄深棕色，
质坚硬，长2~10cm，初被星状毛，老则脱净，基部有关节，
覆鳞片；叶片革质，很厚，披针形、舌形或狭披针形，偶有
长圆形或近椭圆形，长6~20cm，顶端渐尖，基部渐狭，多少
下延，边全缘而略反卷，上面疏被星状毛或近无毛，下面密
被棕色星状毛；叶脉深棕色，在下面凸起，上面微压入，侧

⊙石韦

脉纤细，平行斜展，
末端直达叶缘，横
脉结成方形网眼，
内藏单一或分叉
的小脉。孢子囊
群满布叶片下面
的全部或上部，
在侧脉间排成不
整齐的4~5行，
很密，初被星状
毛，无囊群盖；
孢子囊有长柄；
孢子两面型，透
明，常淡黄色。

【生　境】生于海拔
100~1500m的石上或
树干上。

【分　布】广东、广西、
湖南、江西、福建、浙江、
江苏、台湾、云南、贵州、四川等
地。印度、越南、朝鲜、日本也有分布。

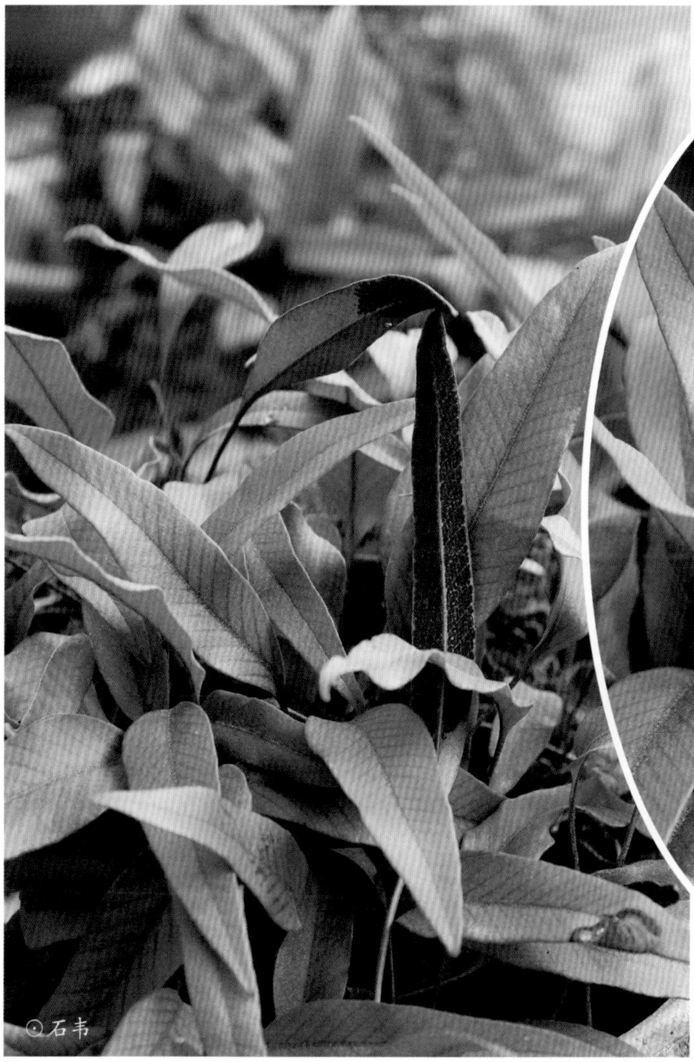

⊙石韦

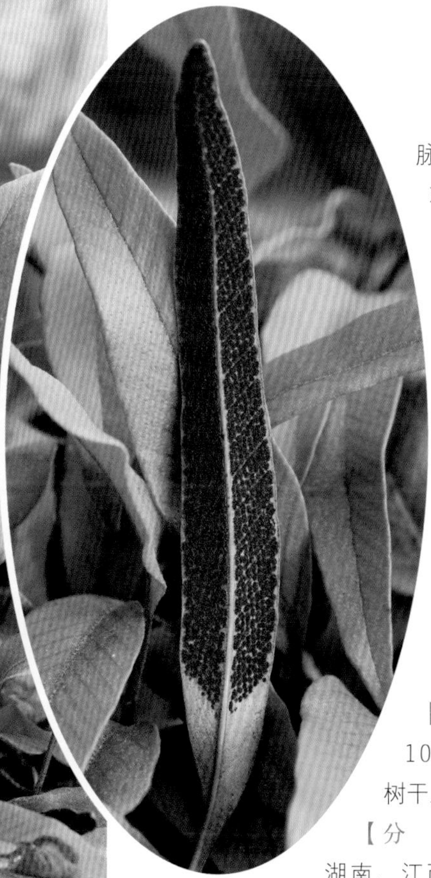

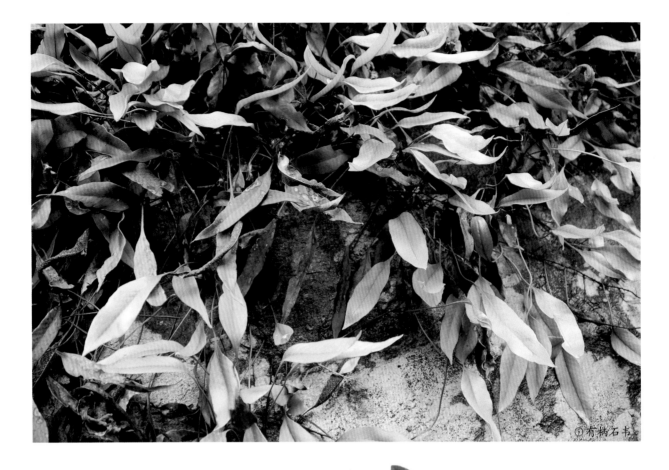

⊙有柄石韦

◎有柄石韦

【植物特征】多年生常绿植物。植株高6~17cm，被星状毛。根茎细长，横走，密被棕褐色卵状披针形鳞片，边缘有锯齿；须根多数。叶远生，二型，叶片厚革质，干后边缘多反卷，营养叶片与叶柄近等长，卵圆形至长卵形，长3~4cm，宽5~20mm，钝头，全缘，基部下延至叶柄，上面绿色，无毛，有排列整齐的小凹点，下面密被灰色星状毛；孢子叶短于叶柄，叶片卵状椭圆形，长3~12cm，通常卷曲成圆筒状，下面密生深褐色的孢子囊群，无囊群盖。

【生　境】生于山地裸露岩石上或岩石缝内阴湿处或树干上。

【分　布】我国东北、华北、西北、西南和长江以南各地。朝鲜、俄罗斯也有分布。

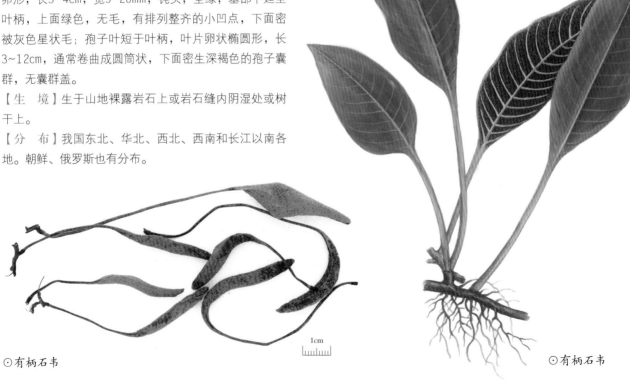

⊙有柄石韦

1cm

⊙有柄石韦

◎庐山石韦

【植物特征】植株通常高20~50cm。根茎粗壮，横卧，密被线状棕色鳞片；鳞片长渐尖头，边缘具睫毛，着生处近褐色。叶近生，一型；叶柄粗壮，直径2~4mm，长3.5~5cm，基部密被鳞片，向上疏被星状毛，禾秆色至灰禾秆色；叶片椭圆状披针形，近基部处为最宽，向上渐狭，渐尖头，顶端钝圆，基部近圆截形或心形，长10~30cm或更长，宽2.5~6cm，全缘，干后软厚革质，上面淡灰绿色或淡棕色，几光滑无毛，但布满洼点，下面棕色，被厚层星状毛。主脉粗壮，两面均隆起，侧脉可见，小脉不显。孢子囊群呈不规则的点状排列于侧脉间，布满基部以上的叶片下面，无盖，幼时被星状毛覆盖，成熟时孢子囊开裂而呈砖红色。

【生　境】生于海拔400~1300m的山谷林下石上或树干上。

【分　布】台湾、福建、浙江、江西、安徽、湖北、湖南、广东、广西、云南、贵州、四川等地。

【采集加工】全年均可采收，除净根茎和根，扎成小把，晒干或阴干。

【药材性状】石韦　叶革质，披针形、线状披针形或长圆状披针形，长7~20cm，宽1.5~3.5cm。顶端渐尖，基部渐狭或耳状偏斜，略下延，全缘，向内卷曲；上表面灰绿色或灰棕色，无毛或疏被星状毛，下表面被灰棕色或红棕色星状柔毛和密布红棕色圆点状的孢子囊群；主脉明显，侧脉隐约可见。叶柄长2~10cm，棕色，略呈四棱状，常稍扭曲。气微，味淡。以叶完整、色棕红者为佳。

　　有柄石韦　叶片多卷曲呈筒状，展平后呈长圆形或卵状长圆形，长3~8cm，宽1~2.5cm。基部楔形，对称；叶背侧脉不明显，布满孢子囊群。叶柄长3~9cm。

　　庐山石韦　叶片厚革质，略皱缩，展平后呈披针形，长10~30cm，宽2.5~6cm。基部密被鳞片。叶柄粗壮，长3.5~5cm，直径2~4mm。

【性味归经】味甘、微苦，性微寒。归肺、膀胱经。

【功能主治】凉血止血，清热利尿，通淋。用于石淋，淋沥涩痛，崩漏，痢疾，肺热咳嗽，痈疽，肾炎，尿路感染，小便赤短，闭经。

【用法用量】用量5~10g。

【附　方】

❶慢性支气管炎：石韦、冰糖各30g，水煎服。重症加倍。

❷放射治疗和化学治疗引起的白细胞下降：石韦50g，红枣15g，甘草3g，水煎服。

❸泌尿系结石：石韦30~60g，车前草30~60g，栀子30g，甘草9~15g，水煎当茶饮。

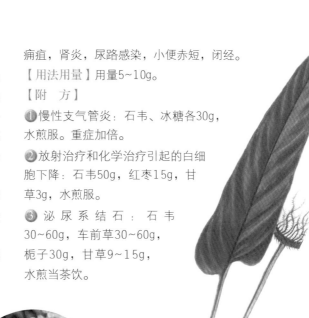

⊙庐山石韦

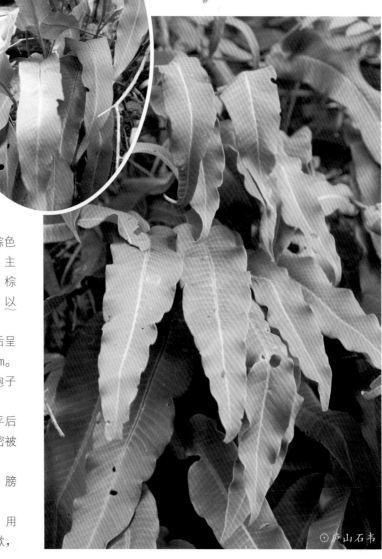

⊙庐山石韦

芙蓉叶

【别　名】木芙蓉叶、芙蓉花。

【来　源】本品为锦葵科植物木芙蓉**Hibiscus mutabilis** L. 的叶。

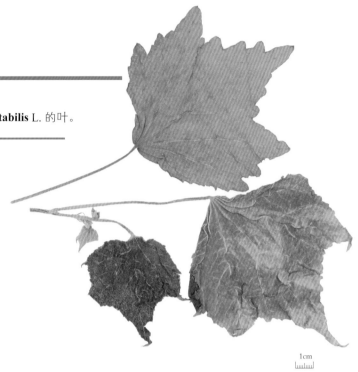

1cm

【植物特征】大灌木或小乔木。高2~5m。全株被少许灰色星状柔毛。茎皮富含纤维，坚韧。单叶，对生，阔卵形至卵圆形，长和宽10~20cm，掌状3~5深裂，裂片三角形，基部心形，边缘有钝齿。花两性，夏、秋季开放，腋生或簇生于枝顶；小苞片10枚，浅红色，贴生于花萼基部；花萼钟状，5深裂，裂片阔卵形，长3~4cm；花冠白色，粉红色或深红色，直径5~8cm，花瓣5片或多数（重瓣）；雄蕊多数，花丝连合成细管，顶分裂成多数具花药的花丝；花柱1，包藏于雄蕊管内，顶端5分枝，柱头头状。蒴果球形，室背开裂，淡黄色，被硬毛；种子肾形。花期8—10月；果期9—11月。

【生　境】多种植于庭园、村落附近或野生于荒地上或山坡、沟边的湿润处。

【分　布】辽宁、河北、山东、陕西、安徽、江苏、浙江、江西、海南、广东、福建、台湾、湖南、湖北、广西、云南、四川、贵州等地。日本和东南亚各国也有栽培。

【采集加工】夏、秋季采收叶晒干。

【药材性状】本品多卷缩或破碎，完整叶片展平后呈卵圆状心

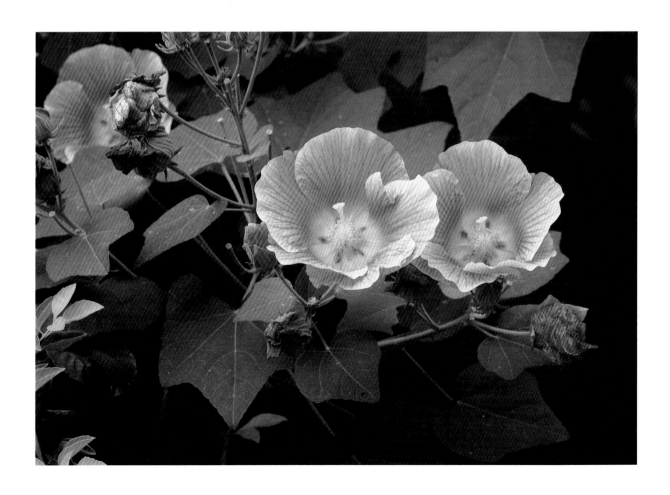

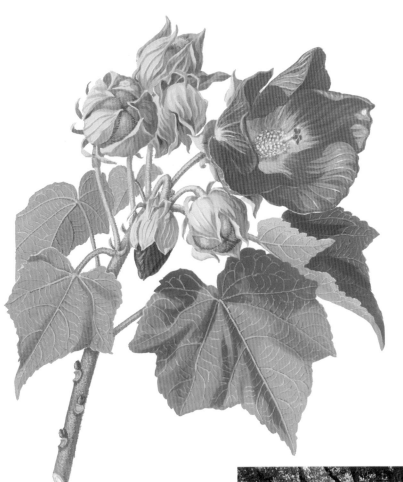

【附　方】

❶痈疖脓肿：芙蓉叶粉末适量，加凡士林调制成25％软膏（芙蓉叶粉末：凡士林＝1∶3），外敷患处。

❷外伤出血：鲜芙蓉叶适量，捣烂敷患处。

❸烧、烫伤：芙蓉叶500g（鲜品加倍），加凡士林1 000g，文火熬至叶枯焦，纱布过滤后，制成碧绿色的芙蓉叶软膏。摊在消毒敷料上或纱布上外敷。对于Ⅰ度烧伤亦可直接涂芙蓉叶膏。

【附　注】木芙蓉的花亦入药，性味功能与叶相同。

形，直径10~20cm。通常掌状3~5浅裂，裂片三角形，边缘有钝齿，两面被毛，上表面暗黄绿色，下表面灰绿色，叶脉7~11条，两面均突起；叶柄长5~20cm。气微，味微辛。

【性味归经】味辛，性平。归肺、肝经。

【功能主治】清热解毒，消肿排脓，凉血止血。用于肺热脓肿，崩漏，白带多，痈疖脓肿。治疗肥厚性鼻炎，阑尾炎，急性中耳炎。外用治痈肿疮疖，乳腺炎，淋巴结炎，腮腺炎，烧、烫伤，毒蛇咬伤，跌打损伤。

【用法用量】用量9~30g。外用适量，以鲜叶捣烂敷患处或干叶研末用油、凡士林、酒、醋或浓茶调敷。

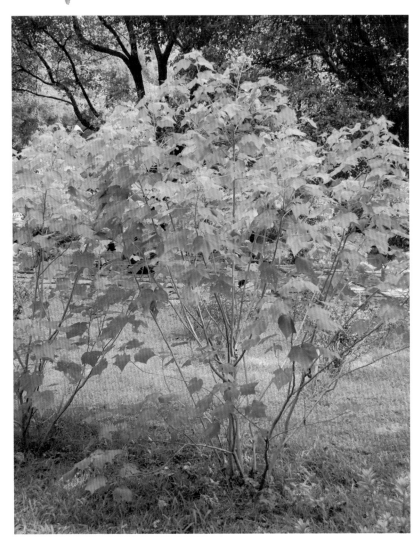

侧柏叶

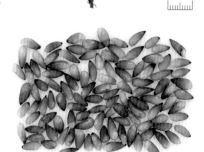

1cm

【别　名】扁柏、侧柏。

【来　源】本品为柏科植物侧柏**Thuja orientalis** L. [*Platycladus orientalis*（L.）Franco］的枝叶。

【植物特征】灌木或乔木。高达10m。树皮淡红色，常薄片状或鳞片状剥落。侧生小枝扁平，上举，多个分枝排成一扇形平面。叶小，鳞片状，交互对生，菱状卵形，排成4列；生于圆柱状主枝及侧枝上的略展开，有尖端；生于扁平羽状小枝上的紧贴，背面有一凹陷的腺体。花春、夏季开放，雄球花小，卵球形，有雄蕊6枚，每雄蕊有药囊2~4个，生于圆形药隔上；雌球花由4对鳞片组成，长1.2~2.5cm，种鳞肉质，成熟后木质而硬，略带浅蓝色，最上1对鳞片不结实，其余的鳞片内有种子2枚，顶端有一钩状小刺；种子厚，无翅。

【生　境】公园及庭园有栽种。

【分　布】广东、广西、贵州、云南、福建、江西、浙江、江苏、安徽、山东、湖南、湖北、四川、河南、陕西、甘肃、山西、河北、内蒙古、吉林、辽宁等地。朝鲜、俄罗斯也有分布。

【采集加工】夏、秋季采收。剪取幼枝叶，阴干。

【药材性状】本品为带叶枝梢，长短不一，分枝稠密，扁平。枝圆柱形，黄棕色或紫棕色。叶为鳞片状，贴伏于扁平的枝上，交互对生，略作覆瓦状，青绿色或黄绿色。质脆，易折断。气微香，味微苦、微辛。以叶嫩、色青绿、不带粗枝者为佳。

【性味归经】味苦、涩，性微寒。归心、肝、大肠经。

【功能主治】清热凉血，祛风湿，止血。用于吐血，衄血，尿

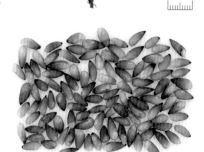

▲柏子仁

1cm

血，赤白带下，子宫出血，紫斑，风湿痹痛，燥热咳嗽，丹毒疖腮。外用治烫伤，脂溢性皮炎。

【用法用量】用量5~15g。

【附　方】

❶脱发：侧柏叶120g，当归60g，焙干，共研细粉，水泛为丸。每次9g，淡盐水送服，每日1次，连服20日为1个疗程。必要时连服3~4个疗程。

❷慢性气管炎：a. 复方侧柏片，每片重0.5g（相当于生药3.4g）。每日3次，每次4片，饭后服用。10日为1个疗程，每个疗程间隔3日。b. 鲜侧柏叶45g，穿山龙15g，黄芩、桔梗各9g，苍术、黄芪各6g，甘草0.6g，制成浸膏片。每日3次，10日为1个疗程。

❸功能性子宫出血：侧柏叶120g，水煎，分3次服。

❹便血：侧柏叶炭120g，荷叶、生地黄、百草霜各9g，水煎服。

【附　注】侧柏的干燥成熟种子称柏子仁。商品呈卵形或长椭圆形，长4~7mm，宽达3mm，顶端略尖，有深褐色小点，基部钝圆。质软，油质。气微香，味淡。其味甘，性平。归心、肾、大肠经。具养心安神，止汗，润肠之功。用于虚烦失眠，心悸怔忡，阴虚盗汗，肠燥便秘。

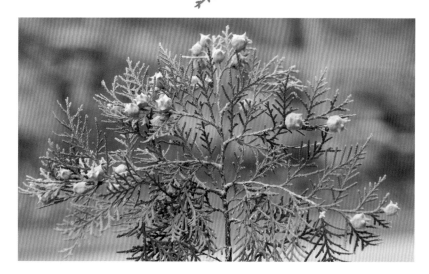

桑叶

【来　源】本品为桑科植物桑Morus alba L. 的叶。

【植物特征】落叶灌木或小乔木。高3~7m。嫩枝略被柔毛。叶柔软，纸质，卵形或阔卵形，长5~19cm，宽4~11cm，顶端短尖或渐尖，有时钝头，基部近截平或心形，常稍偏斜，边缘有锯齿，有时不规则分裂；叶柄被柔毛，长达6cm。花小，单性，无瓣，排成腋生穗状花序；雄花序长2~3.5cm，雄花的萼片近披针形；花药近球形，有腺体状附属物；雌花序长6~12mm，总花梗很长；雌花的萼片阔倒卵形，有缘毛；花柱2裂达中部以下。聚花果肉质，由多数包藏于肉质萼片内的瘦果组成，长1~2.5cm，成熟时红色或紫色，很少白色。花期4—5月；果期5~8月。

【生　境】栽培，亦有野生于村边旷地。

【分　布】我国各地。原产我国，现广植于世界各地。

【采集加工】全年可采收。以冬至春初采收新萌发的嫩叶片为佳，采后晒干。

【药材性状】本品多卷缩，完整的叶片具叶柄，展开呈卵形或阔卵形，长5~15cm，宽4~11cm。顶端渐尖，基部心形，边缘有锯齿，有时不规则分

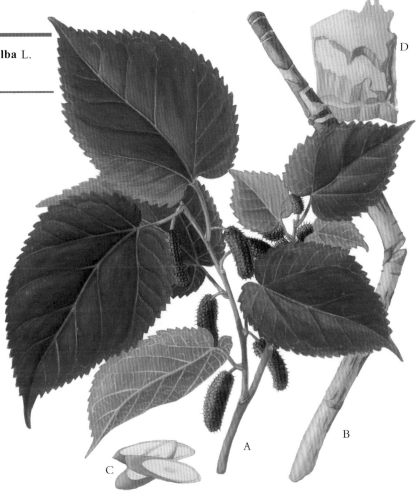

A. 果枝；B. 药材（桑白皮）；C. 药材（桑枝）；D. 药材（老桑头）

裂。上表面平滑，棕绿色或黄绿色；下表面颜色略浅，叶脉突起，小脉交织成网状，有时沿叶脉被短柔毛。质脆，易碎。气微，味淡、微苦涩。以叶片细嫩、色青绿，无粗枝者为佳。

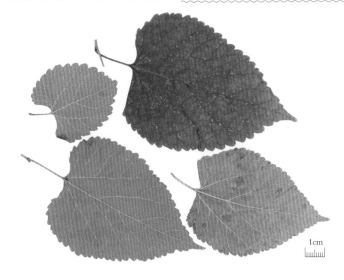

1cm

【性味归经】味甘、苦，性寒。归肺、肝经。

【功能主治】疏风解热，清肝明目，清肺润燥。用于风热外感，肺热咳嗽，目赤，眩晕。

【用法用量】用量5~10g。

【附　注】除叶外，嫩枝、根皮、果穗均入药。

❶桑枝：为桑的干燥嫩枝。呈长圆柱形，直径1~2cm。表面青灰色或紫棕色，有多数棕色皮孔和纵细纹，并有棕色、半月形的腋芽痕。商品极少原条出售，大多数切成椭圆形或圆形的薄片，皮部较薄，切面黄白色，木部有放射状纹理，外层稍现环纹，髓部白色，海绵状。有青草气，味淡，久嚼成纤维团状，有黏性。以片张厚薄均匀，切面色白者为佳。

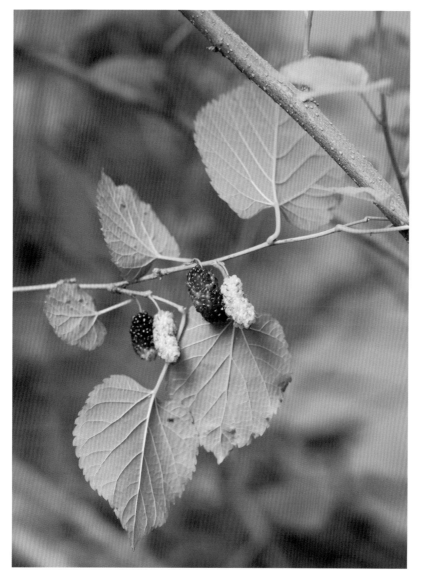

枝相同，尤其对湿热骨痛有较好的疗效。

❷桑白皮：为桑的干燥根皮。药材为长条形，两边向内卷曲呈槽状，长短宽窄不一，厚0.1~0.4cm。表面白色或淡黄色，粗皮多已刮去，或有时可见未除净的橙黄色或黄棕色粗皮。内表面近白色或淡黄色，有细纵纹，并有毛绒状纤维。体轻质韧，略带粉性，不易折断，但易纵向撕裂，撕开时有白色粉末飞出。气微，味甘、凉，有鲜葛味而略涩。以根皮厚、色白、无粗皮、粉性足者为佳。

桑白皮的性味：味甘，性寒。归肺、肝经。具清肺平喘、利尿消肿之功。用于肺热咳嗽，咳喘，面目浮肿，小便不利，高血压病、糖尿病。常用量5~15g。

油桐树的根皮、枸树的树皮与桑白皮很相似，常混充作桑白皮出售，其区别点在于油桐树的根皮和枸树的树皮均质脆、易断，嚼之无葛味或有异味。

❸桑椹：为桑的干燥果穗。呈短圆柱形，长1.5~2cm，直径0.5~0.8cm。表面黄褐色或深褐色，有总果柄，每果穗有小瘦果30~60枚，小瘦果圆形略扁，无果柄。气微，味甜、微酸。以个大肉厚、棕褐色者为佳。

桑椹的性味：味甘、酸，性寒。归心、肝、肾经。具补血、滋补肝肾、生津之功。用于肾虚眩晕耳鸣，须发早白，神经衰弱失眠，消渴，血虚便秘。常用量10~15g。

桑枝的性味：味微苦，性平。归肝经。具祛风湿、通络、利关节之功。用于风湿痹痛，风湿性关节炎，风热臂痛，脚气浮肿，手足拘挛。常用量15~30g。

广东等地区常用老桑树树干心材及树头入药，称老桑头。其性味功能与桑

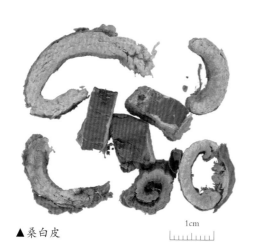

▲桑白皮　1cm

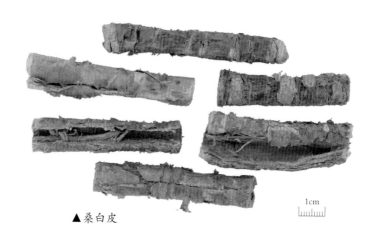

▲桑白皮　1cm

假蒟叶

【别　名】马蹄蒌、臭蒌。

【来　源】本品为胡椒科植物假蒟 **Piper sarmentosum** Roxb. 的叶片。

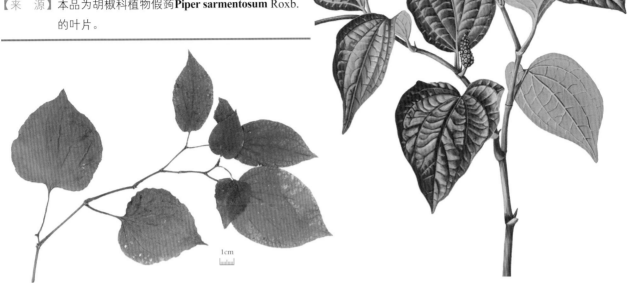

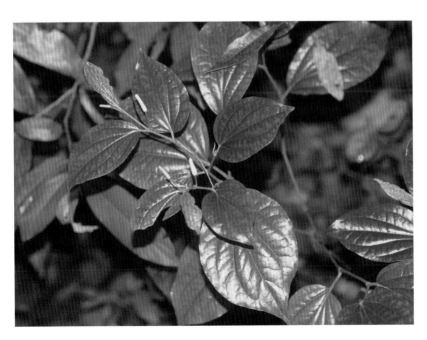

【植物特征】多年生匍匐草本。小枝近直立。叶互生，膜质，下部的阔卵形或近圆形，长7~14cm，宽6~13cm，基部心形，稀截平，全缘，下面沿脉上被粉状短柔毛；掌状脉7条；上部的叶小，卵形或卵状披针形，基部浅心形、圆形、截平，稀有渐狭；叶柄长2~5cm，被粉状短柔毛，匍匐枝上的叶柄长可达10cm；托叶早落。花无花被，单性，雌雄异株，密集成与叶对生的穗状花序，雄花序长1.5~2cm，雌花序长6~8mm；苞片扁圆或近圆形，无柄，盾状着生，雄的苞片直径0.5~0.6mm，雌的苞片比雄的大1倍；雄蕊2枚，花丝长为花药的2倍；柱头通常4枚，被微柔毛。浆果近球形，直径2.5~3mm，基部嵌生于花序轴中。花期4—11月。

【生　境】生于疏林中或村旁。

【分　布】我国华南及西南各地。印度、越南、印度尼西亚、菲律宾也有分布。

【采集加工】全年可采。摘取叶片，晒干。

【药材性状】本品多皱缩成不规则团块，黄绿色，展平后为阔卵形或近圆形，长7~14cm，宽6~13cm，顶端短尖，基部近截形或浅心形，全缘。掌状脉5~7条，小脉结成网状，具叶柄。揉之有胡椒样辛香气味。以叶片完整、色青绿者为佳。

【性味归经】味辛、苦，性温。归肺、大肠经。

【功能主治】温中，行气，祛风利湿，消肿止痛。用于胃腹寒痛，风寒咳嗽，水肿，疟疾，牙痛，风湿骨痛，产后气虚脚肿，疮痈，痔疮，跌打损伤。

【用法用量】用量15~30g。外用适量，煎水洗或鲜品捣敷患处。

【附　方】

❶腹胀、食欲不振：假蒟果1.5~3g，水煎服。

❷伤风咳嗽：假蒟叶30g，猪血120g，共炖服。

❸疟疾：假蒟根60g，水、酒各半，煎2次。于症状发作前4小时、2小时各温服1次。

❹牙痛（龋齿）：假蒟根15g，水煎并浓缩，药汁含漱。

紫苏叶

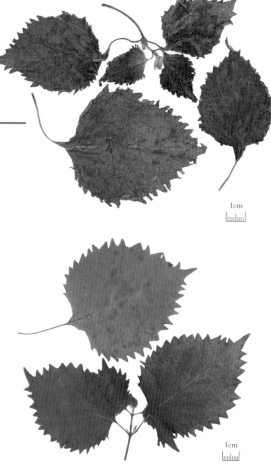

【别　名】回回苏、红苏。

【来　源】本品为唇形科植物紫苏**Perilla frutescens**（L.）Britt. 的叶。

【植物特征】一年生直立草本。高常1m。茎绿色或紫色，方柱形，有4钝棱，被长柔毛。叶对生，草质，阔卵形或近圆形，长7~13cm，宽4.5~10cm，顶端渐尖或骤尖，基部阔楔尖至圆，边缘有撕裂状粗锯齿，两面紫色，或仅下表面紫色，上表面紫绿色。花排成腋生、密花，偏侧的总状花序；苞片阔卵形或近圆形，长约4mm，生有红褐色腺点，无毛；花萼钟形，直伸，长约3mm，10脉，被长柔毛和腺点，萼檐二唇形，上唇3裂，中裂较小，下唇2裂，长于上唇；花冠长3~4mm，冠管短，喉部近钟状，冠檐近二唇形，上唇微缺，下唇3裂，中裂特大；雄蕊4；小坚果球形，直径1.5mm，褐色有网纹。花期8—11月；果期8—12月。

【生　境】多为栽培，也有逸为野生；生于村边、路旁和荒地上。

【分　布】我国各地均有栽培。亚洲东南部均有分布。

【采集加工】夏、秋季开花前分次采摘，除去杂质，晒干。

【药材性状】叶片多卷缩，常破碎，完整的叶子呈卵圆形，长4~13cm，宽2.5~9cm。顶端急尖，基部阔楔形，边缘有撕裂状锯齿，叶柄长2~7cm，两面紫色至紫蓝色，或上表面紫绿色、下表面

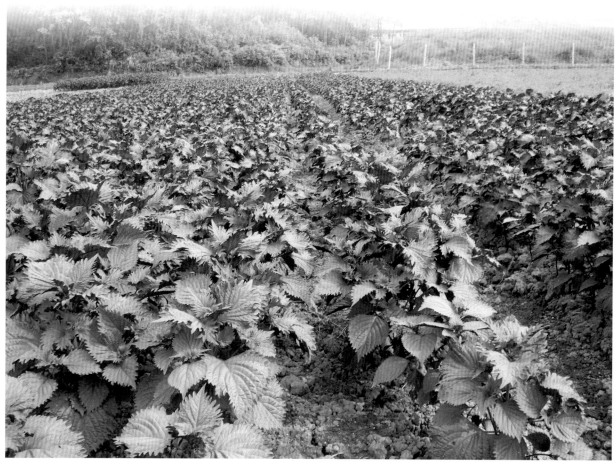

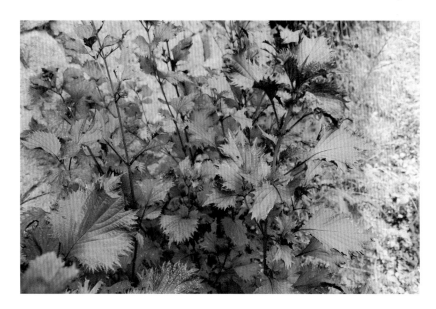

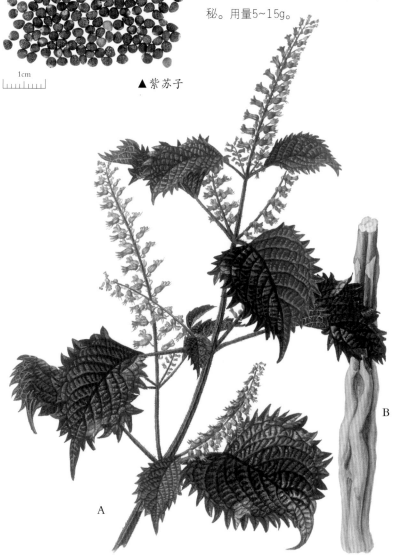

紫色，疏被灰白色毛，下表面可见多数凹陷的腺点。质脆，易碎。气清香，味微辛。以叶片大、色紫、不带枝梗、香气浓郁者为佳。

【性味归经】味辛，性温。归脾、肺经。

【功能主治】发表散寒，行气和胃。用于风寒感冒，咳嗽呕恶，妊娠呕吐，鼻塞头痛，中鱼蟹毒。

【用法用量】用量3~9g。

【附　方】

❶风寒感冒：紫苏、荆芥、防风、陈皮各500g，干姜、香葱各250g，共研细粉，加红糖1 500g、水适量，和匀，压成块状，每小块9g，焙干。每日2次，每次1小块，开水冲服。

❷感冒：紫苏叶、薄荷、甘草各6g，麻黄4.5g，葛根9g，生姜2片，水煎服。

❸食蟹中毒：紫苏叶60g，生姜3大片，煎汤频饮。

❹胸腹胀闷，恶心呕吐：紫苏梗、陈皮、香附、莱菔子、半夏各9g，生姜6g，水煎服。

❺咳嗽痰喘：紫苏子、芥子、莱菔子各9g，水煎服。

【附　注】除叶外，紫苏的茎、成熟果实均入药。

❶紫苏梗：为紫苏的干燥茎。商品呈方柱形，角钝圆，长短不一，直径5~15mm。表面紫棕色或暗紫色，四边均有直沟和直纹，节部稍膨大，有对生的枝和叶痕，体轻，质硬。以茎粗壮、紫棕色者为佳。

紫苏梗的性味：味辛，性温。归肺、脾经。具理气宽中、止痛安胎之功。用于胸膈痞闷，胃脘疼痛，嗳气呕吐，胎动不安。用量3~10g。

❷紫苏子：为紫苏的干燥成熟果实。商品为小球形或卵形颗粒，直径1~3mm，表面灰棕色或灰褐色，有隆起的暗紫色网纹和圆形小凸点。果皮薄，硬而脆，易压碎。种子黄白色，种皮膜质，子叶2，油性，用手搓之有紫苏香气。以粒大饱满，色黑者为佳。

紫苏子的性味：味辛，性温。归肺经。具降气消痰、平喘、润肠之功。用于痰壅气逆，咳嗽气喘，肠燥便秘。用量5~15g。

1cm

▲紫苏子

A. 花枝；B. 药材（紫苏梗）

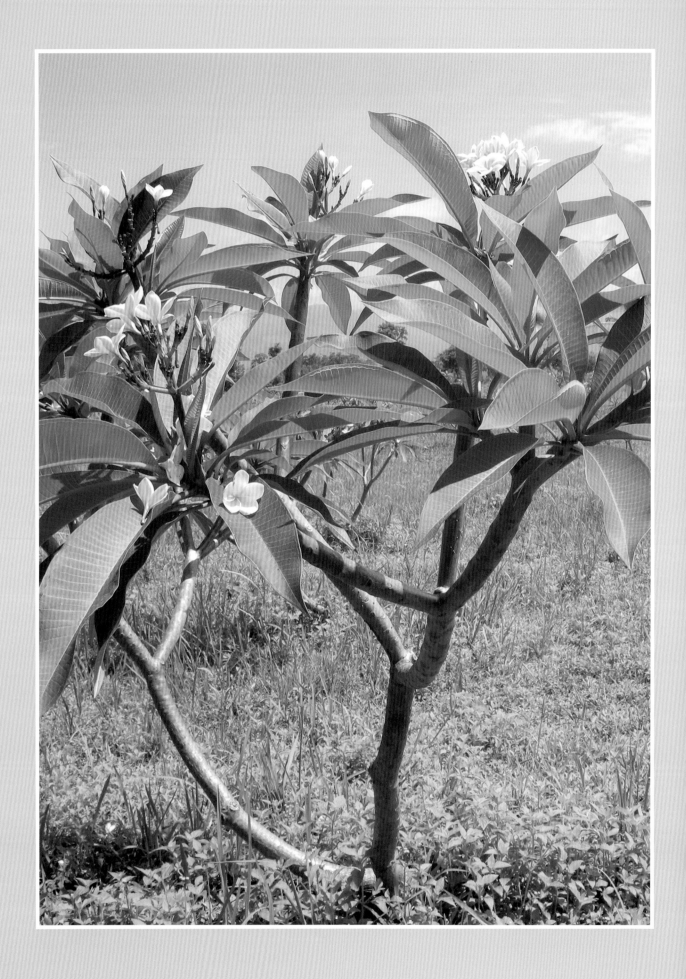

六

花类

HUA LEI

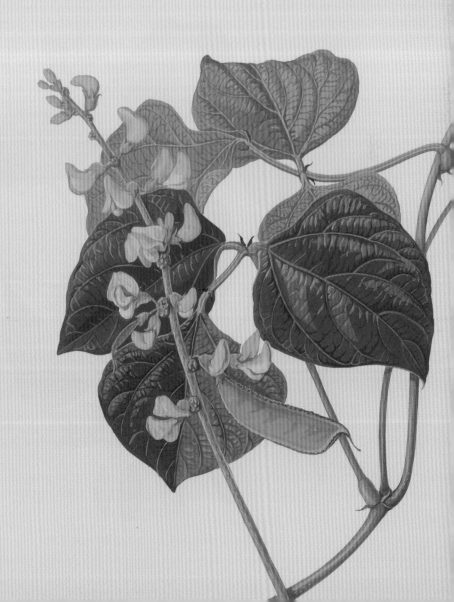

丁香

【别　名】公丁香。

【来　源】本品为桃金娘科植物丁香**Syzygium aromaticum**（L.）Merr. & L. M. Perry的花蕾。

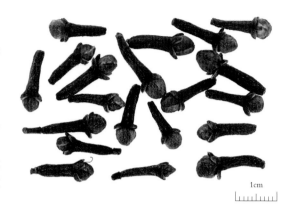

1cm

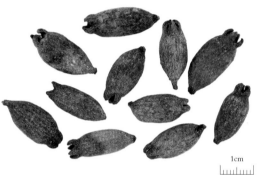

1cm

【植物特征】常绿小乔木。高达10m。叶对生，薄革质，长圆状卵形至长圆状倒卵形，长5~10cm，宽2.5~5cm，顶端骤尖或短尖，较少渐尖，基部渐狭，全缘；侧脉较密，纤细，不很明显。花白色或带紫色，芳香，长2~2.5cm，顶部直径6~7mm，组成顶生、通常少花的聚伞状圆锥花序；花萼肥厚，有时紫色，长管状，顶端4裂；花冠管状，有4裂片；雄蕊多数，伸出；子房下位，花柱粗厚。浆果长倒卵形，长2~3cm，红棕色，稍有光泽，顶冠以宿存萼裂片。花期夏、秋季。

【生　境】生于河滩、灌丛中。

【分　布】广东雷州半岛以及海南、广西、云南均有栽培。原产马鲁古群岛，现广植于世界各热带地区。

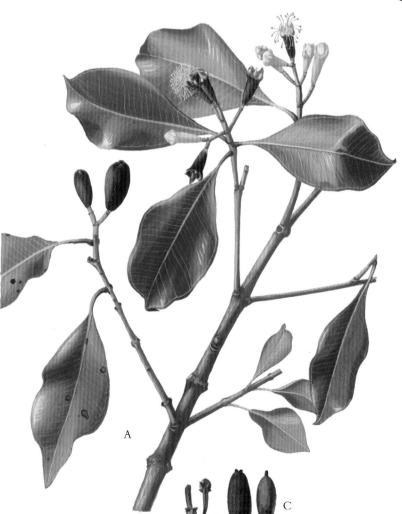

A. 花、果枝；B. 药材（丁香）；C. 药材（母丁香）

【采集加工】通常在秋季至翌年春季当花蕾由绿色转为鲜红色时采摘，除去花梗，晒干。

【药材性状】本品略呈粗棒状，长1.5~2cm。红棕色或暗棕色。上部近球形，直径约0.6cm，由4花瓣抱合而成。下部为略阔扁的圆柱状，长1~1.3cm，宽约0.5cm，厚约0.3cm，向基部渐狭。表面粗糙，用指甲划之有油状物渗出，上端有4片三角形肥厚的萼片。将花蕾剖开，可见多数雄蕊，花丝向中心弯曲，中央有一粗壮直立的花柱。质脆，易折断，断面显油质。气芳香浓郁，味辛辣，有麻舌感。以个大粗壮、紫棕色、香气浓郁、富油质者为佳。

【性味归经】味辛，性温。归胃、脾、肾经。

【功能主治】温中降逆，壮肾阳，止痛。用于胃寒呃逆，呕吐，反胃，泻痢，心腹冷痛，疝气。外用治头癣、体癣、手癣。

【用法用量】用量1~3g。

千日红

【别　名】百日红、千日白。

【来　源】本品为苋科植物千日红Gomphrena globosa L.
的头状花序。

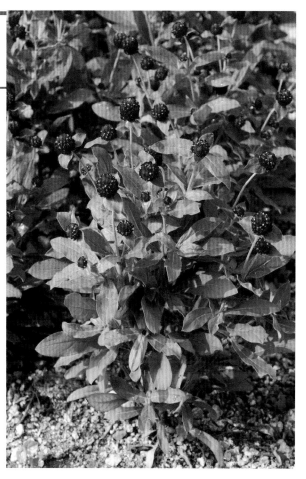

【植物特征】一年生直立草本。高20~60cm，全株被白色
硬毛。叶对生，纸质，长圆形，很少椭圆形，长5~10cm，
宽1.5~5cm，顶端钝或近短尖，基部渐狭；叶柄短或上部
叶近无柄。花紫红色，排成顶生、球形或椭圆状球形、
长1.5~3cm的头状花序；苞片和小苞片紫红色、粉红色或
白色，小苞片长约7mm，背肋上有小齿；萼片5片，长约
5mm，开花后不变硬；雄蕊5枚，花丝合生成管状，顶
部5裂，裂片倒心形，花药着生于裂片的弯缺内，线形，1
室。胞果不开裂。花、果期6—9月。

【生　境】庭园有栽培。

【分　布】我国南北各地均有栽培，亦有逸为半野生。原
产美洲热带。

【采集加工】夏、秋季花开时采收花序，晒干。

【药材性状】本品呈球形或椭圆状球形，直径1.5~2cm，
由多数小花密集而成，基部常有叶状总苞片2片；花基部有

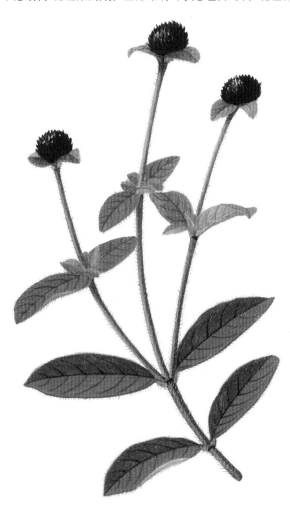

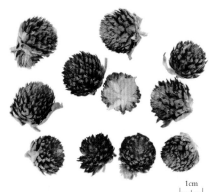

1cm

膜质小苞片3片，外轮1片，卵形，内轮2片，三角状披针形，
紫红色；萼片5片，背棱上有细锯齿，外面密被白色长柔毛。
胞果近球形。气微，味淡。以花序大、色紫红者为佳。

【性味归经】味甘、淡，性平。归肝、肺经。

【功能主治】止咳平喘，平肝明目。用于哮喘，痢疾，月经
不调，跌打损伤，疮疖，慢性气管炎，小儿发热抽搐，癫
痫，目赤肿痛。

【用法用量】用量5~10g。

【附　注】广东等地常以带花序的全草入药，亦称千日红，
具清肝明目、消肿散结、止咳定喘之功。

广东合欢花

【别　名】夜合。

【来　源】本品为木兰科植物夜合**Magnolia coco**（Lour.）DC. 的花朵。

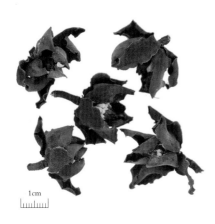

1cm

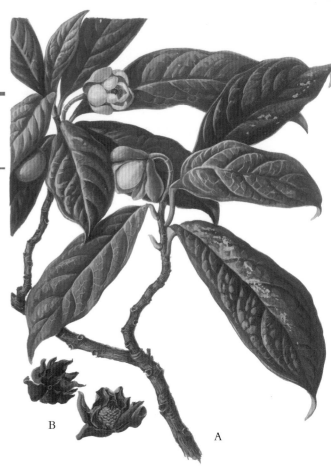

A. 花枝；B. 药材（广东合欢花）

【植物特征】灌木。高2~3m。叶互生，革质，椭圆形至长圆形，长7~18cm，宽3~6.5cm，顶端尾状渐尖，基部长楔尖，边全缘，稍反卷，两面均光亮，且均有明显突起的网脉纹；叶柄长5~10mm；托叶大，包围着幼芽，脱落。花单生枝顶，芳香，直径3~4cm，花梗粗壮，常下弯，长1.5~2.5cm；萼片绿白色，倒卵形，无毛；花瓣6枚，白色，排成二轮，倒卵形，外轮的较大，长2~2.5cm，基部狭窄；雄蕊多数；心皮多数，密聚于延长的花托上。花期夏季；果期秋季。

【生　境】喜生于气候温湿的林缘灌丛或山谷林下湿润处。

【分　布】我国南部各地。亚洲东南部广泛栽种。

【采集加工】夏季花盛开时摘下，略蒸后摊开晒干。

【药材性状】本品呈不规则的团块状，长2~3cm，直径1~2cm。表面黄褐色。花瓣6枚，分二轮，倒卵形，长约2cm，皱缩，肥厚。花托略延长，其上密生多数雄蕊和雌蕊。花柄短，黑褐色。质硬而脆。气甚芳香，味稍苦。以花朵完整、色黄褐、气香浓者为佳。

【性味归经】味微苦，性平。归心、脾经。

【功能主治】活血消肿，安五脏，行气解郁。用于跌打，瘕瘕，咳嗽气喘，口渴，四肢浮肿，肝郁气痛。

【用法用量】常用量5~10g。

【附　注】

❶本品为华南地方性习惯用药，与《中华人民共和国药典》所载合欢花不同，后者为豆科植物合欢Albizia julibrissin Durazz.的干燥花序或花蕾。

❷广东汕头、潮安一带药用的合欢花是豆科植物黄槐Cassia surattensis Burm. f.的干燥花朵。

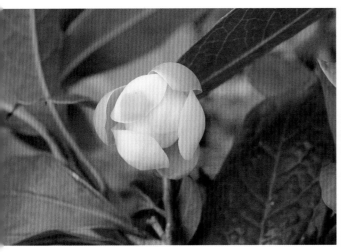

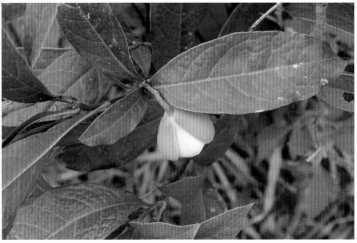

广东旋覆花

【别　名】广东覆花、土覆花。

【来　源】本品为菊科植物山黄菊**Anisopappus chinensis**（L.）Hook. et Arn. 的头状花序。

【植物特征】一年生草本。高45~90cm。茎直立，粗壮，有细条纹，密被锈色柔毛。叶互生，纸质，卵状披针形或长圆形，长3~6cm，宽1~2cm，顶端钝，基部宽楔形或圆，边缘有粗钝齿，两面被微柔毛；基出脉3条，在叶下面凸起，网脉显著；叶柄长约1cm。头状花序具粗短总花梗，常数个排成顶生的伞房花序，稀单生；总苞半球形，直径约1.2cm；总苞片3层，覆瓦状排列，线形，顶端钝，背部被卷曲的密柔毛；花黄色，异型，外围雌花1层，舌状，舌片具3齿，中央两性花多数，管状，檐部5裂；花药基部箭形，具尾；花柱枝粗短，顶端钝。瘦果圆柱状，具纵棱，长1.5~2mm。冠毛3~4条，污白色，膜片状，顶端具细硬芒。花、果期8—11月。

【生　境】生于山坡、沙地、贫瘠荒地及林缘或生

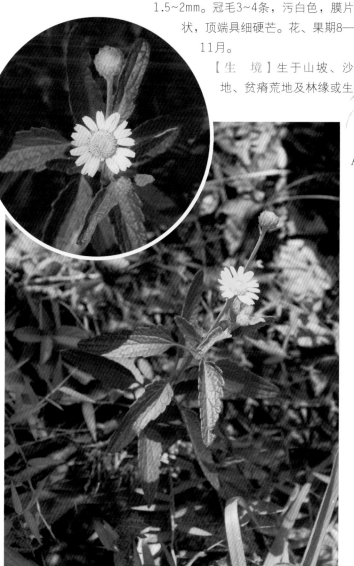

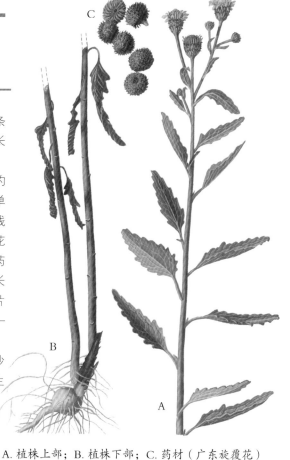

A. 植株上部；B. 植株下部；C. 药材（广东旋覆花）

于路旁与宅旁的杂草丛中。

【分　布】香港、广东、福建、云南、广西等地。

【采集加工】夏、秋季花将开时摘下，除去枝梗，晒干。

【药材性状】本品呈半球形，直径1~1.5cm，顶部圆，基部略平坦。总苞片多数，线形，青绿色，密被皱卷柔毛；花序外层为一列舌状花，金黄色，多已脱落；管状花众多，密集生于半球形的花托上，暗棕黄色，长0.5~0.8cm。气微香、味微苦。以大朵、金黄色、少碎瓣者为佳。

【性味归经】味苦、咸，性温。归肺、肝、胃经。

【功能主治】降气祛痰，散风止呕，清热化痰。用于头痛目眩，咳嗽痰稠，胸闷胁痛，呃逆呕吐，感冒头痛，慢性气管炎。

【用法用量】用量6~9g。

【附　注】本品为广东地方习惯用药，与《中华人民共和国药典》所载旋覆花不同，后者为菊科植物旋覆花Inula japonica Thunb.或欧亚旋覆花Inula britannica L.的干燥头状花序，广东以外的我国绝大部分地区均用之。

水翁花

【别　名】水榕、大蛇药。

【来　源】本品为桃金娘科植物水翁**Cleistocalyx operculatus**（Roxb.）Merr. et Perry的花蕾。

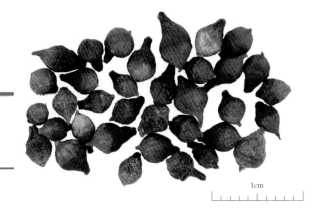

1cm

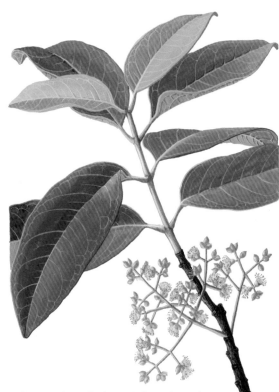

【植物特征】常绿乔木。高可达15m。小枝近圆柱形或方柱形，秃净。单叶对生，薄革质，阔卵状椭圆形或卵圆形，长8~20cm，宽4~6cm，无毛，干时下面常有黑色斑点；侧脉8~12对；叶柄长1~1.5cm。花多朵组成广歧的聚伞花序，生于叶痕之上；萼管钟形，长约3mm，近截头状，萼裂片合生成帽状，开放时整块脱落；花瓣5片，合生成帽状，有腺点；雄蕊多数，离生；子房2室，花柱线形。浆果近球形，直径6~10mm，成熟时紫黑色。花期5—6月；果期7—8月。

【生　境】生于河涌水边、溪旁等地。

【分　布】广东、福建、香港、海南、广西、云南等地。中南半岛、印度、马来西亚、印度尼西亚及大洋洲等地也有分布。

【采集加工】端午节前后摘下花蕾，晒至3成干时，堆闷发汗1~2日，然后日晒夜闷至足干，筛去枝梗和杂质。

【药材性状】本品卵形或长球形，两端稍尖，长0.4~0.6cm，直径0.2~0.3cm。皱缩，下半部为棕色杯形的萼筒，合生成帽状的萼裂片多已脱落，上半部浅棕黄色，为5枚合生成帽状的花冠，除去花冠，可见许多雄蕊，花丝棕黑色，中央有锥形花柱。质硬。气微香，味苦。以个大、色黄黑、无枝梗者为佳。

【性味归经】味苦，性寒。归脾、胃经。

【功能主治】清暑解表，祛湿消滞，消炎止痒。治感冒发热，细菌性痢疾，急性胃肠炎，消化不良。

【用法用量】用量15~30g。

【附　方】

❶夏季感冒，消化不良，腹部闷胀：水翁花（花蕾）30g，水煎服。

❷烧伤：水翁树皮适量，在水中搓20~30分钟，使皮汁充分挤出，过滤，取汁液静置，去掉上层清液，取下层稠液，消毒后备用。用鸭毛或棉花蘸浓液涂患处，每日涂4~5次。

❸黄疸型传染性肝炎：水翁花根适量，洗净切片，水煎3次，浓缩成膏状，低温干燥成固体，研成粉末（每克含生药约48g）。每次0.5g，加白糖适量，冲服，每日3次。

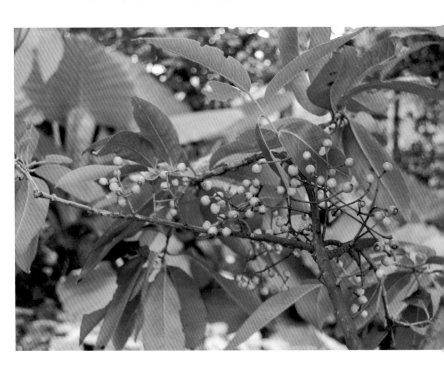

鸡蛋花

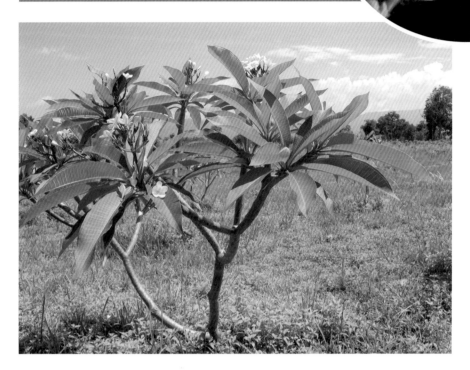

【别　名】缅栀子。

【来　源】本品为夹竹桃科植物鸡蛋花**Plumeria rubra** L. cv. **acutifolia**的花朵。

【生　境】栽培。

【分　布】福建、广东、香港、海南、广西、云南等地有栽培。云南偶有逸为野生。原产墨西哥。

【采集加工】夏、秋季花盛开时采摘，晒干。

【药材性状】花朵皱缩，黄褐色，展开后全长3.5~5cm，有5枚大形旋转排列的花瓣。花瓣倒卵形，长3~4cm，宽2~3cm，下部合生成细管，长约1cm；雄蕊5枚，花丝极短；子房卵状。气醇香，味清淡稍苦。以花朵完整、色黄褐、气芳香者为佳。

【性味归经】味甘、淡，性凉。归大肠、胃经。

【功能主治】润肺解毒，清热祛湿，滑肠，止咳。用于湿热下痢，里急后重，消化不良，小儿疳积。治疗细菌性痢疾，传染性肝炎，支气管炎；预防中暑。

【用法用量】用量5~15g。

【附　方】细菌性痢疾：鸡蛋花、木棉花、金银花各9g，水煎服。

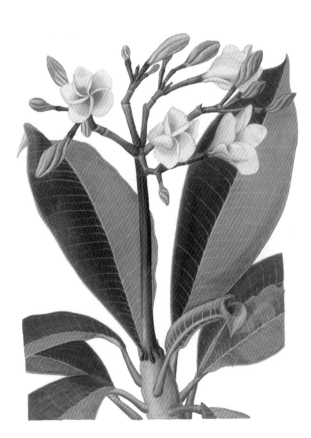

【植物特征】灌木至小乔木。高3~10m。枝粗壮，肉质，有乳汁。叶聚生于小枝的顶部，椭圆形或长圆形，长20~40cm，宽5~7cm，叶面绿色，背面浅绿色，边缘疏被柔毛，顶端渐尖，基部楔形；侧脉羽状，近边缘处连接成边脉。聚伞花序顶生，花大，芳香；萼小，5裂，花冠漏斗状，有5个旋卷排列的裂片；花冠外面白色而略带淡红，内面基部黄色，长5~6cm；雄蕊5枚，着生于花冠筒基部，花丝极短，花药内藏；子房上位，心皮2，离生。蓇葖果长圆形。花期5—10月；果期7—12月。

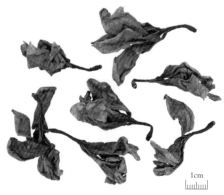

1cm

谷精草

【别　名】谷精珠、麦苗谷精草。

【来　源】本品为谷精草科植物谷精草**Eriocaulon buergerianum** Koern.或华南谷精草**Eriocaulon sexangulare** L. [*Eriocaulon wallichianum* Mart.]的带花茎的头状花序。

◎谷精草

【植物特征】多年生草本。叶线形，丛生，半透明，具横格，长4~10（~20）cm，中部宽2~5mm，脉7~12（~18）条。花葶多数，长达25cm，甚达30cm，直径0.5mm，扭曲，具4~5棱；鞘状苞片长3~5cm；花序熟时近球形，禾秆色，长3~5mm，宽4~5mm；苞片倒卵形至长倒卵形，长1.7~2.5mm，宽0.9~1.6mm，背面上部及顶端有白短毛。雄花的花萼佛焰苞状，外侧裂开，3浅裂，长1.8~2.5mm，背面及顶端略有毛；花冠裂片3，近锥形，几等大，近顶

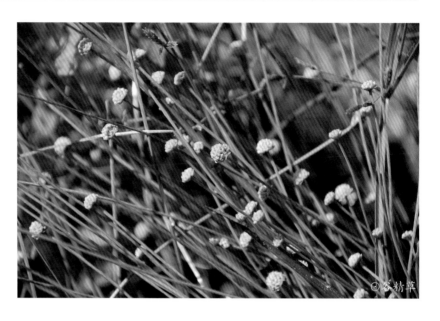

◎谷精草

处各有一黑色腺体；雄蕊6枚，花药黑色。雌花的花萼合生，外侧开裂，顶端3浅裂，长1.8~2.5mm，背面及顶端有短毛，外侧裂口边缘有毛，下长上短；花瓣3枚，离生，扁棒形，肉质，顶端各具一黑色腺体及若干白短毛，果成熟时毛易落，内面常有长柔毛；子房3室，花柱分枝3，短于花柱。种子长椭圆形，长0.75~1mm，表面具横格及"T"字形突起。花、果期7—12月。

【生　境】生于溪边、田边潮湿之地。

【分　布】台湾、福建、广东、香港、江西、浙江、江苏、安徽、湖南、湖北、广西、贵州、四川等地。日本也有分布。

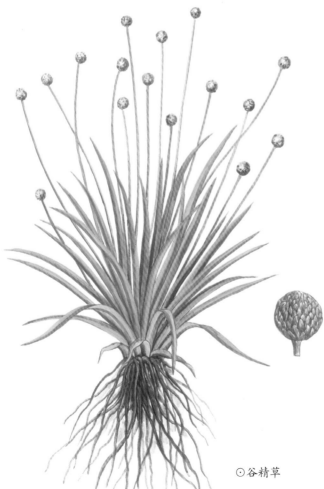

⊙谷精草

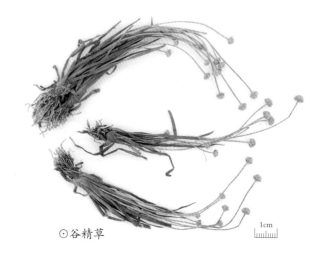

⊙谷精草

1cm

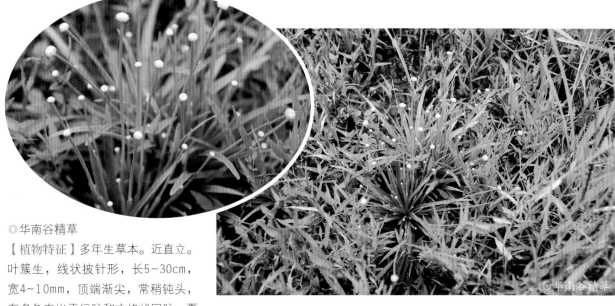

◎华南谷精草

【植物特征】多年生草本。近直立。叶簇生，线状披针形，长5~30cm，宽4~10mm，顶端渐尖，常稍钝头，有多条直出平行脉和方格状网脉。夏秋间自叶丛中抽出灰白色头状花序，花序半球形，坚硬，宽4~7mm；总花梗长7~40cm，有纵棱纹，略扭曲；苞片多列，倒卵形，被缘毛。蒴果膜质，3裂。种子小，卵形，成熟时棕褐色，外被白色柔毛。

【生　境】生于溪边湿地及稻田边。

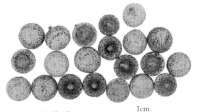

⊙华南谷精草

1cm

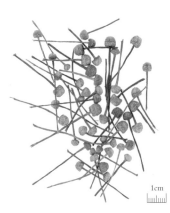

1cm

【分　布】香港、广东、海南、台湾、福建、广西等地。印度、斯里兰卡、缅甸、泰国、印度尼西亚、马来西亚、越南、老挝、柬埔寨也有分布。

【采集加工】秋季采收。将花序拔出，晒干。

【药材性状】谷精草　头状花序呈半球形，直径4~5mm。底部有多层苞片紧密排列，苞片淡黄绿色，有光泽，上部边缘密生白色短毛。花序顶端灰白色，揉碎花序，可见多数黑色花药和未成熟的细小黄绿色果实。总苞梗纤细，长短不一，直径不及1mm，淡黄绿色，有数条扭曲的棱线。质柔软。气微，味淡。

华南谷精草　花序较大，直径4~7mm。

【性味归经】味辛、甘，性平。归肝、肺经。

【功能主治】散风火，消炎，明目，退翳。用于两目赤肿，目翳不明，畏光流泪，风热感冒，咽喉肿痛，小便不畅，淋沥浑浊。为眼科要药。

【用法用量】用量4.5~9g。

【附　注】毛谷精草Eriocaulon australe R. Br.和赛谷精草Eriocaulon cinereum R. Br. [*Eriocaulon sieboldianum* Sieb. et Zucc. ex Steud.] 在有些地区作为谷精草入药。

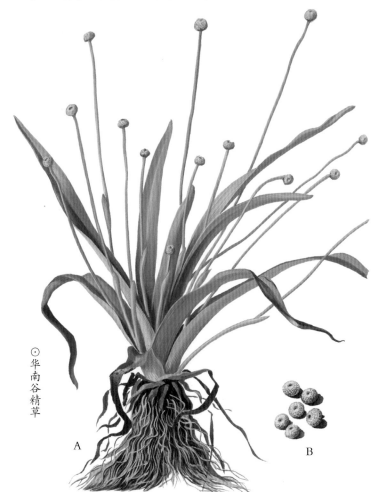

⊙华南谷精草

A

B

A.植株；B.药材（谷精草）

金银花

【别　名】忍冬藤、土银化、双花、二花、二宝花。

【来　源】本品为忍冬科植物忍冬**Lonicera japonica** Thunb. 的花蕾或带初开的花。

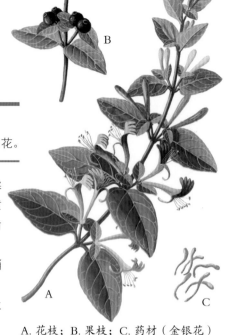

A. 花枝；B. 果枝；C. 药材（金银花）

【植物特征】常绿缠绕藤本。长常4～9m。茎中空，多分枝；小枝密被短柔毛和腺毛，老枝毛脱落，变暗红色，表皮常剥裂状。叶对生，凌冬不落，故名忍冬，纸质，卵形或长圆状卵形，长3～8cm，宽1.5～4cm，顶端渐尖，有时钝，基部圆至心形，全缘，有缘毛，嫩叶两面被短柔毛，老叶上面脱净或仅脉上有毛，下面常散生白色或黄白色的小腺点；叶柄长不超过1cm。花白色，后渐变黄色，常2朵并生于一腋生总梗上；苞片对生，叶状，卵形至椭圆形，长达2cm；萼小，5齿裂；花冠长3～4cm，外面被柔毛或腺毛，冠管纤细圆筒状，冠檐2深裂，二唇形，裂口深约为花冠之半，上唇斜升，阔大，4裂，下唇狭，2裂，明显反卷；雄蕊5，伸出。浆果球形，直径5～8mm。花期4—6月和8—9月（二次开花）；果期10—11月。

【生　境】生于路旁、山坡灌丛或疏林中。

【分　布】我国北起辽宁，西至陕西，南达广西，西南至云南、贵州等地。

【采集加工】初夏采摘花蕾，晒干，或烘干。

【药材性状】本品呈长棒状，上粗下细，略弯曲，长2.5～3cm，上部直径约3mm，下部直径约1.5mm。外面黄色或黄白色（贮久色变深），生短柔毛和腺毛。叶状苞片偶见，背面有黄白色的腺点。萼小，绿色，顶端5齿裂。开放的花冠筒状，长达4.5cm，檐部开裂为二唇形；雄蕊5枚。质稍柔软。气清香，味微苦。

【性味归经】味甘，性寒。归肝、大肠经。

【功能主治】清热解毒，疏散风热，凉血止痢。用于痈肿疔疮，喉痹，丹毒，热毒血痢。治疗上呼吸道感染，流行性感冒，扁桃体炎，急性乳腺炎，大叶性肺炎，细菌性痢疾，钩端螺旋体病，急性阑尾炎，外伤感染，子宫颈糜烂。

【用法用量】用量9～30g。

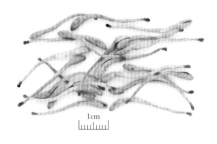

1cm

【附　方】

❶感冒：金银花、连翘各12g，竹叶15g，荆芥穗6g，薄荷、甘草各3g，淡豆豉9g，牛蒡子、桔梗各11g，芦根18g（银翘散）。共研粗末，每次18g，水煎服。

❷防治钩端螺旋体病：a.预防：金银花、连翘各30g，白茅根60g，黄芩18g，藿香12g，水煎服。在疫水期内，每日3次，每日1剂。b.治疗：上方减白茅根30g，加栀子15g，淡竹叶（或竹叶卷心）12g，通草9g，加水500mL，煎沸半小时，取煎液，加凉开水至600mL。在发烧期间，每次服100mL，每隔4小时服1次。退烧后，可每隔6小时1次，每次服150mL，连服3～5日以巩固疗效。

❸急性单纯性阑尾炎：金银花60～90g，蒲公英30～60g，甘草9～15g。每日1剂，早晚两次服。

❹出血性麻疹：金银花、紫草、赤芍、牡丹皮、生地黄各9g，生甘草9～15g，水煎服。

❺外伤感染性骨髓炎：金银花30g，连翘24g，紫花地丁、野葡萄根各15g，黄芩9g，牡丹皮6g，水煎服。

【附　注】金银花的叶亦入药，称银花叶。性味功能与金银花相近，但药效远逊金银花。

忍冬的干燥茎枝称为忍冬藤。味甘，性寒。归肺、胃经。具清热解毒，消肿通络之功。常用量15～30g。

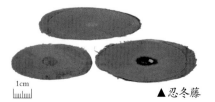

1cm

▲忍冬藤

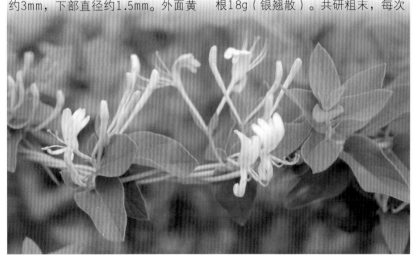

剑花

【别　名】霸王花、量天尺。

【来　源】本品为仙人掌科植物量天尺**Hylocereus undatus** （Haw.）Britt. et Rose的花。

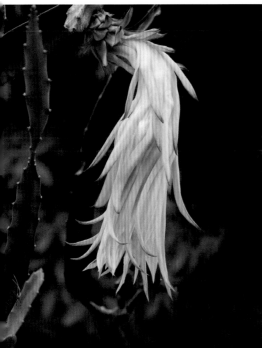

1cm

【植物特征】多年生肉质植物。以气生根攀附于其他物品上，长可超过8m。茎深绿色，节处收缩，节间3棱柱形，长20~40cm，棱宽1~2.5cm，边缘稍呈波状，波谷处具一窝孔，孔内具1~3小刺。叶退化。花大，白色，管状，长达30cm；萼片下部合生成管状，上部狭披针形，黄绿色；花瓣下部与萼管合生，上部宽阔；雄蕊多数，着生于花被管内面中部至下部；子房与花被管合生，花柱粗壮，伸出，柱头多裂。浆果长圆形，长约10cm，成熟时紫红色，具鳞片。花期6—10月。

【生　境】栽培或逸生于疏林和较干燥的岩石、断墙上，攀附于树上。

【分　布】广西、广东、海南、香港等地。原产中美洲至南美洲北部。

【采集加工】夏、秋季选择晴天采收花朵，纵剖4~6刀，但不使分离，晒干或蒸熟后晒干。

【药材性状】本品长15~25cm。表面金黄色或黄棕色。外侧有皱缩的鳞片状萼片，里面是膜质易碎的花瓣和多数雄蕊，花丝和花药黄白色。气微，味微甜。以色泽金黄、完整、碎片少者为佳。

【性味归经】味甘、淡，性微凉。归肺经。

【功能主治】清热润肺、止咳。治疗肺结核，支气管炎，虚劳咳嗽，颈部淋巴结核。

【用法用量】用量15~30g。水煎服，或与猪肉一起煮汤，吃肉喝汤；外用适量，鲜量天尺茎去皮刺，捣烂外敷患处。

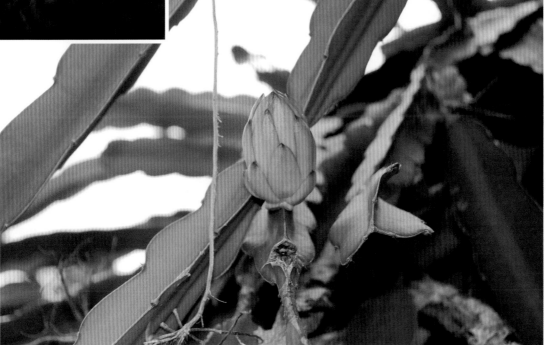

洋金花

【别　名】广东闹羊花。

【来　源】本品为茄科植物白花曼陀罗Datura metel L. 的花。

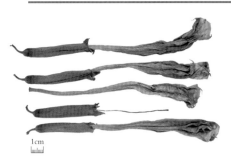

【植物特征】直立草本。高通常1m左右，全株无毛或几无毛。叶纸质，椭圆状卵形或卵形，两侧常不对称，长10~25cm或稍过之，宽达15cm，顶端渐尖，基部近圆形，边全缘、波状或有少数粗齿；侧脉每边4~6条。花大型，白色，单生于叶腋或小枝分叉处，具长1~1.5cm的花梗；萼管状，长6~9cm，顶端5裂，结果时仅基部宿存；花冠喇叭形，长14~18cm，檐部芽时折扇状折叠，盛开时外展，直径6~9cm，5浅裂，裂片顶端具骤尖头；雄蕊5，伸至喉部；花柱略高于雄蕊。蒴果球形或扁球形，直径3~3.5cm，密生短而粗的刺，成熟时不规则开裂，含许多近肾形的种子。花、果期3~12月。

【生　境】生于村边、路旁或旷地上。

【分　布】我国西南至东南部。广泛分布于热带和亚热带地区；温带地区有栽培。

【采集加工】夏、秋季当花将开放时摘收，阴干或晒干，除去或不除去花萼，扎成小把。

【药材性状】本品多卷缩成条状，完整者长9~15cm。花萼呈筒状，长3.5~5cm，灰绿色或灰黄色，顶端5裂，基部具纵脉纹5条，外面微有茸毛；花冠呈喇叭状，黄棕色或灰棕色，顶端5浅裂，下部连合成长管状，裂片有短尖头，尖头下有明显的纵脉纹3条，两裂片之间微凹；雄蕊5，花丝贴生于花冠内；雌蕊1，柱头棒状。纸质，易碎。气微香，味苦而涩。以朵大肥厚、去花萼、色黄棕、有香气者为佳。

【性味归经】味辛、苦，性温；有大毒。归肺经。

【功能主治】平喘止咳，解痉定痛。用于哮喘咳嗽，惊病，风湿痹痛，脚气，疮疡痛，胃痛；外科麻醉。

【用法用量】用量0.3~0.45g，水煎服或制成酊剂、流浸膏服。

【附　方】

❶慢性气管炎：洋金花0.09g，金银花、远志、甘草各0.48g（每丸生药量），共研细末，加适量蜂蜜，制成蜜丸。每次1丸，每日2次，连服30日。

❷哮喘：洋金花、烟叶各等份，搓碎，作卷烟燃吸，喘止即停。此法限于成年人、老年人哮喘，作为临时平喘用，用量0.06~0.24g，不可过量，以防中毒。儿童禁用。

❸风湿性关节痛：a. 洋金花5朵，白酒0.5kg，泡半个月。每次饮半小酒杯，每日2次。b. 洋金花9g，水煎，熏洗患处。c. 白花曼陀罗茎枝、艾叶、臭梧桐各60g，水煎，熏洗患处。

❹骨折疼痛、关节疼痛：白花曼陀罗全草晒干，研末，每次服0.3g或与其他草药配伍用。

【附　注】本品有大毒，用时宜慎。据民间经验，因服本品中毒，用生绿豆和生甘草各50~100g，捣烂，水煎服，可解毒。

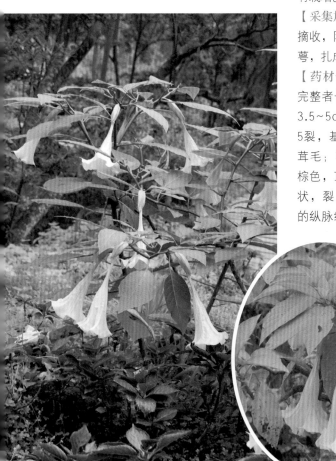

扁豆花

【别　名】南豆花、藕豆花。

【来　源】本品为豆科植物扁豆**Lablab purpureus**（L.）Sweet［*Dolichos lablab* L.］的花。

【植物特征】一年生草质藤本。茎长可达6m，绿色，无毛。三出复叶互生，有柄；小叶纸质，两面有疏毛，顶生小叶阔三角状卵形，长5~9cm，宽6~10cm，侧生小叶较大，斜卵形，两侧不对称。总状花序腋生，长15~25cm，直立而粗壮，常2至多花簇生于花序轴的节上；花萼阔钟状，5齿裂，上部2片合生；花冠白色或紫红色，长15~18mm，旗瓣基部两侧有2个耳状附属体。荚果长圆形，扁平，微弯，长5~7cm，宽1.4~1.8mm；种子长圆形，白色或紫黑色。花、果期5—12月。

【生　境】栽培。

【分　布】我国各地广泛栽培。原产印度。世界各热带地区均有栽培。

【采集加工】夏、秋季采摘未全开放的花，除去杂质，晒干。

【药材性状】本品呈不规则的扁三角形。花萼棕色，钟状，5齿裂，外面被白色短毛，萼齿边缘毛很密。花冠白色至深黄色，亦有紫红色，5片，龙骨瓣弯曲成虾状。雄蕊10个，其中9个基部联合；雌蕊黄绿色，弯曲，顶端有白色绒毛。体轻。气微，味微甜。以花完整、未完全开放、色黄白者为佳。

【性味归经】味甘，性平。归脾、胃、大肠经。

【功能主治】消暑，化湿，和中。用于白浊带下，夏伤暑湿，发热泄泻，痢疾，便溏。

【用法用量】用量4.5~9g。

【附　方】

❶妇女白浊带下：扁豆花6~9g，研粉，用黄酒冲服。

❷小儿消化不良：扁豆花15~30g，水煎，加红糖服。

❸跌打肿痛：鲜扁豆花适量，捣烂敷患处。

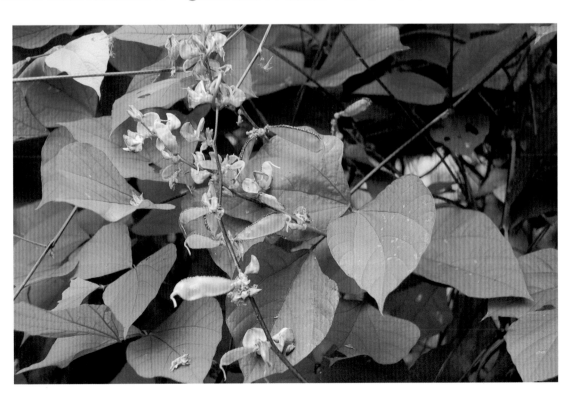

素馨花

【别　名】素馨针。

【来　源】本品为木犀科植物素馨**Jasminum grandiflorum** L.的花蕾或已开放的花。

【植物特征】攀缘灌木。长达4m，全株几无毛。奇数羽状复叶对生，无托叶，具小叶3~9片，顶生1片常较大；小叶卵形至长圆状披针形，长1.5~3.5cm，宽0.5~1.5cm，全缘，顶端急尖或渐尖，基部楔形或圆。聚伞花序顶生，具花3~7朵；花具梗，辐射对称；花萼管状，顶端具线形裂片5片；花冠白色，高脚碟状，冠管长15~23mm，檐部5裂，裂片卵形或长圆形，长13~20mm；雄蕊2，内藏；子房上位，2室。浆果椭圆形，长约8mm。花期8—10月。

【生　境】古老栽培植物。

【分　布】广东、海南、广西、福建、云南、西藏、四川等地。原产于中东地区。

【采集加工】夏、秋季采收近开放的花蕾，隔水蒸约20分钟，以蒸至变软为度，取出，晒干。

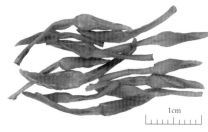

A. 花枝；B. 药材（素馨花）

【药材性状】花蕾习称素馨针，呈管状，前半部似箭头形，后半部纤细，长1.5~2cm，中部直径约0.3cm；花冠5裂，裂片覆瓦状排列，全体黄色或黄棕色，有纵脉纹；纵向剖开可见花冠管上部着生2枚雄蕊，花丝短，花药呈狭长圆形。已开放的花朵常皱缩成不规则的小团块，花冠基部呈狭筒形，上部5裂片展开，黄色或黄棕色。质稍硬脆，吸潮变软。气香，味苦，微涩。以色金黄、气香者为佳。

【性味归经】味甘，性平。归肝经。

【功能主治】疏肝解郁，行气止痛。用于肝郁气痛，胸胁不舒，痢疾腹痛。

【用法用量】用量6~9g。

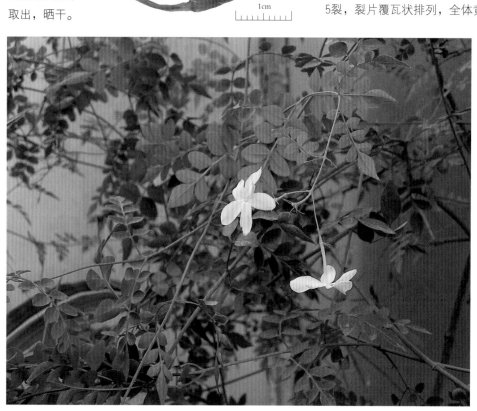

菊花

【别　名】甘菊花、白菊花、黄甘菊、药菊、白茶菊、
　　　　　杭菊、怀菊花。

【来　源】本品为菊科植物菊**Dendranthema morifolium**
　　　　　（Ramat.）Tzvel.［*Chrysanthemum morifolium*
　　　　　Ramat.］的头状花序。

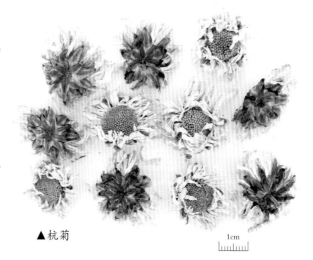

▲杭菊

1cm

【植物特征】多年生草本。茎直立，高50~150cm，基部常半木质化。叶卵形至长卵形，长5~10cm，宽2~5cm，边缘具粗锯齿，常有2~3浅裂或有时不裂，基部渐狭成柄，两面初时被薄绒毛，后渐稀疏至近无毛。头状花序单生或数个至多个集生于茎、枝顶端，直径0.5~20cm；总苞片3~4层，绿色，边缘膜质；边缘舌状花1至数层，舌片白色、黄色或紫色，不孕育；中央两性花多层，多朵，花冠管状，黄色。瘦果倒卵形，具纵肋。花期秋、冬季。

【生　境】栽培。

【分　布】我国各地均有栽培。亚洲、欧洲、美洲各国均有分布。

【采集加工】秋末冬初花正开放时采收，烘干。

【药材性状】本品呈碟形或扁球形，加工后则数朵至数十朵粘结成片或压缩成块。单个花序直径2.5~4cm（华南地区栽培品较小），花序外围为几层舌状花，单花长约2.2cm，宽约6mm，白色或黄色，管状花多数，深黄色；总苞灰绿色，由3~4层总苞片组成。质柔润。气香，味甘微苦。以花大心细、色白（或钝黄）、柔软、肥厚、气清香、无碎瓣者为佳。

【性味归经】味甘、苦，性凉。归肺、肝经。

【功能主治】疏风散热，清肝明目，解疮毒。用于头痛眩晕，目赤肿痛，咽喉肿痛，眼目昏花，耳鸣，疔疮肿毒。

【用法用量】用量6~18g。

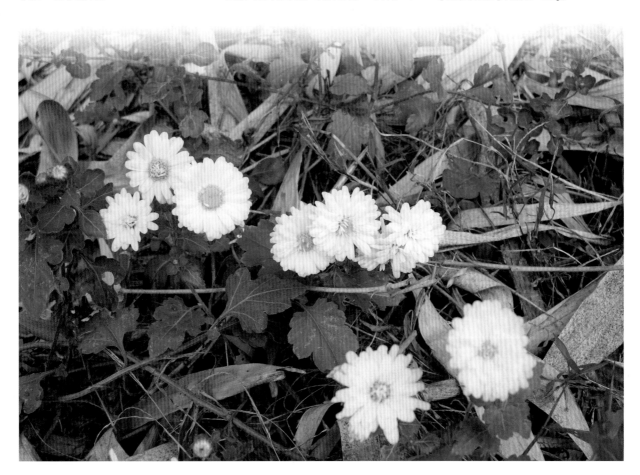

【附　方】

❶感冒，风热头痛：菊花、桑叶各12g，连翘、薄荷各6g，水煎服。

❷风热眼痛：菊花、白蒺藜各9g，防风4.5g，水煎服。

❸肝阳上亢引起头晕、头痛、目赤、耳聋：菊花、石决明、生地黄、白芍各15g，龙胆草4.5g，水煎服。

❹高血压病、动脉硬化：菊花、银花各24~30g，用开水冲泡10~15分钟当茶饮，冲泡2次，每日1剂。头晕明显者加桑叶12g；动脉硬化、血脂高者加山楂12~24g，可根据病情增减。服2周后可将菊花、银花各减至9g。

【附　注】本品的植物来源虽然只有一种，但因产地、加工方法和药材性状的差异，商品常分为贡菊（产安徽黄山）、滁菊（产安徽滁州）、亳菊（产安徽亳州）、怀菊（产河南沁阳等地）和杭菊（产浙江）等。它们的性味和功能相同。

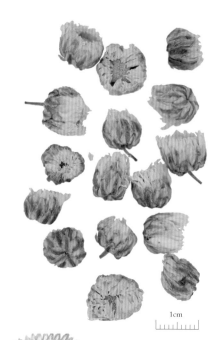

1cm

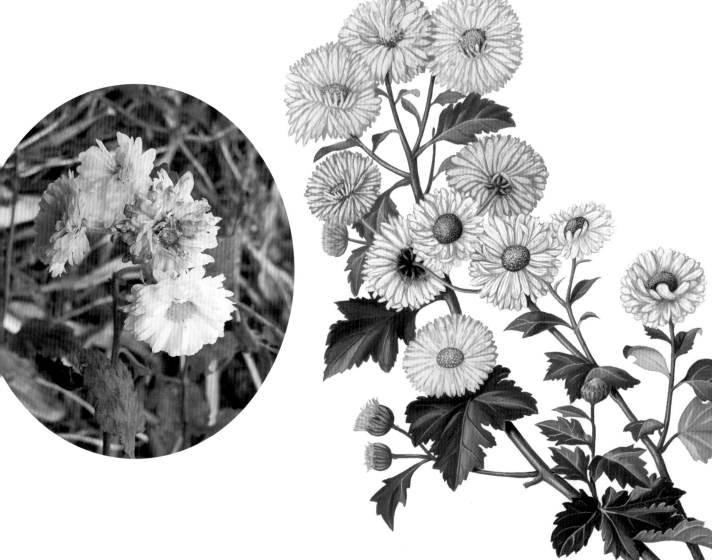

野菊花

【别　名】甘菊花。

【来　源】本品为菊科植物野菊**Dendranthema indicum**（L.）Des Moul.［*Chrysanthemum indica* L.］的头状花序。

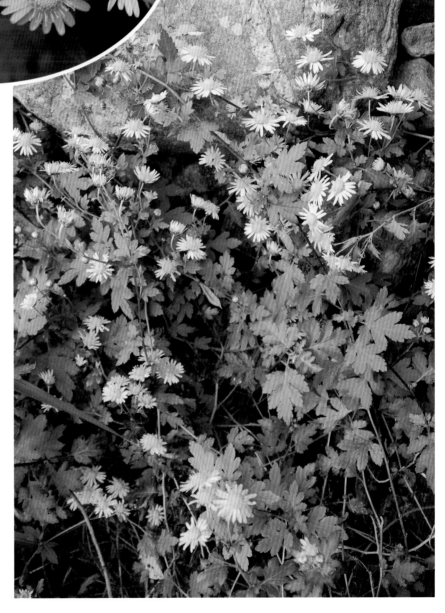

采收，去净枝梗，略蒸或水烫后晒干。亦可直接晒干，但容易虫蛀。

【药材性状】本品呈球形或稍扁，直径不及1cm，金黄色、淡黄色或暗黄色。外层舌状花1~2轮，卷缩；中央管状花多数，集成较大的圆盆状花心。总苞由20~25枚苞片组成，覆瓦状排列，总苞片卵形或披针形，浅黄色，边缘膜

【植物特征】多年生草本。茎直立或斜上升，高25~130cm，根茎稍粗，分枝，有或长或短的匍匐枝。叶纸质，基生叶花期萎谢，中部与下部叶卵形或长卵形，长4~7cm，宽1.5~3cm，羽状深裂，每侧裂片2~3枚，裂片椭圆形或长卵形，边缘浅裂或有疏锯齿；上部叶渐小；上面疏腺点及疏柔毛，下面毛稍密，基部渐狭；叶柄长0.5~1.5cm，基部有假托叶。头状花序少数或多数，直径2.5~4cm或稍过之，排成顶生伞房花序；总苞片数层，边缘膜质；舌状花1~2层，10余朵，花冠黄色，雌性；管状花多层，多朵，黄色，两性。瘦果倒卵形，有纵肋。花期6—11月。

【生　境】生于荒野、路旁、沟边等地或栽培。

【分　布】除新疆外，我国其他地区广泛分布。印度、日本、朝鲜、俄罗斯也有分布。

【采集加工】秋、冬季花盛开时

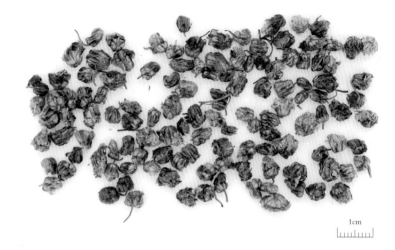

质。气微香，味微苦。以原朵完整、色金黄、无枝梗者为佳。

【性味归经】味辛、苦，性凉。归肺、肝、心经。

【功能主治】疏风清热，消肿散毒。用于风热感冒，头痛眩晕，目赤肿痛，疔疮痈肿。

【用法用量】常用量10~15g。

【附　方】

❶预防流行性感冒：野菊花茎叶、鱼腥草、金银藤各30g，加水500mL，煎至200mL。每次服20~40mL，每日3次。

❷感冒：野菊花、木棉花、岗梅根、东风桔、五指柑（黄荆）叶各15g，玉叶金花3g，水煎服。连服3日。

❸湿疹、皮炎：野菊花全草500g，加水1 000mL，煎煮，浓缩至500mL，过滤后湿敷患处。

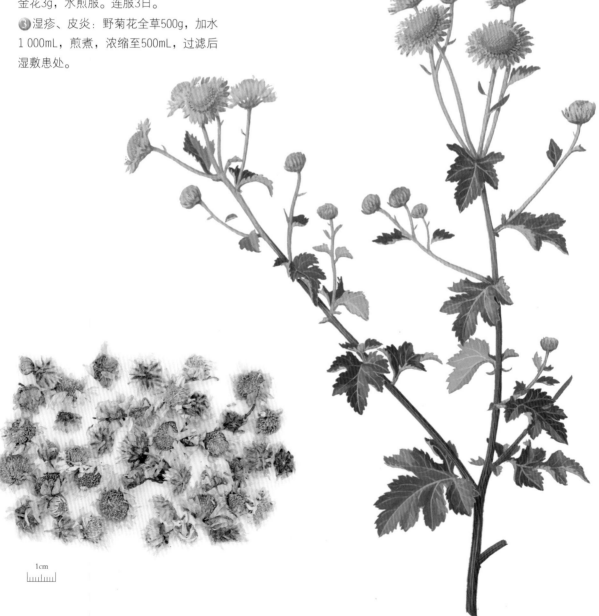

1cm

葛花

【来　源】本品为豆科植物野葛**Pueraria lobata**
（Willd.）Ohwi或沙葛**Pachyrhizus
erosus**（L.）Urb. 的花。

◎野葛
【植物特征】见第130页"葛根"项下。
【生　境】生于草坡、路边或疏林下。
【分　布】除新疆、西藏外，我国其他地区均
有分布。东南亚至澳大利亚也有分布。

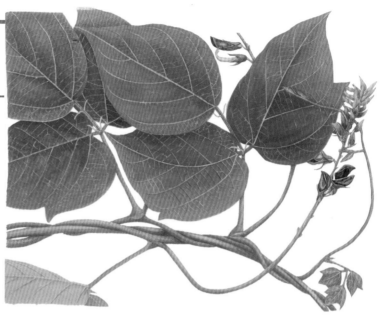

⊙野葛

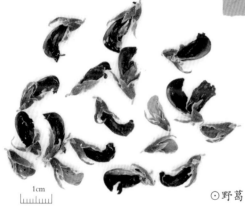

1cm

⊙野葛

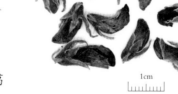

1cm

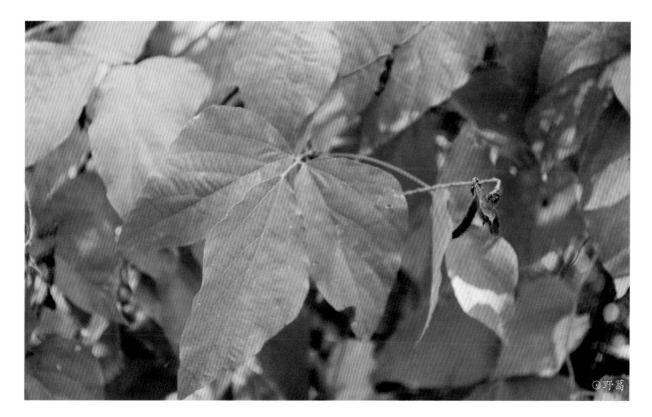

⊙野葛

◎沙葛

【植物特征】草质缠绕藤本。主根块状，纺锤形或扁球形，肉质。茎枝稍粗壮，略被毛。叶为三出复叶；叶柄长8~15cm，有纵沟槽；托叶披针形，长5~6mm；小叶菱形，长、宽几相等，或顶生小叶宽大于长，长达10cm或更长，宽有时达15cm，中部以上不规则浅裂，裂片小或粗齿状，侧生小叶两侧极不对称；基出脉常3条，有时5条，小托叶钻状，长约4mm。花排成腋生总状花序，总轴上有肿胀的节，每节生花3~5朵；萼长9~11mm，被长硬毛；蝶形花冠浅紫色或淡红色，旗瓣近圆形，直径12~18mm，瓣片基部有一黄绿色斑块和2个胼胝状附属体，瓣爪上部有2个直立耳状体，翼瓣镰形，基部具线形向下的耳，龙骨瓣镰形，长1.5~2cm；两体雄蕊。荚果线形，长约10cm，宽1~1.2cm，扁平，被毛。花期6—8月；果期11月。

【生　境】栽培。

【分　布】我国南部地区有栽培。原产美洲热带。

【采集加工】夏季收取花蕾，常

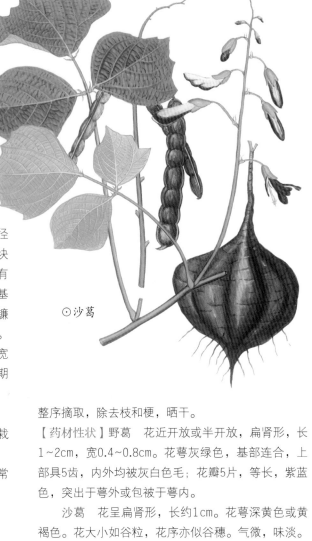

⊙沙葛

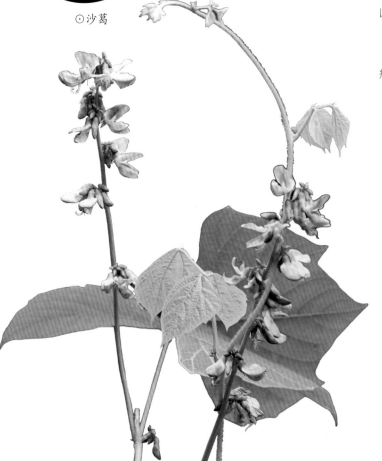

⊙沙葛

整序摘取，除去枝和梗，晒干。

【药材性状】野葛　花近开放或半开放，扁肾形，长1~2cm，宽0.4~0.8cm。花萼灰绿色，基部连合，上部具5齿，内外均被灰白色毛；花瓣5片，等长，紫蓝色，突出于萼外或包被于萼内。

　　沙葛　花呈扁肾形，长约1cm。花萼深黄色或黄褐色。花大小如谷粒，花序亦似谷穗。气微，味淡。以花大、色黄、花梗少者为佳。

【性味归经】味甘，性平。归胃经。

【功能主治】解酒毒，除胃热。用于酒后烦渴，头痛，呕吐，便血。

【用法用量】用量5~10g。

【附　注】《中华人民共和国药典》未收载本品。

⊙沙葛

1cm

槐花

【别　名】槐米。

【来　源】本品为豆科植物槐Sophora japonica L. 的花蕾。

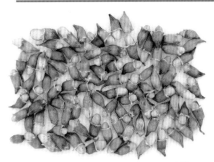

1cm

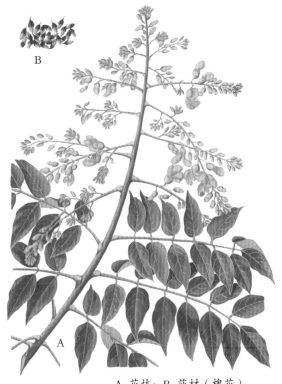

A. 花枝；B. 药材（槐花）

【植物特征】落叶乔木。高达12m，树冠球形。枝扩展。奇数羽状复叶有小叶7~15片；小叶对生，膜质或薄纸质，卵形至长圆状披针形，长2.5~7.5cm，宽1.2~3cm，顶端短尖或短渐尖，基部钝圆至阔楔形，两侧略不对称，具小叶柄。花排成顶生，阔大的圆锥花序，长、宽均达20cm；花萼钟状，5齿裂，被微柔毛；花冠蝶形，黄色，长约1cm，旗瓣阔心形，有爪，翼瓣与龙骨瓣近长圆形，均具爪；雄蕊10枚，不等长，离生或基部

联合。荚果圆柱状线形，因种子间荚壳缢缩而成念珠状，长2~5cm，黄褐色或绿色，肉质，不开裂。花期7—8月；果期8—10月。

【生　境】栽培。

【分　布】我国南北各地普遍栽培，尤以黄土高原及华北平原最常见。世界各地常有栽培。

【采集加工】夏季花蕾临近开放时采收，摘取花枝打下花蕾，晒干，除去枝梗、杂质。

【药材性状】本品呈卵形或长椭圆形，似米粒状，长2~6mm，直径2~3mm。黄色、黄绿色或青绿色，稍皱缩。花萼钟状，黄绿色，顶端具不甚明显的5齿裂，间或连有短柄，上部为未开放的黄白色花冠。质轻，手捻即碎。气香，味微苦涩。浸于水

中，水被染成鲜黄色。以粒大饱满、均匀、色青黄、无枝及梗者为佳。

【性味归经】味苦，性微寒。归肝、大肠经。

【功能主治】凉血止血，清肝明目。用于吐血，衄血，便血，痔血，血痢，崩漏，肝热目赤，头痛眩晕，皮肤风疹。

【用法用量】用量6~10g。

【附　方】

①痔疮出血：槐花、侧柏叶、地榆各9g，水煎服。

②咯血、衄血：槐花15g，仙鹤草18g，白茅根30g，侧柏叶20g，水煎服。

③功能性子宫出血：陈槐花30g，百草霜15g，共研末。每次10g，热水酒送服。

④淋巴结核：槐花200g，糯米100g，共炒黄研末。每日清晨用水送服10g，服用期间忌食糖。

⑤大便下血：槐花15g，水煎服。

【附　注】习惯上将花蕾称槐米，已开放的花称槐花，其性味和功能均与槐米完全相同，但药效稍逊。

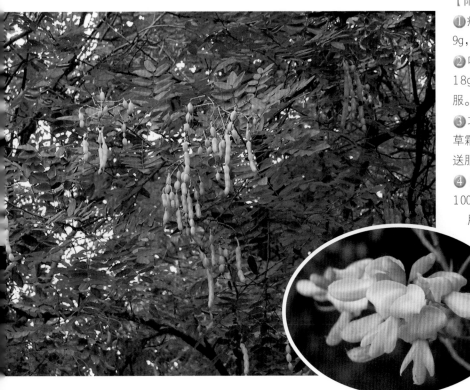

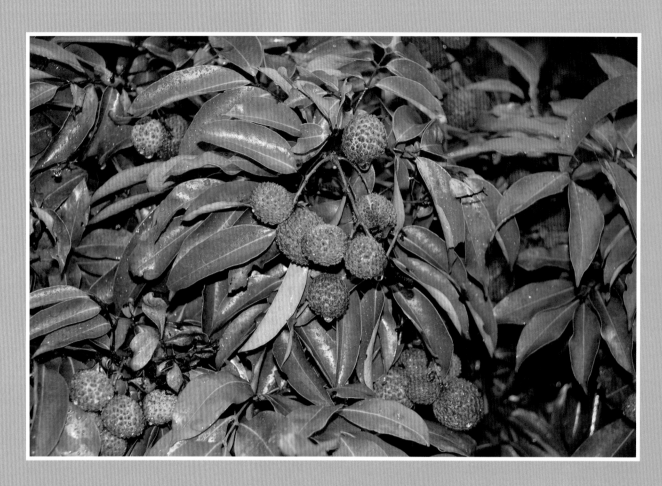

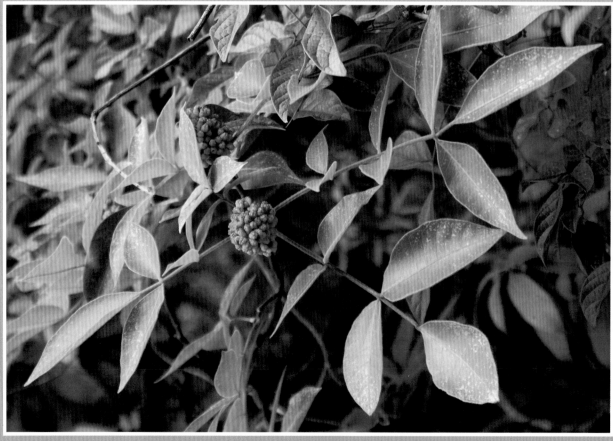

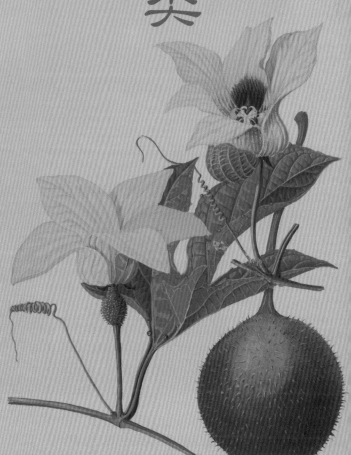

七

果实及种子类
GUOSHI JI ZHONGZI LEI

山楂

【别　名】南山楂、山楂子、山楂粒。

【来　源】本品为蔷薇科植物山楂**Crataegus pinnatifida** Bge.、山里红**Crataegus pinnatifida** Bge. var. **major** N. E. Br.或野山楂**Crataegus cuneata** Sieb. et Zucc.的成熟果实。

◎山楂

【植物特征】落叶乔木。高达6m，刺长1~2cm。叶片宽卵形或三角状卵形，稀菱状卵形，长5~10cm，宽4~7.5cm，顶端短渐尖，基部截形至宽楔形，常两侧各有3~5羽状深裂片，裂片卵状披针形或带形，顶端短渐尖，边缘有尖锐稀疏不规则重锯齿，侧脉6~10对；叶柄长2~6cm，无毛，托叶草质，镰形，边缘有锯齿。伞房花序具多花，直径4~6cm，总花梗和花梗均被柔毛，花梗长4~7mm；花直径约1.5cm；萼筒钟状，长4~5mm，外面密被灰白色柔毛；萼片三角卵形至披针形，顶端渐尖，全缘，约与萼筒等长，内外两面均无毛，或在内面顶端有髯毛；花瓣倒卵形或近圆形，长7~8mm，宽5~6mm，白色；雄蕊20枚，短于花瓣，花药粉红色。果实近球形或梨形，直径1~1.5cm，深红色，有浅色斑点；小核3~5，外面稍具棱，内面两侧平滑；萼片脱落很迟，顶端留一圆形深洼。花期5—6月；果期9—10月。

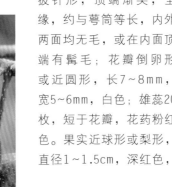

◉山楂

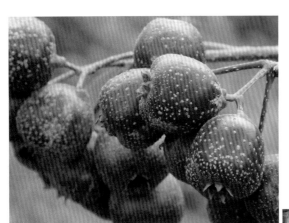

【生　境】生于海拔100~1 500m山坡林边或灌木丛中。

【分　布】黑龙江、吉林、辽宁、内蒙古、河北、河南、山东、山西、陕西、江苏。朝鲜和俄罗斯西伯利亚也有分布。

◎山里红

【植物特征】与山楂比较，山里红的叶片大，分裂较浅；果实较大，直径达2.5cm。

【生　境】栽培为主。

◎山楂

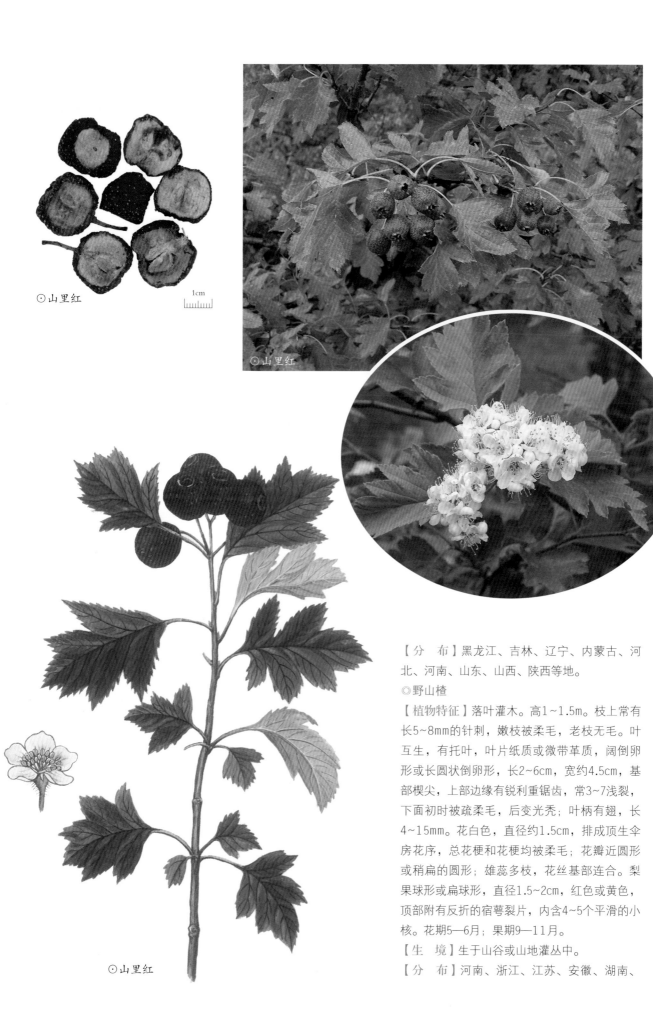

⊙山里红

1cm

⊙山里红

⊙山里红

【分　布】黑龙江、吉林、辽宁、内蒙古、河北、河南、山东、山西、陕西等地。

◎野山楂

【植物特征】落叶灌木。高1~1.5m。枝上常有长5~8mm的针刺，嫩枝被柔毛，老枝无毛。叶互生，有托叶，叶片纸质或微带革质，阔倒卵形或长圆状倒卵形，长2~6cm，宽约4.5cm，基部楔尖，上部边缘有锐利重锯齿，常3~7浅裂，下面初时被疏柔毛，后变光秃；叶柄有翅，长4~15mm。花白色，直径约1.5cm，排成顶生伞房花序，总花梗和花梗均被柔毛；花瓣近圆形或稍扁的圆形；雄蕊多枝，花丝基部连合。梨果球形或扁球形，直径1.5~2cm，红色或黄色，顶部附有反折的宿萼裂片，内含4~5个平滑的小核。花期5—6月；果期9—11月。

【生　境】生于山谷或山地灌丛中。

【分　布】河南、浙江、江苏、安徽、湖南、

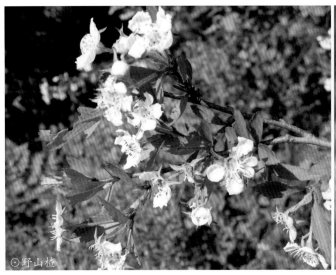

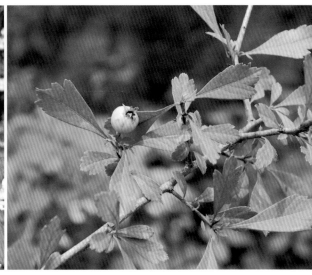

⊙野山楂

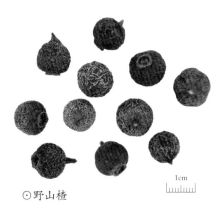

⊙野山楂

1cm

湖北、江西、福建、广东、广西、云南、贵州等地。日本也有分布。

【采集加工】秋季采摘成熟果实，切片，晒干，或用沸水稍烫片刻，然后压扁，晒干。

【药材性状】本品为圆形片，皱缩不平，直径1~2.5cm，厚2~4mm。外皮红色，具皱纹，有灰白色小斑点。果肉深黄色至浅棕色。中部横切片具5粒浅黄色果核，但核多脱落而中空。有的片上可见短而细的果梗或花萼残迹。气微清香，味酸、微甜。以大小均匀、色红、不带果柄者为佳。

【性味归经】味酸、甘，性微温。归脾、胃、肝经。

【功能主治】消食化滞，散瘀止痛，化浊降脂。用于积滞，消化不良，泻痢腹痛，小儿疳积，肠炎，瘀血经闭，产后腹痛。治疗细菌性痢疾，高脂血症，高血压病，绦虫病，冻疮。

【用法用量】用量10~16g。

【附　方】

❶伤食腹胀、消化不良：炒山楂、炒麦芽、炒莱菔子、陈皮各10g，水煎服。

❷细菌性痢疾：山楂、红糖各50g，红茶15g，水煎服。

❸高脂血症：山楂根、茶树根、荠菜花、玉米须各50g，水煎服。每日1剂。

❹绦虫病：鲜山楂1 000g（干果500g），小儿酌减，去核，洗净，下午3时开始当水果吃，晚10时吃完，不吃晚饭。次晨用槟榔100g加水煎至1小杯，服后卧床休息。要大便时，尽量坚持一段时间再大便，即可排出完整绦虫。

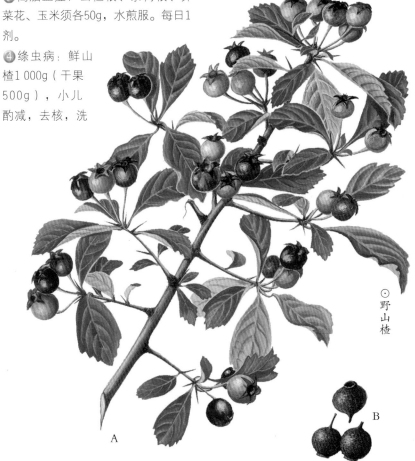

⊙野山楂

A. 果枝；B. 药材（山楂）

川楝子

【别　名】楝实、金铃子。

【来　源】本品为楝科植物川楝**Melia toosendan** Sieb. et Zucc. 的成熟果实。

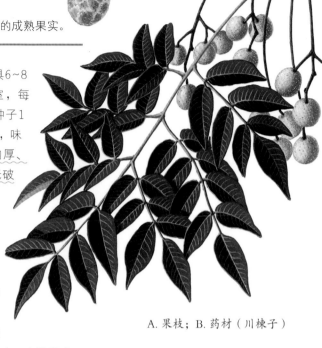

A. 果枝；B. 药材（川楝子）

【植物特征】落叶乔木。高10m。树皮灰褐色，有纵沟纹。小枝灰黄色。二回羽状复叶互生，长35~45cm，总叶柄长5~12cm；羽片4~5对；小叶卵状披针形、椭圆状披针形或卵形，长4~10cm，宽2~4.5cm，顶端渐尖或长渐尖，基本楔形或圆形，常不对称，两面均无毛，边全缘或有疏锯齿。花组成顶生的圆锥花序，密被灰褐色星状鳞片，总花梗长达10cm；花萼5深裂，裂片卵形或长圆状卵形；花瓣

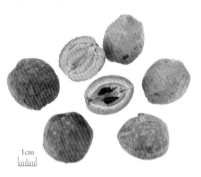

5枚，淡紫色，长约1cm，倒卵状匙形，两面均被柔毛；雄蕊10枚，花丝连合成管状，子房近球形，6~8室，无毛，每室有胚珠1~2颗。核果椭圆状球形，长约3cm，宽约2.5cm。花期3—4月；果期10—11月。

【生　境】多为栽培。

【分　布】海南、广东、云南、四川、贵州、湖北、甘肃等地。日本也有分布。

【采集加工】秋、冬季果实成熟时采摘，晒干。

【药材性状】本品近圆形，直径2~3.5cm。表面黄色、黄棕色至棕红色，滑润而微有光泽，有时皱缩，具深棕色斑点。基部微凹，有果柄脱落的痕迹，顶端较平，有一棕色点状花柱残痕。外果皮革质，易与果肉剥离，果肉厚而松软，浅黄色，遇水显黏性。果核坚硬，难砸碎，长圆形或近圆形，两

端截平，土黄色，具6~8条纵棱，内分6~8室，每室具黑紫色长圆形种子1枚。有特异的臭酸气，味苦而酸。以个大、肉厚、表面金黄色、完整无破裂者为佳。

【性味归经】味苦，性寒；有小毒。归肝、小肠、膀胱经。

【功能主治】疏肝行气，止痛，驱虫，疗癣。用于脘腹胀痛，胁肋疼痛，疝气痛，虫积腹痛。外用治头癣。

【用法用量】用量4.5~9g。

【附　方】

①胃痛、肝区痛：川楝子、延胡索各等量（金铃子散），研细粉。每次3~9g，每日2~3次，黄酒为药引，亦可水煎服。

②胆石症（气滞型）：川楝子、木香、枳壳、黄芩各9g，金钱草30g，生大黄6g，水煎服（有梗阻与感染的

肝胆管结石不适用本方）。

③鞘膜积液：川楝子、陈皮各12g，橘核、车前子、萆薢、猪苓、泽泻、通草各9g，水煎服。每日1剂，6~9剂为1个疗程。服药前抽1次鞘膜积液。

④蛔虫病：川楝素片50mg（内含川楝素25mg），1~2岁者1~1.5片，2~4岁者2~4片，4~8岁者4~6片，8~15岁者6~8片，成人8~10片，1次服下，不服泻下药。

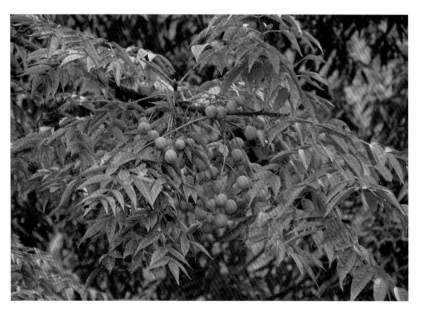

广东王不留行

【别　　名】凉粉果、王不留行、爬墙虎、木馒头。

【来　　源】本品为桑科植物薜荔 **Ficus pumila** L. 的花托。

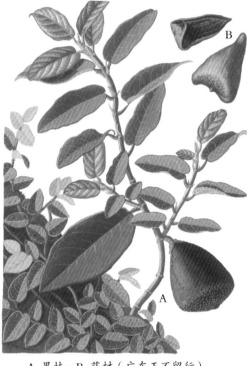

【植物特征】多年生木质藤本。长达10m。枝、叶均含白色乳汁；匍匐枝以气根攀缘，贴生于墙壁上、树干上或岩石上，着生于其上的叶小，纸质或薄革质，心状卵形，长1~2.5cm，基部偏斜；游离枝较粗壮，常无气根，其上的叶大而厚革质、卵状椭圆形或长圆状椭圆形，长4~12cm，宽1.5~4.5cm，顶端短尖或钝，基部微心形，全缘，上面无毛，下面被短柔毛；基出脉3条，中脉每边有3~5条侧脉，上面凹，下面凸起，网脉在下面呈蜂巢状。叶柄长5~12mm；托叶线状被针形，长6~8mm，被丝质毛。夏初于游离枝上的叶腋中抽生隐头花序，成熟时隐头花序为梨形、倒卵形或球形，直径2.5~6.5cm，顶部截平，中央有脐状凸起并穿孔，向下渐收缩联结于粗大、长0.5~1cm的花序梗上，成熟时黄绿色。花、果期5—10月。

【生　　境】生于村郊、旷野，常攀附于残墙破壁或树上。

【分　　布】我国华东、华南和西南各

A. 果枝；B. 药材（广东王不留行）

地。日本、越南也有分布。

【采集加工】秋季采摘果序，纵切成2~4瓣，挖去瘦果，晒干。

【药材性状】本品形态似梨，常纵剖成2或4瓣，瓣呈瓢状或槽状，长3.5~6.5cm。外表面灰绿色或暗棕紫色，略皱缩或粗糙。内表面红棕色或棕褐色，常黏附有未除净的小瘦果。质硬而脆，易折断。气微弱，味淡、微涩。以个大、表面灰黄色、去净瘦果者为佳。

【性味归经】味甘、涩，性平。归肝、肾经。

【功能主治】行血，调经，通乳，消肿。用于乳汁不通，闭经，乳腺炎，乳糜尿，恶疮肿毒。

【用法用量】用量9~15g。

【附　　方】

❶乳汁不足：鲜薜荔果60g，猪蹄1只，酒、水各半同煎，服汤食肉。每日1剂。

❷腰痛、关节痛：薜荔藤30g，徐长卿6~9g，水煎服。每日1剂，连服数日。

【附　　注】《中华人民共和国药典》所载王不留行为石竹科植物麦蓝菜 Vaccaria segetalis（Neck.）Garcke 的成熟种子，我国大部分地区均用之。本书所载广东王不留行为华南地区习惯用品种，不仅原植物和药材性状与《中华人民共和国药典》所载王不留行不同，且性味和功能亦有差异。广东汕头和梅州部分地区称锦葵科植物磨盘草 Abutilon indicum（L.）G. Don 为留行草，根据其使用情况，应视为磨盘草的一个别称，而不应视为王不留行的另一来源。

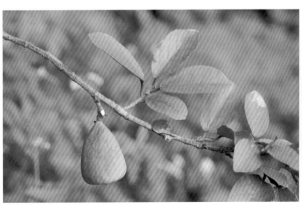

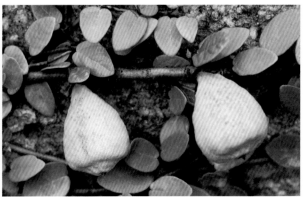

女贞子

【别　名】女贞实、冬青子。

【来　源】本品为木犀科植物女贞**Ligustrum lucidum** Ait. 的成熟果实。

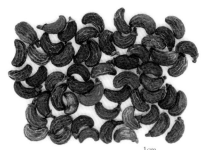

1cm

【植物特征】大灌木或乔木。高达10m。树皮灰色至浅褐色。枝条光滑，具皮孔。叶对生，革质，卵形至卵状披针形，长7~15cm，宽3.5~6cm，顶端渐尖，基部阔楔形，边全缘，两面光亮，背面密布细小的透明腺点。圆锥花序顶生，长10~15cm，总花梗长约4cm；苞片叶状，线状披针形，早落；小苞片卵状三角形；萼钟状，长约1.5mm，4浅裂；花冠漏斗状，连裂片长4mm，白色；雄蕊2枚，着生于花冠喉部，花丝伸出花冠外；子房上位，球形，2室，花柱圆柱状，柱头浅2裂。核果长椭圆形，长6~12mm，成熟时蓝黑色；种子1~2枚。花期5—7月；果期7月至翌年5月。

【生　境】常植于村边、庭园和路旁。

【分　布】我国长江流域及以南各地和甘肃南部有野生，其他地区有栽培。朝鲜也有分布，印度、尼泊尔有栽培。

【采集加工】冬季采收，除去枝、梗，晒干。亦有置沸水中稍烫或略蒸后晒干。

【药材性状】本品呈肾形、椭圆形或倒卵形，长0.5~0.8cm，直径0.3~0.4cm。表面蓝黑色、紫红色或黄棕色，有皱纹，基部常有宿萼和残留果梗。外果皮薄，中果皮较松软，内果皮近木质，黄棕色，有纵棱，内有种子1枚，间见2枚。种子肾状，红棕色，两端稍尖，断面近白色，油质。气微，味甘、微苦，微涩。以粒大饱满、紫黑色、不带果梗者为佳。

【性味归经】味甘、苦，性凉。归肝、肾经。

【功能主治】补益肝肾，清热明目，乌发。用于肝肾阴虚，头晕目眩，耳鸣，头发早白，腰膝酸软，老年习惯性便秘，慢性苯中毒。

【用法用量】用量5~15g。

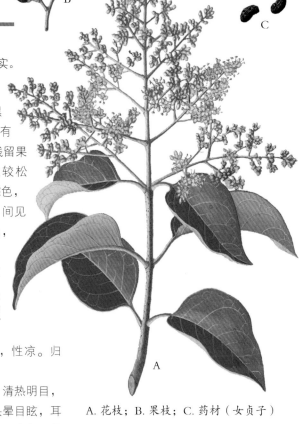

A. 花枝；B. 果枝；C. 药材（女贞子）

【附　方】

❶身体虚弱，腰膝酸软：女贞子9g，墨旱莲、桑椹、枸杞子各12g，水煎服。

❷治慢性苯中毒：女贞子、墨旱莲、桃金娘根各等量，共研细粉，炼蜜为丸，每丸6~9g。每次1~2丸，每日3次。10日为1个疗程。

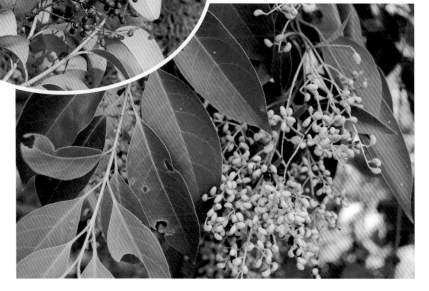

木蝴蝶

【别　名】千层纸、千张纸。

【来　源】本品为紫葳科植物木蝴蝶Oroxylum
indicum（L.）Kurz. 的成熟种子。

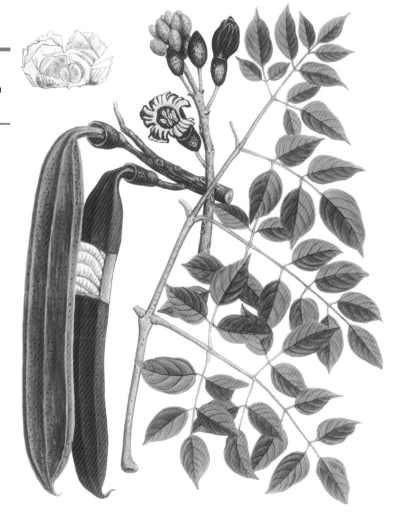

【植物特征】落叶乔木。高6~12m或更高，有颇厚的树皮。叶大型，对生，为二或三回奇数羽状复叶，长60~120cm；小叶薄革质或近纸质，卵形或椭圆形，长5~13cm，顶端短尖至渐尖，基部圆至阔楔尖，全缘。花大型，紫色或白色而有紫色斑纹，多朵排成顶生总状花序，总花梗粗壮，比花序轴长，约30cm；花梗长6~25mm；花萼肉质，钟状，长约25mm，顶部截平或有小齿；花冠肉质，有恶臭，近钟状，常一侧膨胀，长约6cm，檐部稍呈二唇形，5裂，裂片圆形，近等大，边缘波状皱缩，有锯齿状齿缺；雄蕊5，全发育，稍伸出；花盘肥厚。蒴果大型，带状，甚扁平，长30~90cm，宽5~8.5cm，成熟时室轴开裂为2果瓣；种子很多，盘状，有膜质的阔翅。

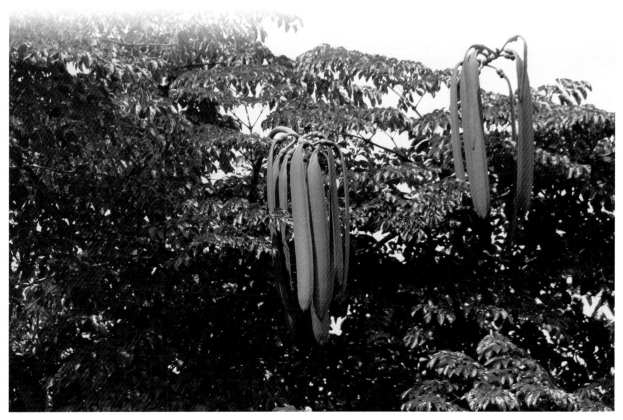

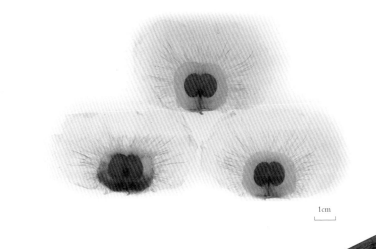

【生　境】生于山谷、溪边、山坡或疏林中。

【分　布】广东、福建、广西、云南、贵州、四川等地。亚洲各热带地区均有分布。

【采集加工】秋季采收成熟果实，暴晒至开裂，取出种子，再晒至足干。

【药材性状】本品为蝴蝶形薄片，除基部外三面延长成宽大而薄的翅，长5~8cm，宽3.5~4cm。表面黄白色，翅半透明，有绢丝样光泽，脉纹清晰，放射状，边缘常破裂。

1cm

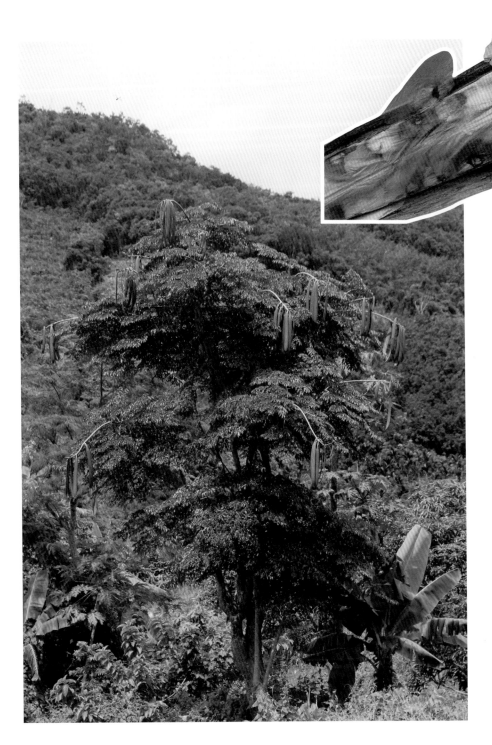

种仁位于中央。剥去种皮，可见一层薄膜状的胚乳，其内为胚；子叶2，蝶形，黄绿色或黄色，长1~1.5cm。气微，味微苦。以片大而完整、色白、有光泽者为佳。

【性味归经】味苦、甘，性凉。归肺、胃、肝经。

【功能主治】润肺，疏肝，和胃，生肌。用于肺热咳嗽，喉痹，喑哑，脘腹疼痛，疮痈不敛。治疗急性咽喉炎，支气管炎，百日咳。

【用法用量】用量5~15g。

木鳖子

【别　名】漏苓子、木别子。

【来　源】本品为葫芦科植物木鳖Momordica cochinchinensis
（Lour.）Spreng.的成熟种子。

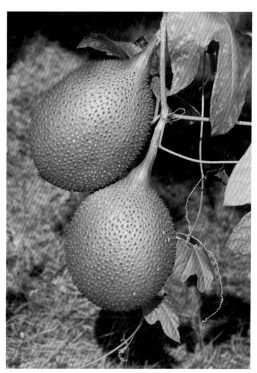

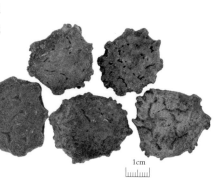

A. 花枝；B. 果实；C. 药材（木鳖子）

【植物特征】多年生草质藤本。根茎圆柱状或球状；茎细长，绿色；卷须粗壮，与叶对生，单一，不分枝。单叶互生，叶片卵形至阔卵形，长、宽10~20cm，3裂或两侧裂片常再浅裂，裂片卵形，顶端急尖，基部心形；叶柄长3~5cm，顶端两侧各有1枚腺体。花单性，雌雄同株，单生叶腋，每花具有1片大型苞片，黄绿色。雄花：萼片5，革质，卵状披针形，基部联合；花瓣5片，浅黄色，基部联合；雄蕊5枚，合生成三体。雌花：萼片线状披针形，花冠与雄花相似，子房下位。瓠果椭圆状球形，长12~15cm，成熟后红色，肉质，有软刺。种子略呈扁圆形，龟板状，长2.5~3cm，灰棕色。花期6—8月；果期8—10月。

【生　境】生于低海拔灌木丛中。

【分　布】江苏、安徽、江西、福建、台湾、广东、广西、湖南、四川、贵州、云南和西藏等地。中南半岛和印度也有分布。

【采集加工】秋、冬季果实成熟时采摘，将果实破开，去囊，取出种子，晒干。

【药材性状】本品略呈扁平圆板状，中间稍隆起，全形如鳖状，直径2~4cm，厚约0.5cm。表面黑褐色或灰黄黑色，较粗糙，有略似龟板的网状花纹，周边有数至十数对粗齿向外伸出。外种皮质坚而脆，内种皮为一层绒毛样薄膜，灰绿色。子叶2片，肥厚，黄白色，富油质。种仁有特殊的油腻，味苦。以种子饱满、种仁黄白色者为佳。

【性味归经】味苦、微甘，性寒；有毒。归肝、脾、胃经。

【功能主治】解毒，消肿止痛。用于化脓性炎症，风湿痹痛，筋脉拘挛，淋巴结炎，乳腺炎，头癣，痈肿，疔疮，瘰疬，无名肿毒，痔疮。

【用法用量】用量1~1.5g。外用适量，研末，用醋调涂患处。

【注　意】本品以外用为主，内服宜慎。

【附　方】

❶头癣：木鳖子仁适量，研细末，用醋调匀涂患处。

❷急性乳腺炎：木鳖子1~2个，去壳，研成粉末，取鸡蛋1个，打1小孔，将木鳖子粉末装入蛋内，用纸封上，蒸熟，去蛋壳食之。每日3次，每次1个鸡蛋。

❸酒渣鼻、顽癣、湿疹：木鳖子、大风子、胡桃仁、樟脑、水银、蛇床子各9g。将木鳖子、大风子去壳取仁，同其他药共捣成泥，以水银不见星为度。患处先用花椒15g，艾叶50g，煎汤洗净，待干后将上药涂上一薄层。每日1~2次。

❹痈疮疔毒、无名肿毒、淋巴结炎、粉刺、雀斑：木鳖子鲜根或叶，加盐少许，捣烂敷患处，或用种子磨醋涂患处。

车前子

【来　源】本品为车前草科植物车前**Plantago asiatica** L. 或平车前**Plantago depressa** Willd. 的成熟种子。

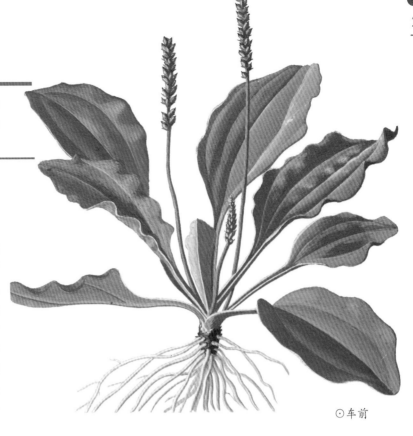

⊙车前

◎车前

【植物特征】多年生草本。高20~60cm。根茎粗短，有须根。叶基生，近直立，卵形或阔卵形，长4~12cm，宽4~9cm，顶端圆钝，基部下延，边近全缘，波状或有钝齿至弯缺，两面无毛或被短柔毛；叶柄长5~20cm。花葶自叶丛中抽出数枝，花葶直立，长20~40cm；穗状花序占花葶1/3~1/2；花绿白色，有短柄；苞片阔三角形，短于萼裂片，有龙骨状突起；花萼裂片倒卵状椭圆形至椭圆形，长约2mm；花冠4裂，裂片披针形，长约1mm。蒴果椭圆形，长约3mm，周裂。种子5~6枚，黑褐色。花期4—8月；果期6—9月。

【生　境】生于村边路旁、沟边、田埂等处。

【分　布】我国南北各地。欧洲和亚洲均有分布。

◎平车前

【植物特征】一年生或二年生草本。叶基生，呈莲座状，叶片纸质，椭圆形、椭圆状披针形或卵状披针形，长3~12cm，宽1~3.5cm，顶端急尖或微钝，边缘具浅波状钝齿，下延至叶柄，脉5~7条；叶柄长2~6cm，基部扩大成鞘状。花序3~10；花序梗长5~18cm，有纵条纹，疏生白色短柔毛；穗状花序细圆柱状，上部密集，基部常间断，长6~12cm；苞片三角状卵形，长2~3.5mm；花萼长2~2.5mm，无毛；花冠白色，无毛，冠筒等长或略长于萼片，裂片极小，椭圆形或卵形，长0.5~1mm，于花后反折；花药卵状椭圆形或宽椭圆形，长0.6~1.1mm，顶端具宽三角状小突起，新鲜时白色或绿白色，干后变淡褐色。胚珠5。蒴果卵状椭圆形至圆锥状卵形，长4~5mm，于基部上方周裂。

1cm

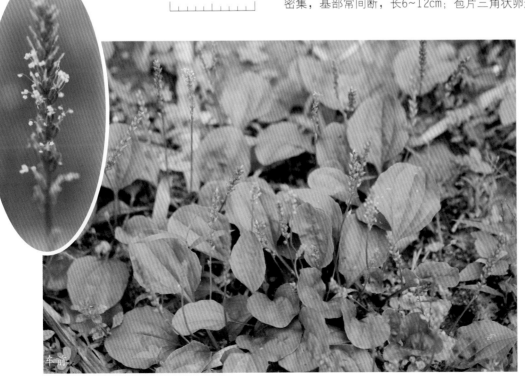

车前

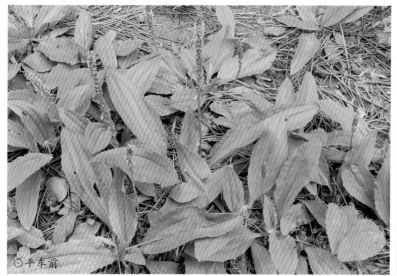

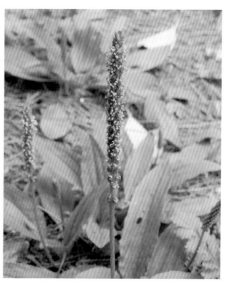

⊙平车前

种子4~5枚，椭圆形，腹面平坦，长1.2~1.8mm，黄褐色至黑色；子叶背腹向排列。花期5—7月；果期7—9月。

【生　境】生于草地、河滩、沟边、草甸、田间及路旁。

【分　布】黑龙江、吉林、辽宁、内蒙古、河北、山西、陕西、宁夏、甘肃、青海、新疆、山东、江苏、河南、安徽、江西、湖北、四川、云南、西藏等地。朝鲜、俄罗斯（西伯利亚至远东）、哈萨克斯坦、阿富汗、蒙古、巴基斯坦、克什米尔、印度也有分布。

【采集加工】秋季采收，割取果穗，晒干，打下种子，除去杂质，晒至足干。

【药材性状】本品呈不规则长圆形，略扁，长0.15~0.2cm。表面暗棕色至棕黑色。背部隆起，腹面较平，有皱纹，种脐灰白色，位于中央。断面灰白色，粉性。浸于水中，外皮发黏，水煎液黏稠。气微，味淡。以粒大饱满、色黑褐者为佳。

【性味归经】味甘，性寒。归肝、肾、肺、小肠经。

【功能主治】清热利尿，渗湿止泻，祛痰止咳，明目。用于热淋涩痛，水肿胀满，结石，小便不利，目赤肿痛，痰热咳嗽。治疗泌尿系感染，肾炎水肿，肠炎，细菌性痢疾，急性黄疸型肝炎，支气管炎，急性眼结膜炎。

【用法用量】用量3~9g。

【附　方】

❶泌尿系感染：车前子、虎杖、马鞭草各30g，茅根、蒲公英、海金沙各15g，忍冬藤、紫花地丁、十大功劳各9g，加水煎成300mL。每日1剂，分6次服。

❷肠炎：鲜车前草15g（干品9g），水煎服。每日2次。

❸小儿细菌性痢疾：鲜车前草30g，加适量水煎成100mL。每日服30mL，3~4日为1个疗程。平均2日症状消失，大便次数正常。

❹慢性气管炎：车前草1 000g，洗净，煎煮2次，过滤去渣，浓缩成膏，烘干后粉碎，制粒，压成0.5g的片。每次服2片，每日3次。（每日量相当于车前草30g）

❺慢性肾盂肾炎：车前草30g，柴胡、黄芩、金银花、蒲公英（或紫花地丁）、滑石各15g，生地黄、续断各12g，枳实、当归各9g，生甘草3g，水煎服。

【附　注】车前草：为车前的干燥全草。根须状，丛生。叶基生，有长柄，叶片长卷缩，展开后为卵形或阔卵形，有时略带椭圆形，长4~13cm，顶端钝，基部下延，边全缘或波状，表面绿色或灰绿色，有基出弧形脉5~7条。穗状花序数条，高出叶片之上。蒴果周裂，有宿萼。气微香，味微苦。

车前草的性味：味甘，性寒。归肝、肾、肺、小肠经。功能清热利尿，祛痰，凉血，解毒。用量14~30g。功效与车前子略同。

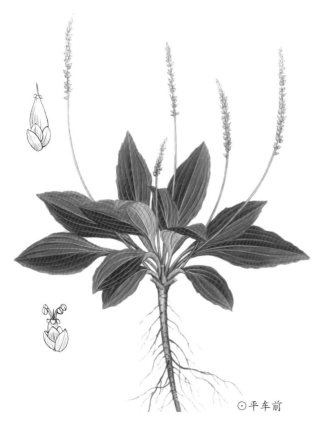

⊙平车前

牛蒡子

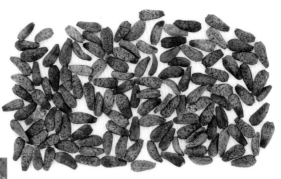

1cm

【别　名】大力子、牛子。

【来　源】本品为菊科植物牛蒡**Arctium lappa** L. 的成熟果实。

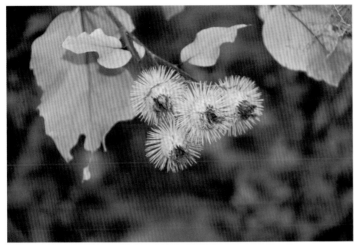

【植物特征】二年生草本。具粗大肉质直根。茎直立，粗壮，高1~2m，被乳突状短毛和杂以蛛丝状毛及黄色腺点。叶互生，纸质，宽卵形，顶端钝圆，基部心形，边缘具细尖齿，背面被灰白色绒毛，生于茎下部的长40~50cm，宽30~40cm，具长达32cm的柄，生于上部的较小，叶柄亦短；中脉粗壮，侧脉弧曲弯拱。头状花序具粗总花梗，于枝顶作伞房花序式排列；总苞卵球形，直径约2cm，总苞片多层，披针形或长钻状，近等长，顶端具钩刺；花夏季开，紫色，同型，全为两性管状花；花冠长约1.4cm，檐部5裂；花柱枝线形，外卷。瘦果倒卵形，长5~7mm。冠毛短，基部联合成环，易脱落。花期6—9月。

【生　境】生于山坡、山谷、林缘、河边、村边、路旁或荒地上。

【分　布】广东、广西、云南、陕西、湖南、河南、福建、江西等地。亚洲和欧洲均有分布。

【采集加工】夏、秋季采收果实，晒干。

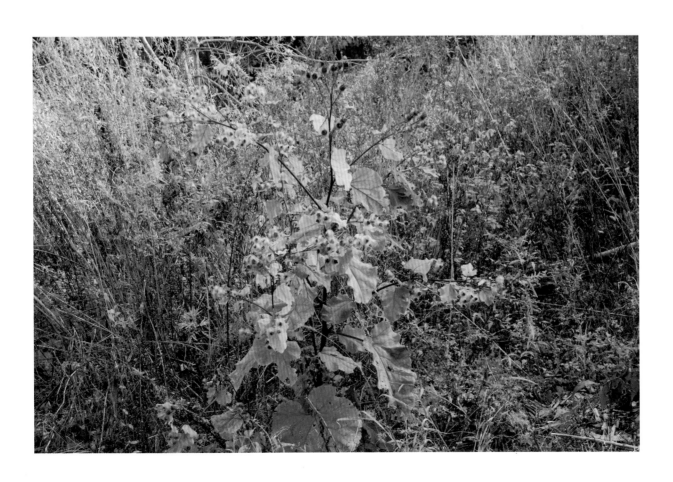

【药材性状】本品呈长倒卵圆形，略扁，长5～7mm，宽2～3mm。表面灰褐色，散生紫黑色斑点，有数条纵棱，常中间1～2条较明显。上端稍宽，钝圆，顶面有明显的圆环，中心为点状的花柱痕，下端略窄，底部微斜截，稍弯曲。果皮坚硬。子叶2片，呈白色或青白色，富油性。气微，味苦辛。以粒大饱满、表面灰黑色者为佳。

【性味归经】味辛、苦，性寒。归肺、胃经。

【功能主治】疏散风热，宣肺透疹，解毒利咽。用于风热感冒，

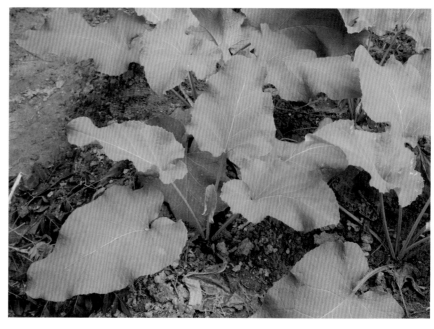

咳嗽痰多，头痛，咽喉肿痛，流行性腮腺炎，疹出不透，痈疖疮疡。

【用法用量】用量5～15g。

【附　方】

❶咽喉肿痛：牛蒡子9g，板蓝根15g，桔梗6g，薄荷、甘草各3g，水煎服。

❷麻疹不透：牛蒡子、葛根各6g，蝉蜕、薄荷、荆芥各3g，水煎服。

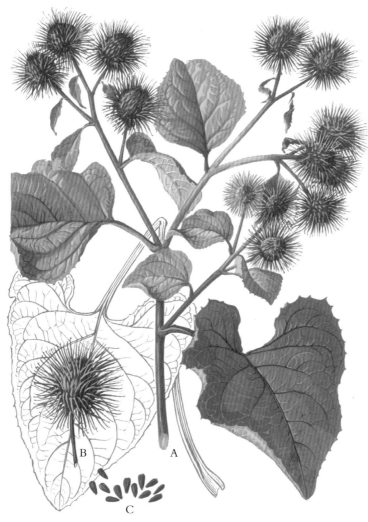

A.果枝；B.果实；C.药材（牛蒡子）

巴豆

【别　名】江子、双眼龙。

【来　源】本品为大戟科植物巴豆 *Croton tiglium* L. 的果实。

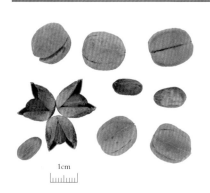

1cm

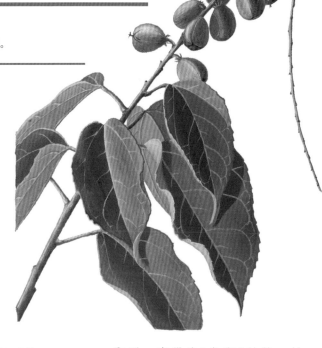

【植物特征】常绿小乔木。高3~5m。幼枝被星状毛。叶互生，膜质，卵形或长卵形，长5~13cm，宽3~6cm，顶端渐尖，基部钝圆，边缘有细齿，无毛或疏生星状毛；基出脉3条，中脉中上部有2~3对侧脉，网脉明显；叶柄长2~5cm；腺体2，无柄，着生在叶片近基的两侧边缘上。花绿色，单性同株，排成顶生的总状花序。雄花生于花序上部；花萼裂片5，卵形；花瓣5片，与花萼等长；雄蕊15~20枚，绕花盘边缘着生。雌花生于花序轴下部；花萼裂片5，长圆形，有星状毛；无花瓣；子房倒卵形，密被星状毛。蒴果倒卵形，具3钝角。种子长卵形，淡黄色。花期4—6月；果期7—9月。

【生　境】生于山地林中。

【分　布】我国长江以南各省区。亚洲南部和东南部均有分布。

【采集加工】秋季果实成熟、但尚未开裂时采摘，晒干。

【药材性状】本品呈长圆形或倒卵形，有纵沟3条和3钝棱，长1.8~2.2cm，直径1.4~2cm。表面灰黄色或黄棕色，粗糙，顶端近截平，基部有萼和果梗痕。果皮薄，质硬而脆。果实3室，间有4室，每室含种子1枚。种子呈椭圆形至卵形，略扁，有隆起的种脊；外种皮薄而脆，内种皮白色，薄膜状；种仁黄白色；子叶2片，油质。气微，味初微涩，后有持久辛辣感。以颗粒大、皮薄、表面灰黄色、种子饱满、种仁黄白色者为佳。

【性味归经】味辛，性热；有大毒。归胃、大肠、肺经。

【功能主治】泻下化积，逐水消肿。治寒积停滞，胸腹胀满。外用治恶疮疥癣和疣痣。

【用法用量】用量0.15~0.3g。内服常入丸、散剂。外用适量，研末涂患处，或捣烂以纱布包擦患处。

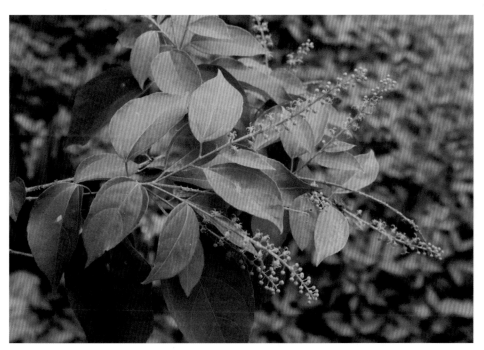

瓜蒌

【别　名】栝楼、药瓜。

【来　源】本品为葫芦科植物栝楼**Trichosanthes kirilowii** Maxim. 或双边栝楼 **Trichosanthes rosthornii** Harms的成熟果实。

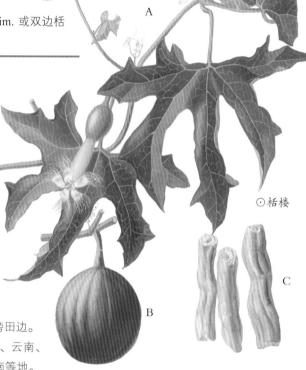

◎栝楼

【植物特征】多年生草质藤本。块根圆柱状，富含淀粉。茎有直棱及直槽，被柔毛，多分枝，长达10m；卷须2~3歧，分叉处以上旋卷。单叶互生，轮廓近圆形或心形，长、宽均8~20cm，掌状5~7深裂，边缘浅裂或具粗齿，叶基心形，两面粗糙，有长硬毛，上面有白色小斑点。花白色，单性异株；雄花单生或3~8朵总状排列，雌花单生；花萼筒状，长约2.5cm，裂片披针形；花冠直径约3.5cm，裂片5，倒卵形，边缘有丝状流苏；雄蕊3，花药靠合，药室对折；子房下位，花柱长约2cm。瓠果肉质，椭圆形或球形，直径6~10cm，成熟时黄褐色。种子卵状椭圆形，压扁。花期5—8月；果期8—10月。

【生　境】生于海拔1800m以下的山坡林下、灌丛、草地、村旁田边。

【分　布】辽宁、陕西、甘肃、四川、云南、贵州，我国华北、华中、华南等地。

⊙栝楼

A. 花枝；B. 果枝；C. 药材（天花粉）

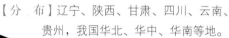

▲瓜蒌子

1cm

⊙栝楼

1cm

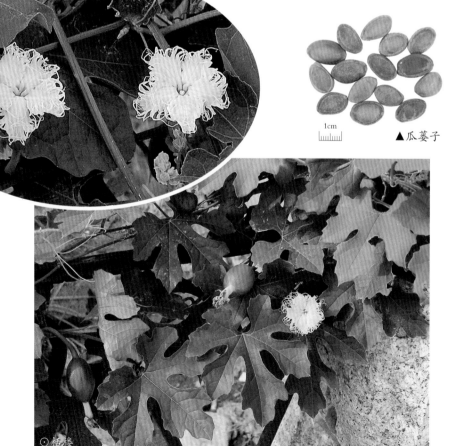

⊙栝楼

◎双边栝楼

【植物特征】攀缘藤本。块根条状，肥厚，淡灰黄色，具横瘤状突起。叶片纸质，轮廓阔卵形至近圆形，长8~12cm，宽7~11cm，3~7深裂，叶基心形，弯缺处深1~2cm；叶柄长2.5~4cm。卷须2~3歧。花雌雄异株。雄花或单生，或为总状花序；总花梗长8~10cm，顶端具5~10花；小花梗长5~8mm；花萼筒狭喇叭形，长2.5~3cm，被短柔毛；花冠白色，裂片倒卵形，长约15mm，宽约

10mm，被短柔毛，顶端具丝状长流苏；花药柱长圆形，长5mm，直径3mm，花丝长2mm，被柔毛。雌花单生；子房椭圆形，长1~2cm，直径5~10mm，被微柔毛。果实球形或椭圆形，长8~11cm，直径7~10cm，光滑无毛，成熟时果皮及果瓤均橙黄色；果梗长4.5~8cm。种子卵状椭圆形，扁平，褐色。花期6—8月；果期8—10月。

【生　境】生于山谷林中或灌丛。

【分　布】广东、江西、湖北、云南、四川、贵州、陕西、甘肃等地。日本也有分布。

【采集加工】秋季果实成熟时连果梗剪下，置通风处阴干。

【药材性状】栝楼　呈宽椭圆形或类球形，长6~10cm。外表面橙红色或橙黄色，皱缩或平滑，顶部有圆形花柱残基，基部有残存果梗。质脆，易破裂，内表面黄白色，有橙红色筋脉，果瓤橙黄色，黏稠，与种子黏结成团；种子扁平椭圆形，长12~15mm，宽6~8mm。具焦糖气，味微酸甜。以大小均匀、完好无破损、色橙红者为佳。

　　双边栝楼　种子较大，长15~19mm，宽8~10mm。

【性味归经】味甘、微苦，性寒。归肺、胃、大肠经。

【功能主治】消热除痰，宽胸散结，润燥滑肠。用于肺热咳嗽，痰浊黄稠，胸痹心痛，结胸痞满，乳痛，肺痛，肠痛肠痛，大便秘结，心绞痛，便秘，乳腺炎。

【用法用量】用量9~24g。

【附　方】

①咳嗽痰喘：瓜蒌15g，半夏、陈皮、苦杏仁各9g，水煎服。

②胸膈满闷作痛：瓜蒌15g，薤白、半夏各9g，水煎服。

③心绞痛：a. 瓜蒌30g，薤白、红花各6~9g，桃仁9~15g，水煎服。（胸闷压迫感为主者加沉香粉0.6g，郁金粉0.9g，每日2~3次；胸痛为主者加三棱粉、莪术粉各0.75g，每日2~3次）。b. 瓜蒌、薤白、香附、五灵脂各9g，丹参30g，生槐花15g，桃仁12g，远志4.5g，水煎服。

④急性乳腺炎：瓜蒌

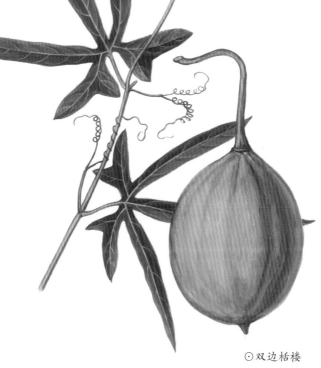

⊙双边栝楼

15g，蒲公英100g，水煎服。

【附　注】本品的干燥肉质块根称为天花粉，功能生津止渴，消肿排脓。本品的干燥成熟种子称为瓜蒌子，功能润肺化痰，滑肠通便。本品的干燥果皮称为瓜蒌皮，功能清热化痰，利气宽胸。

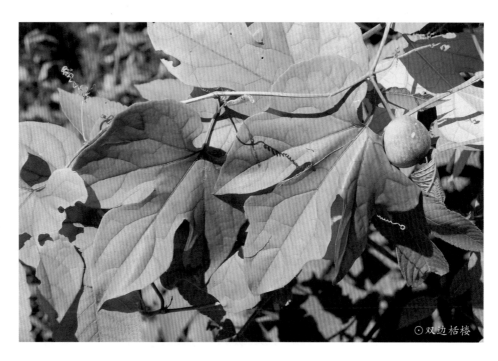

⊙双边栝楼

芒果核

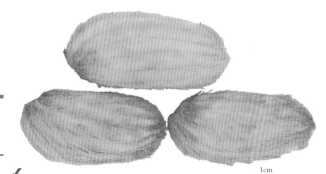

1cm

【来　源】本品为漆树科植物芒果Mangifera indica L.的成熟果实核。

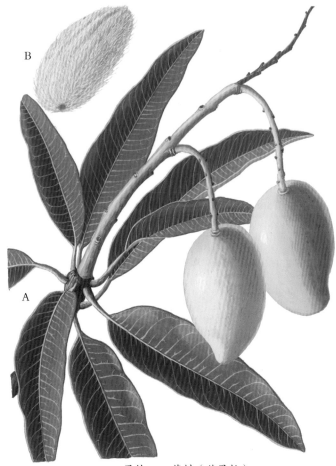

A. 果枝；B. 药材（芒果核）

平，有纤维。花期3—4月；果期7—9月。

【生　境】常栽培，亦有逸为野生。

【分　布】台湾、福建、香港、海南、广东、广西、云南等地。原产印度、中南半岛和印度尼西亚。

【采集加工】夏季采摘成熟果实，取果核，晒干。

【药材性状】本品呈扁长卵形，长5~8cm，宽3~4.5cm，厚1~2cm。表面黄白色或土黄色，有几条斜行的筋肋，密覆毛绒样纤维。中部隆起，一侧边缘扁而薄，另一侧较钝圆，基部明显凹陷。质坚韧，不易折断。以手摇之有响声，破开后，内表面黄白色，光滑，内含种子1枚。种皮膜质，半透明，易分离；种仁黄白色，肥厚，肾形。气微，味微酸涩。以大小均匀、饱满、色黄白者为佳。

【性味归经】味酸、涩，性平。归肺、胃、肝经。

【功能主治】解毒，消滞，止咳。用于疝气，睾丸肿痛，内积不消，食滞，咳嗽，坏血病。

【用法用量】用量9~30g。

【植物特征】大乔木。高10~25m。树冠稠密；树皮灰褐色，鳞片状脱落，分枝扩展。单叶互生，革质，长圆形至长圆状披针形，长10~20cm，宽8~10cm，顶端短尖或渐尖，基部楔形，边缘常呈波浪形；叶柄长4~6cm，基部膨大。春季开花。圆锥花序常与叶等长，被柔毛；花杂性，无柄或具短柄，芳香，长3~4mm；萼片5，卵形或长圆形，被柔毛；花瓣5，淡黄色，长约为花萼的2倍；花盘肉质，5裂；雄蕊5，4枚退化，仅1枚发育，花药紫红色；雄蕊1枚，位于花盘中央，花柱线形，柱头不显。核果椭圆或肾脏形，肉质，长8~15cm，成熟时黄色；果核大，扁

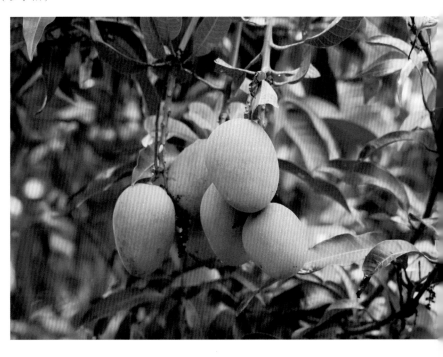

华南鹤虱

【别　名】鹤虱、粘粘草。

【来　源】本品为伞形科植物小窃衣**Torilis japonica** (Houtt.) DC. 的果实。

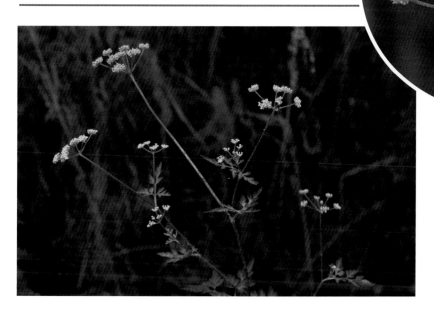

腹胀痛，皮肤痒疹，慢性腹泻。

【用法用量】用量6~9g，水煎服。

【附　方】痈疮溃烂久不收口，阴道滴虫：用果实适量，水煎，冲洗患处。

【附　注】本品为广东地方性习惯用药，与《中华人民共和国药典》所载鹤虱和南鹤虱的原植物均不相同。但一般认为本品的性味功能与鹤虱和南鹤虱相近。

【植物特征】一年生或多年生直立草本。高达1m。茎圆柱状，有纵条纹，被刺毛。叶互生，叶柄长2~7cm，基部具膜质的叶鞘，叶片轮廓为卵形或披针形，一至二回羽状分裂；羽片轮廓卵状披针形，长2~6cm，宽1~2.5cm，羽状深裂至全缘，两面疏生贴伏硬毛；小羽片披针形至长圆形，边缘有条裂状粗齿或分裂。花小，白色、微红或紫色，排成顶生和腋生的复伞形花序，总花梗长3~25cm，被倒生刺毛；苞片常线形，很少叶状；伞梗4~12，长1~3cm，被刺毛，着花4~12朵；花萼边缘有5枚三角形小齿；花瓣倒卵圆形，长0.8~1.2mm，顶端内折，外面中部以下被贴伏的硬毛；花丝长约1mm。分生果卵圆形，长1.5~4mm，宽1.5~2mm，常有钩状皮刺，每棱槽有油管1个。花、果期4—10月。

【生　境】生于荒坡、旷野、路旁、村边草丛中。

【分　布】我国大部分地区有分布。

【采集加工】夏、秋季果实成熟时割取全草，晒干，取下果实，簸除杂质，再晒至足干。

【药材性状】本品呈椭圆形，长0.2~0.4cm，直径0.15~0.2cm。表面黄绿色或淡黄棕色，顶端有残留花柱，背面稍隆起，密生钩刺，钩刺长短不一，稍硬。接合面凹陷成槽状。种仁近白色，微有油性，质稍硬，不易破碎。微有特异香气，味微辛，后苦。以粒完整、饱满者为佳。

【性味归经】味微苦、辛，性微温；有小毒。归脾、胃经。

【功能主治】活血消肿，收敛杀虫。用于小儿虫积，疳积，食积，

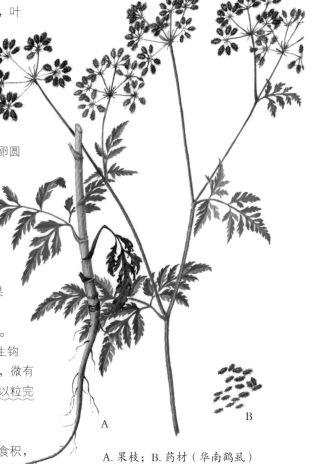

A. 果枝；B. 药材（华南鹤虱）

红豆蔻

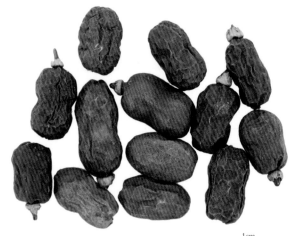

1cm

【别　名】红蔻、大高良姜、南姜子。

【来　源】本品为姜科植物红豆蔻**Alpinia galanga**（L.）Willd.
的成熟果实。

【植物特征】多年生草本。高达2m。根茎块状，稍有
香气。叶2列，叶片长圆形或披针形，长25~35cm，两
面均无毛或于叶背被长柔毛，干时边缘褐色；叶柄长约
6mm；叶舌近圆形。圆锥花序顶生，长20~30cm，分枝
多而短；花绿白色，有异味；花萼果时宿存；花冠裂片
3片，唇瓣倒卵状匙形，长达2cm，白色而有红线条，深

2裂，基部有线形侧生退化雄蕊；发育雄蕊1枚，果长
圆形，长1~1.5cm，中部稍收缩，成熟时棕色或枣红
色，果皮易碎，内有种子3~6枚。花期5—8月；果期9—
11月。

【生　境】生于林缘及沟谷等处。

【分　布】香港、广东、海南、台湾、福建、广西、云
南等地。亚洲热带地区均有分布。

【采集加工】秋季果实变红时摘下，除去枝、梗，晒
干。

【药材性状】本品长圆状球形或椭圆状球形，中部常稍

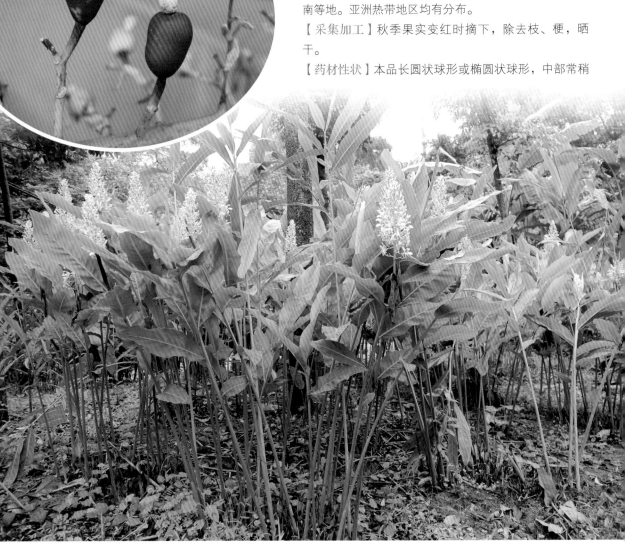

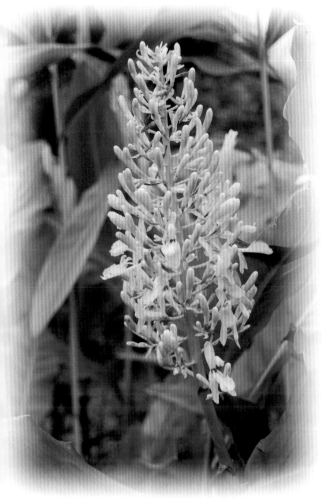

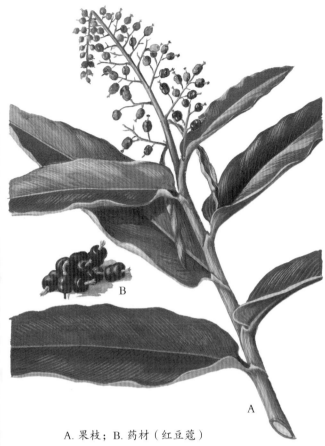

A. 果枝；B. 药材（红豆蔻）

收缩，长0.7~1.2cm，直径0.5~0.8cm。表面红棕色或淡黄棕色，常略有不规则的纵皱纹，较少平滑，顶端有黄白色管状宿萼，基部有果柄脱落的凹痕。果皮薄，易破碎，常与种子团分离，内表面淡黄色。内含种子3~6枚，种子扁圆形或三角状多面形，外被黄白色膜状假种皮，背面一侧不易剥除，种皮暗褐色或红棕色，有光泽。胚乳灰白色。气芳香，味辛辣。以粒大饱满、表面红棕色、气芳香、味辛辣者为佳。

【性味归经】味辛，性温。归肺、脾经。

【功能主治】温中散寒，行气止痛。用于胃寒疼痛，呕吐，泻泄，噎膈反胃，消化不良，腹部胀痛。

【用法用量】用量3~6g。

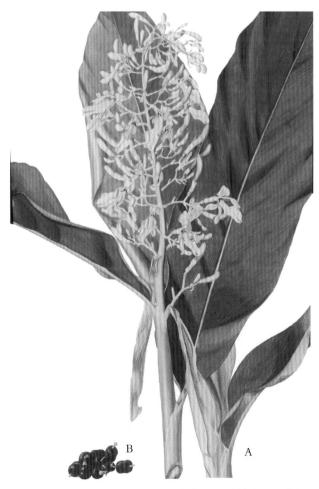

A. 花枝；B. 药材（红豆蔻）

苍耳子

【别　名】苍子、痴头猛、羊带归、虱麻头。

【来　源】本品为菊科植物苍耳**Xanthium sibiricum** Patrin. ex Widder的带总苞的成熟果实。

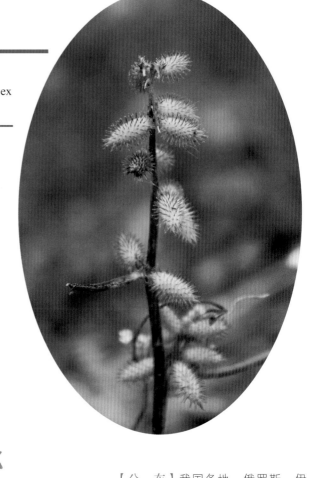

【植物特征】一年生草本。高20~90cm。茎直立，粗壮，被糙伏毛。叶互生，纸质，阔三角形，长5~14cm，宽4~11cm，常3~5裂，边缘有不规则的粗齿，基部浅心形，两耳间向下楔尖；基部三出脉，侧脉弯拱上升直达叶缘；叶柄长3~11cm。头状花序单性，雌雄同株；雄头状花序生于上部，球形，多花，总苞2层，披针形；雌头状花序生于下部，仅2朵花，总苞2层，内层结合成一卵球形、宽3~7mm的囊状体，囊于果期变硬，顶端具2个硬喙，外面有钩状硬刺；花绿色，雄花花冠檐部宽5裂，雌花无花冠，内藏，仅2深裂、线形的花柱枝伸出于总苞之外。瘦果2，倒卵形，藏于总苞内，无冠毛。花期7—8月；果期9—10月。

【生　境】生于路旁、村边、旷野或荒地上。

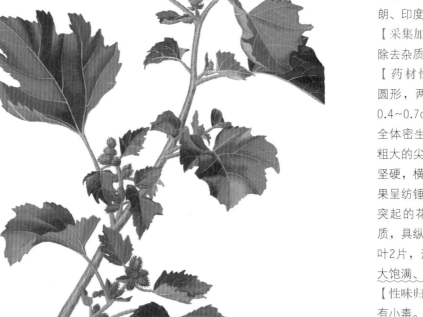

A. 果枝；B. 药材（苍耳子）

【分　布】我国各地。俄罗斯、伊朗、印度、朝鲜、日本也有分布。

【采集加工】秋季果实成熟时采摘，除去杂质，晒干。

【药材性状】本品呈纺锤形或卵圆形，两端尖，长1~1.5cm，直径0.4~0.7cm。表面黄棕色或黄绿色，全体密生坚硬的钩刺，顶端有2根较粗大的尖刺状硬喙，分离或相连。质坚硬，横切面可见中央有一隔膜。瘦果呈纺锤形，一面较平坦，顶端具一突起的花柱残基，果皮灰黑色，纸质，具纵沟。种皮膜质，浅灰色；子叶2片，油质。气微，味微苦。以粒大饱满、黄褐色者为佳。

【性味归经】味苦、辛、甘，性温；有小毒。归肺、肝经。

【功能主治】发汗通窍，散风祛湿，消炎镇痛。用于感冒头痛，风湿痹痛，湿疹瘙痒，疥疮，耳鸣。治疗慢性鼻窦炎，副鼻窦炎，疟疾，风湿性关节炎。

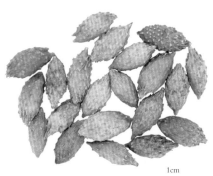

1cm

【用法用量】用量4.5~9g。

【附　方】

❶慢性鼻炎、鼻窦炎：a.苍耳子12g，辛夷、白芷各9g，薄荷4.5g，葱白3根，茶叶1撮，水煎服。b.复方苍耳子膏，每次10mL，每日2次，温开水冲服。

❷深部脓肿：苍耳草60g，水煎服。

如发热加鸭跖草30g。

❸疟疾：鲜苍耳90g，洗净捣烂，加水煎15分钟，去渣，加2~3个鸡蛋于药液中，煮成溏心蛋（蛋黄未全熟），于发作前吃蛋，1次未愈，可继续服用。

❹流行性腮腺炎：苍耳子、南板蓝根、金银花、板蓝根各15g，防风、薄荷各6g。每日1剂，分2次煎服。

❺功能性子宫出血：苍耳草30g（鲜品60g），水煎服，每日1剂。轻者服3~5日，重者服7~10日。

❻麻风：先将鲜苍耳草煎煮，浓缩成浸膏，然后将浸膏制成丸，每丸含生药30~60g。开始治疗时，每次服1~2丸，每日1次。3日后根据患者体质的强弱和病情的轻重，逐渐加量，最多每日可服8丸，分2次服。

❼痢疾：苍耳全草（立秋至白露采收者为优）60g，加水800~1 000mL，煎至500~ 600mL，分3次服。

❽顽固性湿疹：鲜苍耳草90g，白矾1.8g，水煎浓缩至500mL。每次服10mL，每日3次。同时用上药液搽患部，每日3次。

【附　注】

❶蒙古苍耳Xanthium mongolicum Kitag.在我国多数省区（包括广东）也有分布，但其果实（带总苞）大，椭圆形，直径8~10mm，钩状刺粗长而密，基部明显粗壮。味淡而质逊，药效不及苍耳。因两者外形酷似，常混同入药。

❷苍耳的地上部分亦入药，称苍耳草。味苦、辛，微寒；有小毒。功能祛风散热，解毒杀虫。

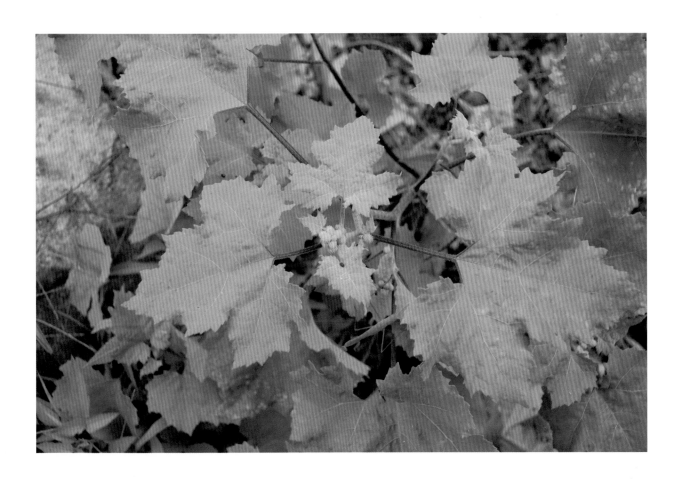

吴茱萸

【别　名】茶辣、吴萸、吴椒、臭辣子、豉油子。

【来　源】本品为芸香科植物吴茱萸**Evodia rutaecarpa**（Juss.）Benth. 的近成熟果实。

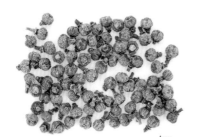

1cm

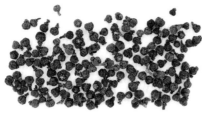

1cm

【植物特征】常绿小乔木。高3~10m。小枝褐色或微染紫色，有皮孔，嫩部被绣色绒毛。叶对生，为奇数羽状复叶，叶轴被绣色绒毛；小叶5~9片，纸质，椭圆形至卵形，长5~15cm，宽2.5~7cm，顶端骤尖或短尖，基部圆或阔楔形，全缘或有不明显的圆齿，两面均被长柔毛，生有明显的油点；侧脉不明显。花黄白色，甚小，单性异株，排成顶生圆锥花序，花序轴和分枝被绒毛；萼片5片，阔卵形；花瓣5片；雄蕊插生在花盘上，花丝粗短，花药椭圆形，基着，雌花中的退化雄蕊呈鳞片状。蒴果扁球形，直径约6mm，紫红色，有粗大油点，成熟时开裂成5果瓣。种子5枚，黑色。花期4—6月；果期8—11月。

【生　境】野生或栽培，多生于山地村旁、林缘或疏林中。

【分　布】陕西、甘肃、安徽、浙江、福建、湖北、湖南、四川、贵州、云南、广东和广西等地。日本也有分布。

【采集加工】秋季果实将近成熟尚未开裂时采收，除去果柄，晒干或烘干。

【药材性状】本品呈五角状扁球形，直径2~3mm，有时4~5mm。表面黑褐色或绿褐色，粗糙，有许多突起的油胞，顶端星状5瓣裂，基部有花萼和被绒毛的果柄。质坚实，破开后每瓣有种子1枚。气香浓烈，味辛辣而苦。以粒饱满、黑褐色、未开裂、香气浓郁者为佳。

【性味归经】味辛、苦，性热；有小毒。归肝、胃经。

【功能主治】温中散寒，燥湿，疏肝止痛，止呕。用于厥阴头痛，胃腹冷痛，恶心呕吐，寒湿脚气，经行腹痛，泛酸嗳气，腹泻，蛲虫病。外用治高血压，湿疹。

【用法用量】用量1.5~4.5g。

【附　方】

❶湿疹：炒吴茱萸30g，乌贼骨21g，硫黄6g，共研细粉。湿疹患处渗出液多者撒干粉，无渗出液者用蓖麻油或猪油化开调抹，隔日1次，涂药后用纱布包扎。

❷高血压：吴茱萸适量，研末，每晚用醋调敷两脚心，次晨除去。

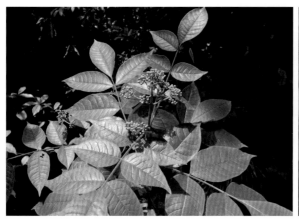

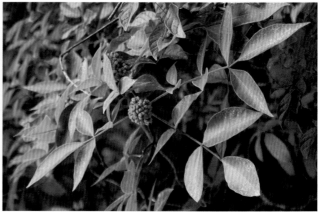

佛手

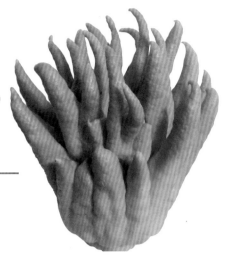

【别　名】佛手柑、手柑。

【来　源】本品为芸香科植物佛手**Citrus medica** L. var. **sarcodactylis** (Noot.) Swingle的果实。

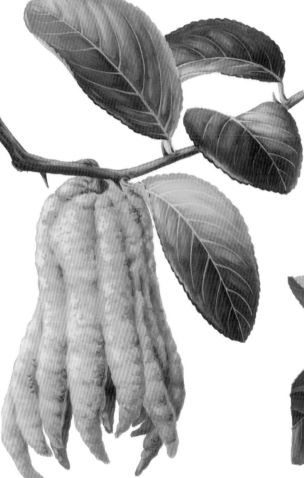

【分　布】我国长江以南各地有栽培。越南、老挝、缅甸、印度等国也有栽培。

【采集加工】秋季当果皮转微黄色时即需采收，趁鲜纵刨成掌状薄片，摊平在烈日下曝晒，如当天不能晒至近干，便会变色，因此，摘果时要选择晴天。佛手新鲜时与酒接触即腐烂，宜注意。

【药材性状】本品为近椭圆形薄片，大小不一，上端有数个手指形的裂片，下端近圆形，基部间有果柄痕。长6~14cm，宽4~7cm，边缘橙黄色，果肉松

【植物特征】灌木或小乔木。新生嫩枝、芽及花蕾均暗紫红色，茎枝多刺，刺长达4cm。单叶，稀兼有指状复叶，有关节，但无翼叶；叶柄短，叶片椭圆形或卵状椭圆形，长6~12cm，宽3~6cm，或有更大，顶部圆或钝，稀短尖，叶缘有浅钝裂齿。总状花序有花达12朵，有时兼有腋生单花；花两性，有单性花趋向，则雌蕊退化；花瓣5片，长1.5~2cm；雄蕊30~50枚；子房圆筒状，花柱粗长，柱头头状，子房在花柱脱落后即行分裂，成果时，裂片发育成手指状肉条，果皮很厚，常不含种子。花期4—5月；果期10—11月。

【生　境】栽培。

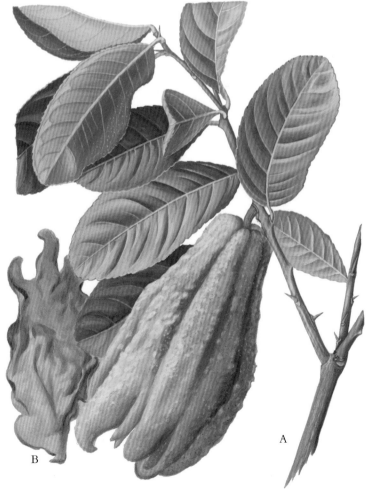

A. 果枝；B. 药材（佛手）

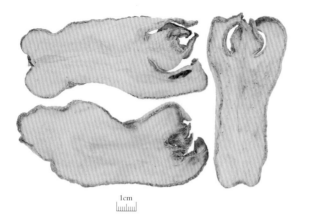

1cm

软，淡黄白色，散有凸凹不平的点状或线状维管束，无种子。气香，味甜，微苦。以片大而薄、手掌状、金边白肉、气香浓者为佳。

【性味归经】味辛、苦、酸，性温。归肝、脾、肺、胃经。

【功能主治】理气止痛，和胃止痛，消食化痰。用于肝胃气滞，胸腹胀满，食欲不振，胃痛，呕

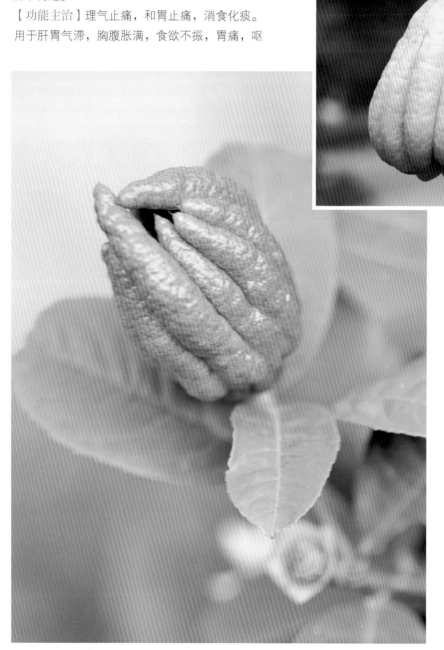

吐，咳嗽气喘。

【用法用量】用量3~9g。

【附　方】

❶食欲不振：佛手、枳壳、生姜各3g，黄连0.9g，水煎服。每日1剂。

❷肝胃气痛（包括慢性胃炎、胃神经痛等）：鲜佛手12~15g（干品6g），开水冲泡，代茶饮。或佛手、延胡索各6g，水煎服。

❸湿痰咳嗽（包括慢性气管炎）：佛手、姜半夏各6g，砂糖等份，水煎服。

【附　注】佛手的花亦入药，称佛手花。味辛、微苦，性温。功能疏肝理气，和胃止痛。

余甘子

【别　名】油甘子弹、油甘子、紫荆皮。

【来　源】本品为大戟科植物余甘子**Phyllanthus emblica** L. 的果实。

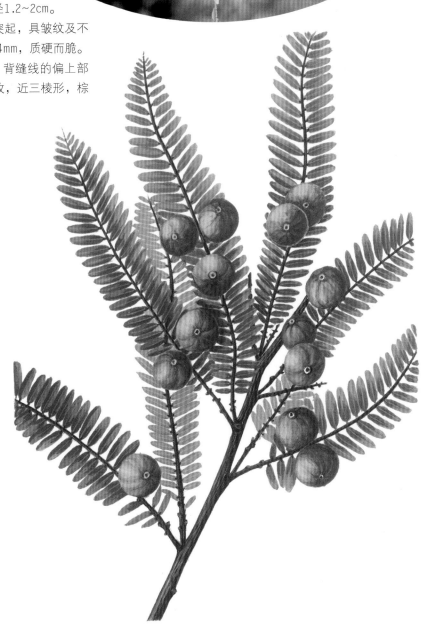

【植物特征】见第179页"紫荆皮"项下。

【生　境】生于斜坡谷地、草地及疏林中。

【分　布】台湾、福建、广东、海南、香港、广西、贵州、云南、四川、湖南、江西等地。

【采集加工】冬季至次春季采收果实晒干。

【药材性状】本品为球形或扁球形，直径1.2~2cm。表面棕褐色或墨绿色，有浅黄色颗粒状突起，具皱纹及不明显的6棱，果梗长约1cm。外果皮厚1~4mm，质硬而脆。内果皮黄白色，硬核样，表面略有6棱，背缝线的偏上部有数条筋脉纹，干后可裂成6瓣。种子6枚，近三棱形，棕色。气微，味酸涩，回甜。

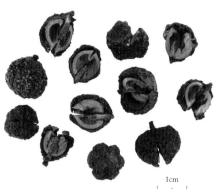

1cm

【性味归经】味甘、微涩，性凉。归肺、胃经。

【功能主治】清热凉血，消食健胃，生津止咳。用于血热血瘀，消化不良，感冒发热，咽喉痛，咳嗽，口干烦渴，牙痛，维生素C缺乏症。

【用法用量】用量3~9g，多入丸、散剂。

诃子

【别　名】留球子。

【来　源】本品为使君子科植物诃子**Terminalia chebula** Retz. 及其变种微毛诃子**Terminalia chebula** Retz. var. **tomentella**（Kurz）C. B. Clarke的成熟果实。

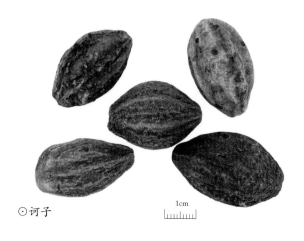

⊙诃子

◎诃子

【植物特征】乔木。高20~30m。叶互生或近对生，近革质，椭圆或卵形，长7~16cm，宽3~8cm，两面无毛或幼时下面微有短柔毛，顶端渐尖或近锐尖，基部圆形，近全缘；叶柄长1.5~3cm，微被锈色短柔毛，顶端常具1对腺体。花两性或杂性，多朵排成穗状花序，此花序数个再组成顶生的圆锥花序，花序轴被毛；苞片线形，被毛；花萼筒杯状，萼片5枚，三角形，外面无毛，内面被淡黄色长毛；无花瓣；雄蕊10枚，子房下位，1室，常被毛或近无毛。核果椭圆形或近卵形或榄形，长2.5~4cm，成熟时黑色，具5~6条棱。种子1枚，长卵形。

【生　境】多为栽培。

【分　布】我国云南南部野生，华南地区有栽培。印度、缅甸也有分布。

◎微毛诃子

【植物特征】嫩枝和嫩叶两面被铜色的平伏长柔毛。苞片比花长；花萼外面无毛。果实卵形，较小，长不及2.5cm。

【生　境】多为栽培。

【分　布】我国云南南部野生，华南地区有栽培。缅甸也有分布。

【采集加工】秋末冬初果实成熟时采摘，日晒夜露，直至足干。晒时不要翻动，否则变黑、起泡。（影响药材外观）

【药材性状】本品长圆形或卵圆形，长2~4cm，直径1.2~2cm。表面青黄色或棕黄色，微有光泽，常有纵棱5条，很少6条，具不规则皱缩。顶端钝圆，基部有圆形疤痕。质坚实。外果皮与中果皮粘连，果肉厚2~4mm，浅黄绿色或黄棕色；核坚硬，难砸破。砸开后，内含纺锤形种子1枚，种皮薄，黄棕色；子叶2，白色，相互重叠卷旋。气微，味酸涩后甜。

【性味归经】味苦、酸、涩，性平。归肺、大肠经。

【功能主治】涩肠止泻，敛肺化痰，下气利咽。用于哮喘，肺虚喘咳，咽痛音哑，久泻久痢，便血脱肛。治疗慢性肠炎，慢性支气管炎，慢性喉头炎，胃、十二指肠溃疡，痔疮出血。

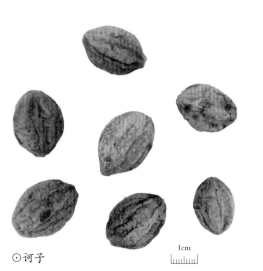

⊙诃子

⊙诃子

【用法用量】用量6~9g。

【附 方】

❶慢性支气管炎：诃子、甘草各1.5g，百合15g，百部12g。取甘草1.5g、诃子0.75g、百合7.5g，研成细粉，百部12g、百合7.5g、诃子0.75g，煎煮，浓缩成膏，与药粉混合制成丸剂。每次4.5g，每日3次，饭后服。

❷胃、十二指肠溃疡：诃子3.6g，白及0.6g，甘草0.6g，延胡索1.2g，天仙子0.09g，共研细粉，炼蜜为丸（以上为1丸量）。每次1丸，每日3~4次。

【附 注】诃子的幼嫩果实经沸水烫煮、晒干即藏青果。味微苦、微涩，性微寒。归肺、胃经。具清热利咽之功。治疗慢性咽喉炎，声音嘶哑，咽干。用量3~5g。亦可将幼嫩果实入口中细嚼，吸服其汁液。

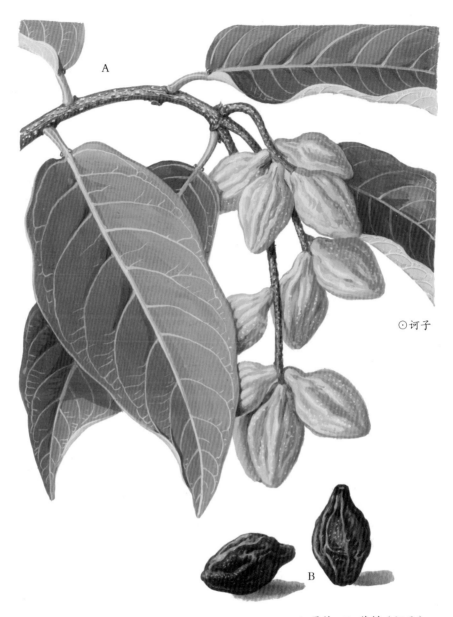

⊙诃子

A. 果枝；B. 药材（诃子）

补骨脂

【别　名】破故纸。

【来　源】本品为豆科植物补骨脂Psoralea corylifolia L. 的成熟果实。

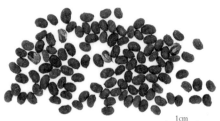

1cm

【植物特征】一年生直立草本。高40~90cm。小枝有棱纹，被白色绒毛和黑色腺点。单叶互生，有时上部叶有1片侧生小叶，圆形或卵圆形，长3~9cm，宽3~8cm，顶端钝或有时圆，基部常心形，两面均有黑色腺点。花组成腋生、具长总梗、密花的穗状花序；花萼淡黄褐色，管状，顶端5齿裂；花冠蝶形，淡紫色或黄色；雄蕊10枚，合成一束；子房倒卵形。荚果椭圆形，黑色，基部有宿萼，不开裂。种子1枚，肾形，略扁，棕黑色。花、果期7~10月。

【生　境】生于山坡、溪边、田边，多有栽培。

【分　布】云南西双版纳、四川金沙江河谷有分布。在河北、山西、甘肃、安徽、江西、河南、广州、贵州等地栽培。印度、缅甸、斯里兰卡也有分布。

【采集加工】秋季采收，摘下果实，晒干。

【药材性状】本品呈肾形或近长圆形，略扁，长3~5mm，宽2~4mm，厚约0.5mm。表面黑色、黑褐色或灰褐色，具网状皱纹和腺点。顶端圆，有一小凸起，凹入一侧有果梗痕，有时有宿萼。质硬。果皮薄，与种皮紧贴，不易分离，剥开后可见两片富油质的黄白色子叶。气香，味辛、微苦。以粒大饱满、色黑、气味浓者为佳。

【性味归经】味辛、苦，性大温。归肾、脾经。

【功能主治】温肾助阳，纳气，止泻。用于腰膝酸痛，阳虚泄泻，老年遗尿，尿频，五更泻，阳痿遗精。外用治白癜风，鸡眼，牛皮癣，秃发。

【用法用量】用量3~9g。外用适量，治鸡眼熬膏涂患处。

【附　方】

❶白癜风，牛皮癣，秃发：a. 补骨脂50g，加75%乙醇100mL，浸泡5~7日，用2~3层纱布过滤，得暗褐色滤液，水浴加热，浓缩至滤液体积的1/3，涂搽患处。同时配合晒日光20~30分钟，或紫外线灯照射2~3分钟。b. 去正规医院肌肉注射补骨脂注射液（由补骨脂制成），每次5mL，每日1次（或遵医嘱）。加紫外线灯照射，开始2分钟，逐渐增加到10分钟。一般照射15次后可改为隔1~2日照射1次，或休息2周后再照射。若晒日光，一般强光线晒5分钟，中等光线晒10分钟，弱光线晒20分钟。白癜风则同时局部涂抹补骨脂注射液，从小面积开始。如局部发生红肿、水疱，应暂停，等红肿、水疱消失后再用。脸、手等露出部位，晒后可将药液洗去。一般可持续应用数月。

❷肾虚腰痛：补骨脂、核桃仁各150g，金毛狗脊100g，共研细粉。每次9g，每日2次，温开水送服。

❸脾肾虚寒泄泻：补骨脂、肉豆蔻各9g，水煎服。或研末制成丸，每次9g，每日2次。

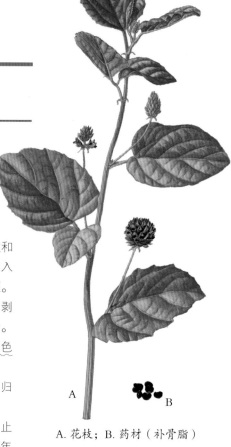

A. 花枝；B. 药材（补骨脂）

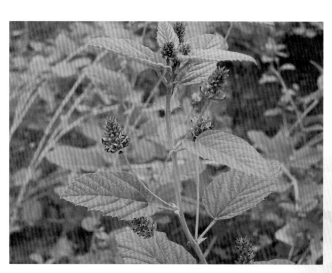

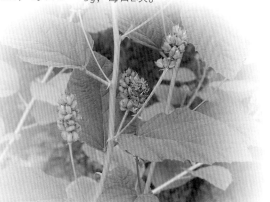

苦石莲子

【别　名】苦石莲、南蛇簕。

【来　源】本品为豆科植物喙荚云实Caesalpinia minax Hance的成熟种子。

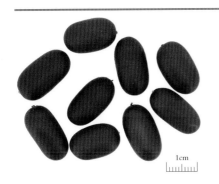

1cm

【植物特征】木质大藤本。全株有刺。嫩枝和嫩叶均被毛。叶为二回偶数羽状复叶，有羽片5~7对或有时8对，每一羽片有小叶6~10对；小叶近无柄，卵状披针形，长2.5~3cm，宽1~1.5cm，顶端有凸尖头。花多朵排成腋生总状花序，总轴被锈色绒毛，每花有一个大苞片；花萼深5

【生　境】生于海拔400~1 500m的山沟、溪旁或灌丛中。

【分　布】香港、广东、海南、广西、云南、贵州、四川、福建等地。

【采集加工】7—8月采收成熟果实，取出种子，晒干。

【药材性状】本品呈长圆状球形，长1.2~2cm，直径0.8~1.2cm，两端钝。表面黑褐色或黑色，平滑，微有光泽，全体有环纹，两端尤密。质坚硬，互碰时清脆有声。种皮厚而坚韧，不易破碎，破开种皮可见内有黄白色至浅黄

色肥厚子叶两片。气无，味极苦。以表面黑褐色、粒大饱满、种仁肥厚且黄白者为佳。

【性味归经】味苦，性寒。归心、脾、肾经。

【功能主治】清热解毒，散瘀，止痛，利尿。用于疮肿，毒蛇咬伤，斑疹发热，跌打，血尿。治疗急性胃肠炎，痢疾，膀胱炎。

【用法用量】用量9~15g。

【附　注】莲Nelumbo nucifera Gaertn.的成熟果实晒干后称石莲子，亦入药，但性味功能与本品不同。

裂，裂片长圆形，长1.4~1.6cm；花瓣白色或上面（近轴）一片紫红色，倒卵形，长约2.2cm，边缘啮蚀状；雄蕊10枚，分离。荚果椭圆状长圆形，长约10cm，宽约4cm，扁平，顶端有短喙，密生茶褐色针刺。种子椭圆形，长达1.8cm；种皮坚硬，黑褐色，有光泽。花期4—5月；果期7月。

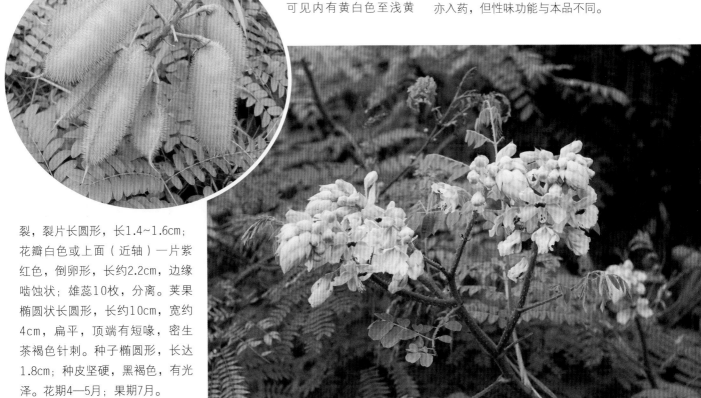

使君子

【别　名】冬君子。

【来　源】本品为使君子科植物使君子**Quisqualis indica** L. 的成熟果实。

【植物特征】攀缘状木质藤本。幼时呈灌木状，幼嫩部分被金锈色柔毛。叶薄纸质或近膜质，对生，长圆形、椭圆形或长卵形，长5~12cm，宽3~6.5cm，顶端渐尖或近尾状渐尖，基部圆形，边全缘，除叶下面沿脉上具锈色毛外，其余无毛；侧脉每边7~8条，明显；叶柄长约1cm，常于叶片脱落后变成刺状。花两性，10余朵组成顶生穗状花序；苞片明显，线形，长5~8mm，脱落；花萼管细长，长6~9cm，被短柔毛，萼片5，三角形，花后常脱落；花瓣5，长圆形或倒卵状长圆形，花开放后由白色变淡红或红色，长1.2~1.5cm；雄蕊10枚，2轮排列；子房下位，纺锤形，1室，具5棱，花柱细长。核果黑褐色，卵形或纺锤形，长2~4cm，具5棱，成熟时顶部常开裂成3~5裂片。种子1枚，纺锤形或长球形。花期初夏；果期秋末。

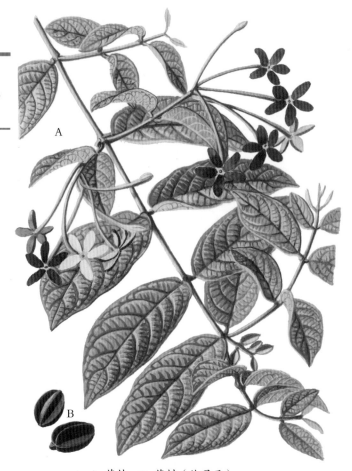

A. 花枝；B. 药材（使君子）

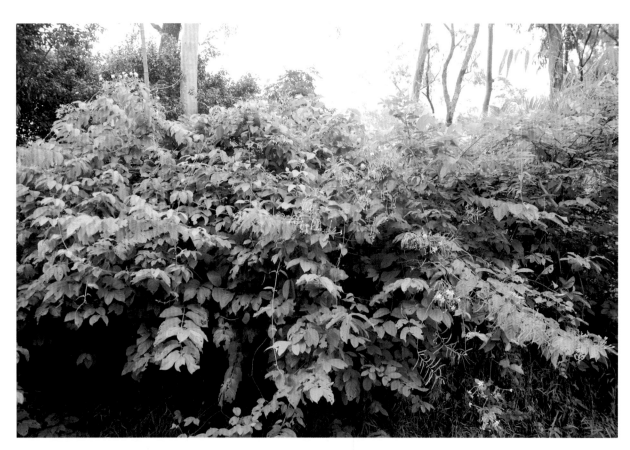

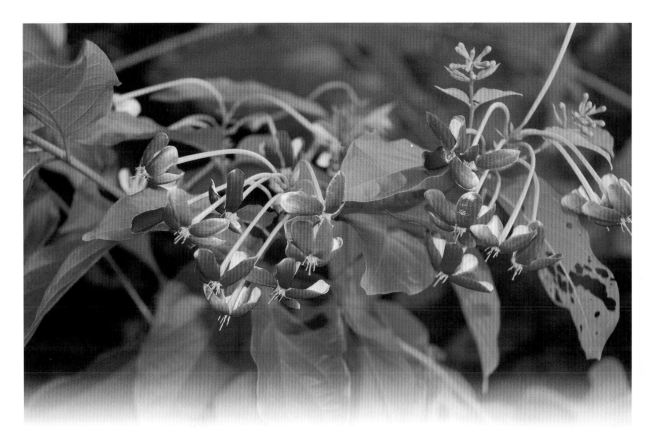

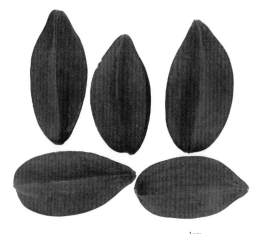

1cm

【生　境】多生于丘陵、平地、山坡、路旁等向阳处的灌木丛中。

【分　布】湖南、江西、福建、台湾、广东、广西、云南、四川等地。印度、缅甸、菲律宾也有分布。

【采集加工】秋季果实成熟，果皮由绿色转为棕黄色时，摘下果实晒干，即为使君子；除去果壳后即为使君子仁。

【药材性状】本品呈卵圆形或椭圆形，轮廓近橄榄状，具5条纵棱，偶有4棱或6~9棱，长2.5~4cm，直径约2cm。表面紫黑色至黑褐色，间有红棕色（广东连州等地产的），光滑。顶端渐尖，下端稍钝圆。质坚硬，横切面呈五角星形，中央为圆形空洞，内有种子1枚。种子长圆形或长椭圆形至纺锤形，长约2cm，直径约1cm，有多数纵皱纹，灰黑色或棕褐色；种皮薄而脆，易剥离，露出两片白色或黄绿色、富油质的子叶。气微香，味微甜。以个大、颗粒饱满、种仁黄白色者为佳。

【性味归经】味甘，性温；有小毒。归脾、胃经。

【功能主治】驱虫消积。用于小儿疳积，蛔虫病、蛲虫病，虫积腹痛。

【用法用量】用量3~9g。或取使君子仁清炒，儿童每岁1粒，成人10~15粒，空腹1次嚼服。

【附　注】毛使君子Quisqualis indica L. var. villosa C. B. Clarke是本种的变种，它的叶两面被绒毛，分布于台湾、福建和四川。它的果实与本种外形无明显区别，是否能入药，未见报道。

屈头鸡

【别　名】马槟榔。

【来　源】本品为白花菜科植物保亭槌果藤 Capparis versicolor Griff. 的成熟果实。

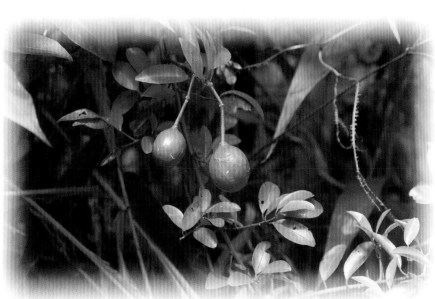

1cm

1cm

特点是叶革质，长7~13cm，果顶端有喙，干时果皮皱缩，有多条不规则纵棱状粗皱纹。

❷广东大部分地区习惯称完整的果为屈头鸡，称种子为马槟榔，也有相反的叫法，即称果实为马槟榔，种子称屈头鸡。两者的性味和功用相同。

【植物特征】攀缘灌木。枝上有下弯的硬刺；嫩枝被微柔毛。叶纸质，椭圆形或长圆形，长4~8cm，顶端短尖，钝头，基产楔尖；侧脉每边5~8条；叶柄长5~10mm，被微柔毛。花有香气，常2~4朵排成顶生和腋生的伞形花序，很少单花，总花梗很短；花梗长2~3cm，无毛；萼片4，外面2片呈卵圆形，里面2片呈椭圆形，长8~10mm；花瓣4，白色或淡红色，倒卵形；雄蕊多数，比花瓣长很多；子房1室。浆果大，卵球形，直径3~5cm；果皮厚3mm，表面粗糙，常有槽纹。种子近肾形，长1.5~2.5cm。花期4—7月；果期8月到次年2月。

【生　境】生于中海拔林中。

【分　布】海南、广东、广西等地。缅甸、越南、马来西亚也有分布。

【采集加工】冬季果实成熟时采摘，于沸水中稍烫，晒干。

【药材性状】本品为卵圆状球形，长3.5~6cm，直径3~4cm。质硬而脆。棕黄褐色，密布小凸点，皮壳厚约

3mm，内有种子2枚。种子肾形或扁圆形，一端凸出如鸟嘴状，直径1.5~2cm；种皮暗灰褐色；子叶黄白色，卷折成鸡胚状。有油脂气味。味微苦而后甜。以体重、大小均匀、种子饱满而黄白色者为佳。

【性味归经】味甘、微苦，性微寒；有毒。归肺、胃经。

【功能主治】清热利咽，生津止渴，止咳平喘。用于热病口渴，麻疹，喉痛，食滞胀满，咳嗽，胸痛，哮喘。

【用法用量】用量10~15g，不可过量，以防中毒。

【附　注】

❶广西和云南入药的马槟榔，其原植物为水槟榔Capparis masaikai Lévl.，它的

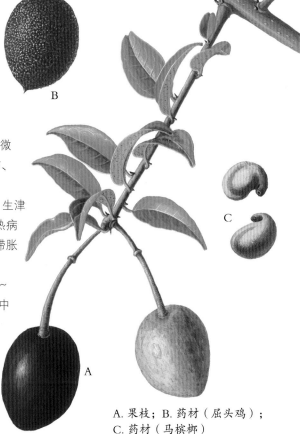

A. 果枝；B. 药材（屈头鸡）；C. 药材（马槟榔）

草豆蔻

【别　名】草蔻。

【来　源】本品为姜科植物草豆蔻**Alpinia hainanensis** K. Schum ［*Alpinia katsumadai* Hayata］的成熟种子团。

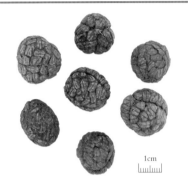

1cm

【植物特征】多年生草本。高达3m。叶2列，叶片线状披针形，长50~60cm，顶端具短尖头，基部两边不对称，两面无毛或背面被疏毛；叶柄长1.5~2cm；叶舌外被粗毛。总状花顶生，直立，长约20cm，花序轴密生粗毛；花梗长3~5mm；小苞片乳白色，包裹花蕾；花冠白色，裂片3，唇瓣三角状卵形，长3.5~4cm，黄色而具有从中央向边缘放射的紫色条纹；雄蕊1枚。蒴果球形，直径约3cm，成熟时杏黄色。种子聚生成种子团。花期4—6月；果期5—8月。

【生　境】生于山地疏林或密林中、溪边灌丛中。

【分　布】香港、广东、海南、广西。

【采集加工】夏、秋季果实黄绿色时采收，用沸水略煮，除去果皮，取种子团晒干。

【药材性状】本品呈近球形或椭圆形，略具钝3棱，直径1.5~2.7cm。表面灰褐色或黄棕色，略光滑，内有黄白色隔膜，种子团分成3瓣，每瓣有种子22~60枚，黏结成团，不易散落。种子为卵圆状多面体，长0.3~0.5cm，直径0.3cm，外被淡褐色膜质透明的假种皮，种脐为一凹点，位于背侧面，种脊为一纵沟，经腹面至合点。质坚硬，断面可见灰白色胚

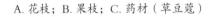

A. 花枝；B. 果枝；C. 药材（草豆蔻）

乳。气香，味辛辣。以粒大饱满、红棕色、气芳香、味辛辣者为佳。

【性味归经】味辛，性温。归脾、胃经。

【功能主治】燥湿健脾，温中散寒，行气化湿，止呕。用于胃寒胀痛，反胃吐酸，食欲不振，寒湿吐泻。并能解酒精中毒及鱼、肉食物中毒。

【用法用量】用量3~6g。

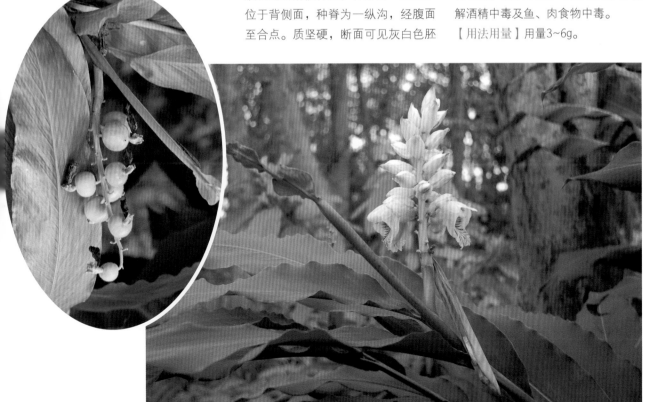

荔枝核

【来　源】本品为无患子科植物荔枝**Litchi chinensis** Sonn. ［*Nephelium litchi* Camb.］的成熟种子。

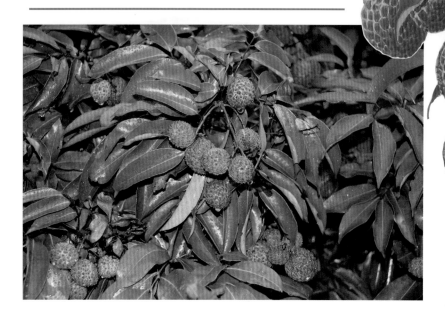

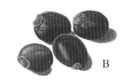

A. 果枝；B. 药材（荔枝核）

【植物特征】常绿乔木。高5~10m，偶有达20m。小枝圆柱状，密生白色皮孔。偶数羽状复叶互生，连柄长10~25cm；小叶2或3对，稀4对，薄革质，披针形或卵状披针形，长6~15cm，宽2~4cm，叶面光亮；侧脉纤细，背面稍凸且有光泽；小叶柄长7~8mm。花单性同株，细小，排成顶生、阔大的圆锥花序，被金黄色的短绒毛；萼小，杯状，5齿瓣，裂片长约2mm，镊合状排列；花瓣常退化消失；雄蕊6~8枚，雄花中的花丝长约4mm，在雌花中的花丝短，花药有厚壁，不开裂；子房常2裂2室，雄花中退化至仅存残迹。果实核果状，卵圆形或近球形，长2~3.5cm，常暗红色或鲜红色。种子扁球状或近球状，暗褐色，光亮，全部被肉质假种皮所覆。花期3—4月；果期6—8月。

【生　境】主要为栽培，稀有野生。

【分　布】我国西南部至东南部，以广东、海南、广西和福建栽培最多。广泛分布于亚洲热带地区。

【采集加工】夏季收集成熟种子，经沸水烫煮或蒸熟后晒干。用时捣烂。

【药材性状】本品为椭圆形或椭圆状球形，略扁，长2~2.5cm，直径1.2~1.6cm。外面红棕色或紫棕色，平滑，有光泽，一端具较大的圆形浅

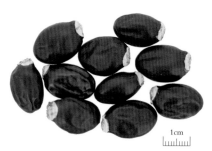

棕黄色疤痕，另一端钝圆。质坚实，剖开后有2片肥厚子叶，灰棕黄色，断面颗粒状。气微，味涩。以个大饱满、体重、棕红色者为佳。

【性味归经】味甘、涩，性温。归肝、胃经。

【功能主治】祛寒止痛，行气散结。用于寒疝腹痛，睾丸肿痛，心胃气痛，痛经，小肠气痛，妇女气滞瘀积腹痛。

【用法用量】用量4.5~9g，最大用量不超过15g。

【附　注】荔枝果肉味甘，性温，功能补脾养血，用于脾虚泄泻和病后体弱。果壳煎水外洗，治湿疹；此外根、树皮和叶亦入药。

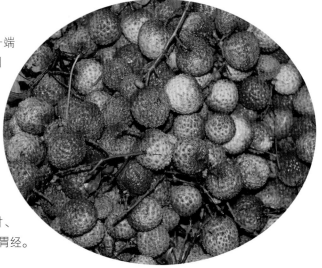

南天仙子

【来　源】本品为爵床科植物大花水蓑衣**Hygrophila megalantha** Merr.的成熟种子。

【植物特征】一年生直立草本。高40~80cm。茎稍粗壮，稍呈方柱形，节部肿胀，常上部成对分枝，无毛或节上被疏毛。叶对生，叶片纸质，线状披针形或狭披针形，长3~14cm，两端渐尖或基部渐狭，全缘，两面无毛，密被针形钟乳体；叶柄常短或上部叶近无柄。花蓝色或紫蓝色，多朵簇生叶腋；苞片卵形，常与萼近等长；萼筒状，长9~10mm，深5裂，裂片常稍不等大，被皱曲柔毛；花冠长2~2.5cm，被短柔毛，冠管下部筒状，上部一侧膨大，檐部二唇形，上唇直立，齿状2裂，下唇伸展，3裂，有喉凸；雄蕊4，生喉部，花丝基部有下延的薄膜相连。蒴果线形，长约1.5cm。种子多枚，圆形，强压扁，密被紧贴、有弹性的白色长毛，吸水后毛即伸展。花期冬季。

【生　境】生于沟边、溪旁、田边或洼地上。

【分　布】广东、福建、广西、海南等地栽培或偶

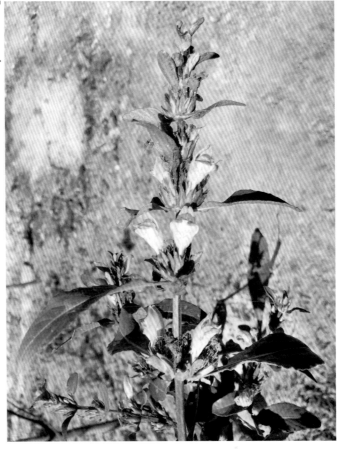

逸为野生。原产亚洲东南部。

【采集加工】果实成熟时取全株晒干，打下种子，除去杂质。

【药材性状】本品略呈扁平心脏形，直径0.1~0.15cm。表面棕红色或暗褐色，无网纹，基部有微凹的种脐，表面有贴伏的长毛，遇水毛即蓬松散开，黏性甚大。气微，味淡而黏舌。以粒大饱满、色棕红、遇水黏性大、无杂质者为佳。

【性味归经】味苦，性凉。归心、肝经。

【功能主治】消食，清热，散毒，消肿。治消化不良，咽喉炎，乳腺炎。外用治虫蛇咬伤，痈疮肿毒。

【用法用量】用量3~6g。

【附　注】

❶天仙子的原植物为茄科植物莨菪Hyoscyamus niger L.的成熟种子，我国除南部外，各地多用之。天仙子有大毒，其性味和功用都和本品不同，不能混用。

❷本品为华南地区习惯用药，常外用，少见配方内服。

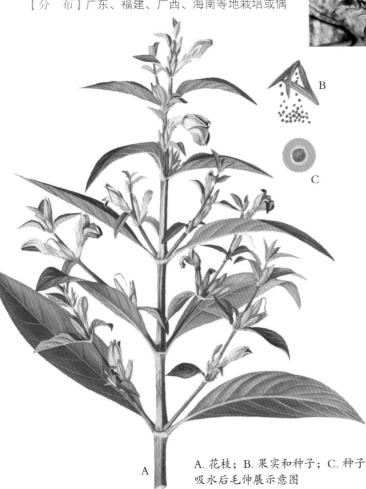

A. 花枝；B. 果实和种子；C. 种子吸水后毛伸展示意图

相思豆

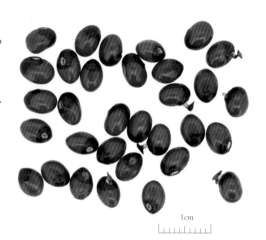

【别　名】红豆。

【来　源】本品为豆科植物相思子 **Abrus precatorius** L. 的成熟种子。

【植物特征】缠绕藤本。茎自基部分枝。叶互生，为偶数羽状复叶，具纤细的叶柄和叶轴；小叶8~15对，长圆形或倒披针状长圆形，长10~22mm，顶端近截平而具小凸尖头，基部圆，有时阔楔形，叶面无毛，背面被稀疏糙伏毛。花长6~8mm，淡紫色，数朵聚于花序轴的每个短枝上，总花梗甚长；花冠蝶形，各瓣近等长。荚果菱状长圆形，被粗伏毛，稍膨胀，长2.5~3cm，宽1~1.5cm，顶端有尖而弯的喙，基部截平，果被革质。种子每荚4~8枚，椭圆形，长5~6mm，上部2/3的种皮鲜红色，下部黑色，有光泽。花期3—6月；果期9—10月。

【生　境】生于疏林中或灌木丛中。

【分　布】台湾、广东、香港、海南、广西、云南等地。现广泛分布于热带地区。

【采集加工】秋季果实成熟时采摘，晒干，打下种子，除去杂质。

【药材性状】本品呈椭圆形，间有近球形，长0.5~0.7cm，宽0.4~0.5cm。表面甚平滑，有光泽，一端朱红色，另一端黑色。种脐白色，凹点状，位于黑色的一端。质坚硬，不易破碎，破开后，内有淡黄色、半圆形子叶2片。气微，味微涩，有豆腥气。以粒大饱满、坚实、色鲜光亮者为佳。

【性味归经】味辛、苦，性平；有

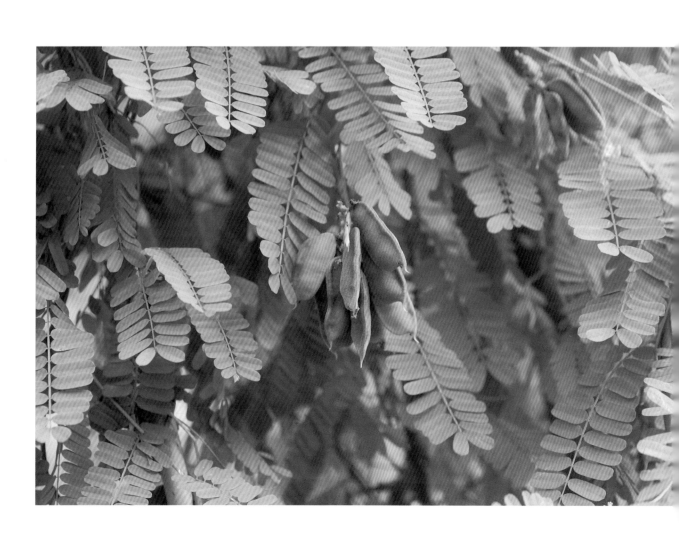

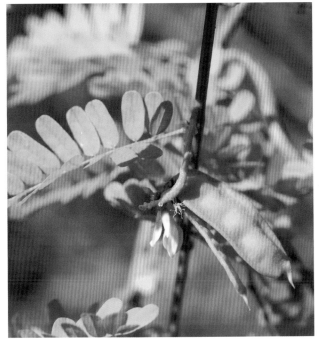

毒。归肺、脾、胃经。

【功能主治】通窍，吐风痰，拔毒，排脓，杀虫。用于风痰，瘰疬，头痛，虫积。外用治疥疮，顽癣，头虱。

【用法用量】外用7~14粒，一般不宜内服。

【附　注】相思子的带叶嫩藤亦入药，称相思藤。味甘，性平；无毒。功能清热利尿，生津止渴。广东地区常作凉茶配料。

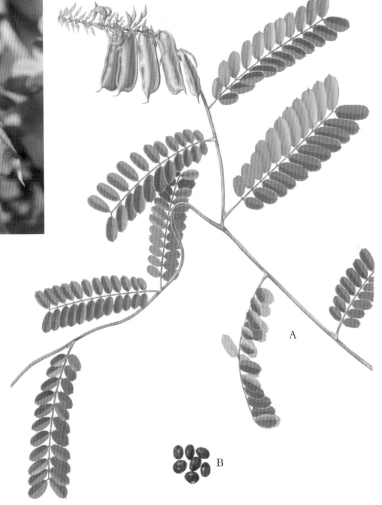

A. 花、果枝；B. 药材（相思豆）

枳壳

【来　源】本品为芸香科植物酸橙Citrus aurantium L. 的未成熟果实。

【植物特征】常绿小乔木。树冠常伞状，稠密。小枝多针刺，有棱。叶互生，为指状复叶，叶片薄革质，阔卵形或阔椭圆形，长7~12cm，宽4~7cm，顶端短而钝，渐尖，基部阔楔尖或近圆形，全缘或微有波状锯齿，两面无毛，有透明油点；羽叶与叶片间有关节相连，常倒卵形或三角状倒卵形，长8~30mm，宽4~15mm，顶端截平或微凹，基部渐狭。花两性或杂性，白色，1至数朵腋生或数朵排成总状花序；萼杯状，花后略增大，裂片5枚，阔三角形，近无毛；花瓣5片，近长圆形，长1.5~2cm，上部略反卷；雄蕊约20枚，花丝合生成多束。柑果近球形，直径5~7cm，橙黄色；果皮厚，难剥离，外面粗糙，油胞大；瓤囊10~13瓣，味酸而苦。花期4—5月；果期9—11月。

【生　境】主要栽培水果。

【分　布】我国长江流域及以南各省区栽培。原产亚洲东南部亚热带、热带地区。

【采集加工】夏末秋初，采摘尚未变黄的未成熟果实，横切为相等的两半，晒干或烘干。

【药材性状】本品呈半球形，直径3~5cm。外果皮常褐色，有颗粒状突起，突起的顶端有凹点状油室；中果皮黄白色，光滑而稍隆起，厚0.4~1.3cm，瓤囊7~13瓣，汁囊干缩呈棕色至棕褐色。质坚硬，不易折断。气清香，味苦，微酸。以个大、果皮厚、质坚实、香气浓者为佳。

【性味归经】味苦、辛、酸，性微寒。归脾、胃经。

【功能主治】理气宽中，行滞消胀。用于胸胁气滞，腹胀腹痛，食积不化，痰饮内停，胃下垂，脱肛，子宫脱垂。

【用法用量】用量3~10g。

【附　方】

❶ 轻度子宫脱垂：a. 炒枳壳90g，水

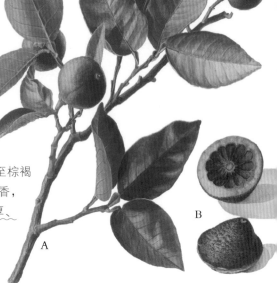

A. 果枝；B. 药材（枳壳）

煎，分为2份，1份内服，另1份外搽脱出部位。每日1剂，8日为1个疗程。b. 枳壳30g，益母草、炙黄芪各15g，升麻6g，水煎服。

❷ 胸腹胀满：枳壳18g，白术、香附各9g，槟榔6g（枳壳散），水煎服。

❸ 食积痰滞、胸腹胀满：枳实90g，炒白术180g，共研细粉，水泛为小丸（枳术丸）。每次6~9g，温开水送下。

❹ 脾胃湿热、胸闷腹痛、积滞泄泻：枳实、白术、黄芩、泽泻、六曲各9g，大黄6g，水煎服。

【附　注】代代酸橙Citrus aurantium L. cv. Daidai和枸橘Poncirus trifoliata（L.）Raf.的未成熟果实亦可加工成枳壳，前者称代代花枳壳，后者称枸橘枳壳。本品的幼嫩果实称为枳实，其功效破气消积，化痰散结，与枳壳同用，功效比枳壳更佳。

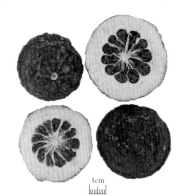

1cm

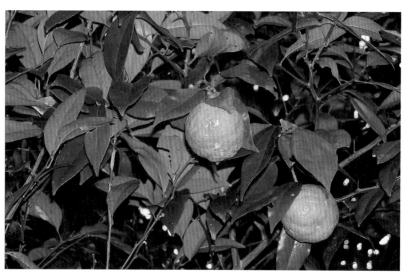

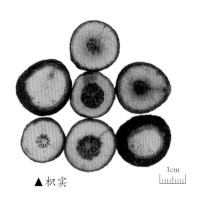

▲ 枳实

1cm

柿蒂

【别　名】柿丁、水柿蒂。

【来　源】本品为柿树科植物柿**Diospyros kaki** Thunb. 成熟果实上的宿萼。

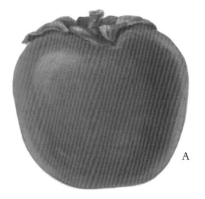

1cm

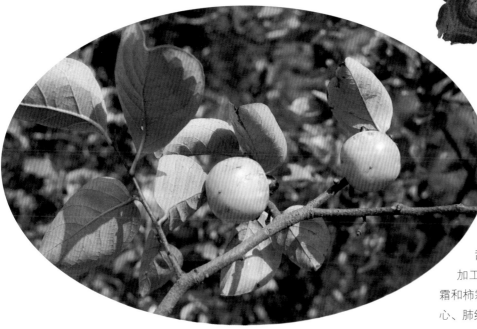

12~18g，温水化服，每日2次。

④呃逆不止：柿蒂3~5个，刀豆子15~18g，水煎服。

【附　注】成熟的柿加工成的柿饼表面有一层白霜，刮下后称柿霜，柿霜经进一步加工成饼状块片，即柿霜饼。柿霜和柿霜饼均入药。味甘，性凉。归心、肺经。功能清热，润燥，化痰。

【植物特征】落叶乔木。高达10m以上。树皮灰黑色，鳞片状裂开；枝深棕色，被褐色柔毛。叶互生，革质，卵状椭圆形至倒卵形，长6~18cm，顶端渐尖，基部阔楔形，上表面深绿色，下表面淡绿色，有短柔毛，沿叶脉密生淡褐色绒毛，边全缘。花单性异株，很少杂性。雄花组成腋生聚伞花序，有花3朵，花梗极短；花萼下部短筒状，4裂，内面有毛；花冠长约8mm，黄白色；雄蕊常16枚。雌花单生叶腋；花萼深裂，结果时扩大，宿存；花冠长8~12cm，退化雄蕊8枚；子房上位，8室；花柱自基部分离。浆果卵球形、扁圆形或圆锥形，亦有近方形，直径2.5~8cm，橙黄色至淡红色，基部附有宿萼。种子数枚。花期5—6月；果期9—10月。

【生　境】栽培。

【分　布】我国各地普遍栽培。日本、印度、欧洲等有引种。

【采集加工】秋、冬季摘取或收集成熟果实上的柿蒂，晒干。

【药材性状】本品呈扁圆形或略带方形，直径1.5~4cm，厚0.1~0.4cm。中部微隆起，边缘4裂，裂片常向上反卷，易破碎。外表面黄褐色或红棕色，常被有白粉霜，外层有环纹，果柄脱落处呈一小空洞；内表面黄棕色，密被短绒毛，微有光泽，中央有一圆形凸起的疤痕。质硬而脆，易碎。气无，味涩。以大小均匀、质坚而厚、红棕色者为佳。

【性味归经】味苦、涩，性平。归胃经。

【功能主治】降逆止呃。用于呃逆，噫气，夜尿症。

【用法用量】用量5~15g。

【附　方】

❶高血压患者有中风倾向：生柿（一般用野柿）榨汁（名·"柿漆"），以牛乳或米汤调服，每次服半杯，作急救用。

❷痔出血、大便干结：柿饼适量，加水煮烂当点心吃，每日2次。

❸慢性气管炎、干咳喉痛：柿霜

A

C

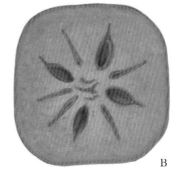

B

A. 果实；B. 果实剖面；C. 药材（柿蒂）

香橼

【别　名】枸橼。

【来　源】本品为芸香科植物香橼Citrus medica L. 或香圆Citrus wilsonii Tanaka的成熟果实。

◎香橼

【植物特征】灌木或小乔木。高1.5~5m。小枝暗紫红色，有腋生、坚硬、长达4cm的棘刺。叶互生，为单叶，无羽叶，叶片薄革质或坚纸质，长圆形、椭圆形或略带卵形，长6~12cm，宽3~6cm，顶端圆或钝，基部圆或阔楔尖，边缘有圆锯齿，油点明显；叶柄短。花常淡紫色，两性或兼有雄花，3~12朵排成少花总状花序，或1至几朵腋生；花萼长3~5mm，有5个三角形浅裂片；花瓣5片，长圆形或倒卵状长圆形，长1.5~2cm；雄蕊30~50枚，常30~40枚，花丝不规则合生，常兼有少数离生，有时全部离生；子房10~13室。柑果长椭圆形或卵圆形，偶近球形，长10~25cm，果皮厚，外面淡黄色，粗糙，有油胞，里面白色，难剥离；瓤囊细小，10~15瓣。种子多数，平滑。花期4—5月；果期10—11月。

【生　境】主要为栽培。

【分　布】我国各地有栽培，主产于四川、广东、广西、云南等地。越南、老挝、泰国、缅甸、印度也有分布。

◎香圆

【植物特征】常绿乔木。高达11m。分枝密，茎具棱，光滑无毛，有短刺。叶互生，指状复叶，翼叶呈倒心形，长1.5~3cm，宽0.4~1.2cm，叶片薄革质或坚纸质，长椭圆形，长6~12cm，宽3~4.5cm，顶端短而钝渐尖，微凹头，基部圆钝，全缘或有波状齿。花白色，单生、簇生或总状花序；雄蕊约25枚，子房扁圆形。柑果圆形、长圆形或扁圆形，直径4~8cm，橙黄色，顶端有明显的花柱痕迹，其周围常有一圆环，表面特别粗糙，有香气。花期夏季；果期秋、冬季。

【生　境】主要为栽培。

【分　布】江苏、安徽、浙江、江西、湖北、四川等地。

【采集加工】秋季果实近成熟时采摘，趁鲜横切成片，间或切成四瓣，晒干。

【药材性状】香橼　圆形或长圆形薄片，直径4~10cm，厚0.15~0.2cm。外果皮粗糙，黄绿色或黄色，边缘稍呈波状，皱缩不平，散有凹入的油点；中果皮厚1~3.5cm，黄色或黄白色，有不规则的网状突起的维管束；瓤囊较细，10~13瓣，呈车轮状排列，直径1~3cm，

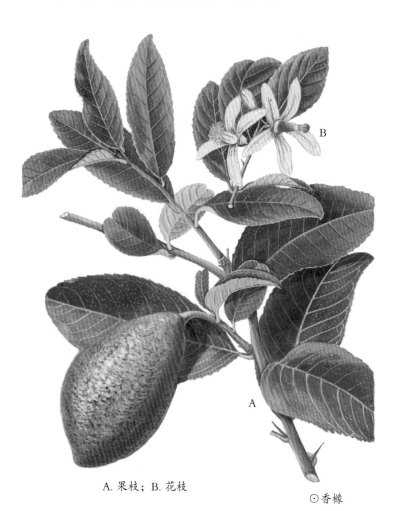

A. 果枝；B. 花枝

⊙香橼

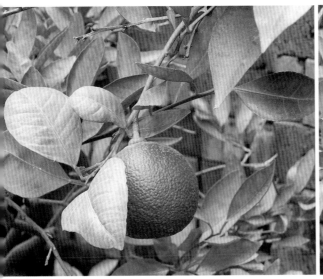
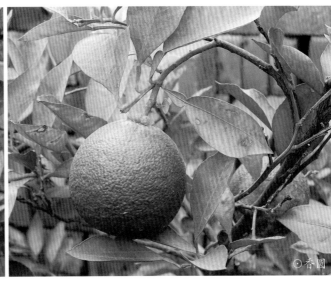

⊙香圆

棕黄色，间见残留的三棱形种子1~2枚。质柔韧。气香，味初甜而后苦、微酸。以片薄、色黄白、质柔软、气香浓者为佳。

香圆　类球形或圆片，直径4~7cm。表面黑绿色或黄棕色，较粗糙，密布凹陷的小油点，顶端有花柱残痕及圆圈状环纹，习称"金钱环"，基部有果梗痕。质坚硬。横切面边缘油点明显；中果皮厚约0.5cm；瓤囊9~12瓣，棕色或淡棕色，间有黄白色种子。气香，味酸而苦。以个大、皮粗、色黑绿、香气浓者为佳。

【性味归经】味苦、辛、酸，性温。归肝、脾、肺经。

【功能主治】疏肝理气，宽中，化痰。用于肝胃气滞，胸胁胀痛，胸闷，气逆呕吐，痰多咳嗽。

【用法用量】用量4.5~9g。

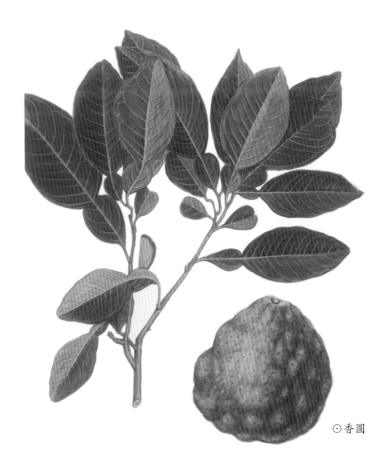

⊙香圆

益智

【别　名】益智子。

【来　源】本品为姜科植物益智**Alpinia oxyphylla** Miq. 的成熟果实。

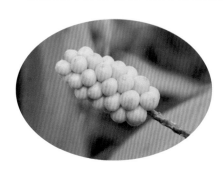

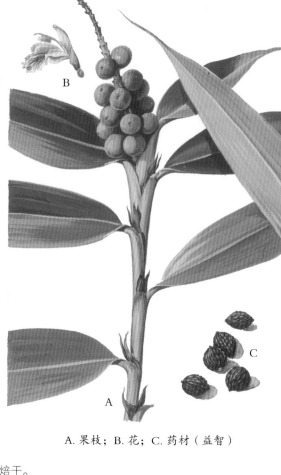

A. 果枝；B. 花；C. 药材（益智）

【植物特征】多年生草本。高1~3m。茎丛生。根茎短，长3~5cm。叶片披针形，长25~35cm，宽3~6cm，顶端渐狭并具尾尖，基部近圆形，边缘具脱落性小刚毛；叶柄短；叶舌膜质，2裂，长1~2cm，稀更长，被淡棕色疏柔毛。总状花序在花蕾时全部包藏于一帽状总苞片中，开花时整个脱落，花序轴被极短的柔毛；小花梗长1~2mm，一侧开裂至中部，顶端具3裂齿，外被短柔毛；花冠管长8~10mm，花冠裂片长圆形，长约1.8cm，后方的一枚稍大，白色，外被疏柔毛；侧生退化雄蕊钻状，长约2mm；唇瓣倒卵形，长约2cm，粉白色而具红色脉纹，顶端边缘皱波

状；花丝长1.2cm，花药长约7mm；子房密被绒毛。蒴果鲜时球形，干时纺锤形，长1.5~2cm，宽约1cm，被短柔毛，果皮上有隆起的维管束线条，顶端有花萼管的残迹。种子不规则扁圆形，被淡黄色假种皮。花期3—5月；果期4—9月。

【生　境】栽培或野生于阴湿密林或疏林下。

【分　布】海南、广东、福建、广西、云南等地。

【采集加工】夏季采摘成熟果实，除去果梗，晒干或焙干。

【药材性状】本品呈椭圆形，两端略尖，长1.2~2cm，直径0.8~1.2cm。表面灰棕色至灰棕褐色，有不连续微突起的纵线棱12~20条，顶端有花被残基，基部果柄多已除去，但常留有不明显的果柄残痕。果皮薄而稍韧，与种子紧贴，但可纵向撕离。种子集结成团，中有隔膜将种子团分成3瓣，每瓣有种子8~12枚；种子呈不规则的扁圆形，略有钝棱，表面灰褐色或棕色，剖开后可见白色胚乳。气微香，味微辛、苦。以粒大饱满、气味浓者为佳。

【性味归经】味辛，性温。归脾、肾经。

【功能主治】暖肾固精缩尿，温脾止泻摄唾。用于肾虚遗尿，小便频数，遗精白浊，脾寒泄泻，腹中冷痛，口多唾涎。

【用法用量】用量3~9g。

【附　方】

❶胀痛泄泻、多唾涎：益智仁、白术、党参、茯苓各9g，木香6g，水煎服。

❷遗尿：a. 益智仁、桑螵蛸各9g，水煎服。b. 益智仁、乌药各9g，水煎服。

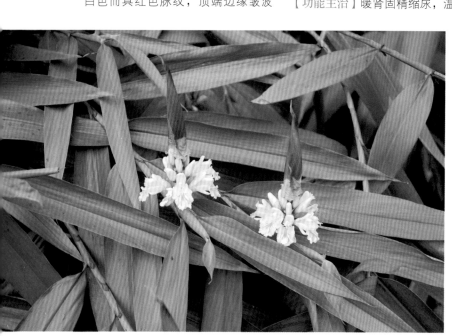

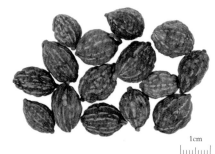

1cm

绿衣枳实

【别　名】建枳实。

【来　源】本品为芸香科植物枸橘*Poncirus trifoliata*
（L.）Raf. 的幼嫩果实。

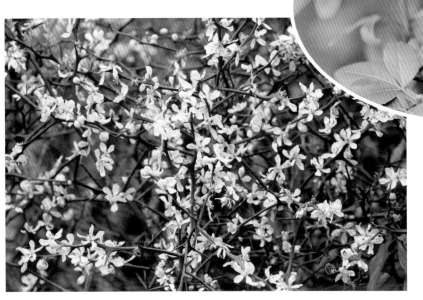

【功能主治】破气消积，化痰散痞。
用于积滞内停，痞满腹痛，泻痢后
重，大便不通，痰滞气阻，胸痹，结
胸，胃下垂，脱肛，子宫脱垂。

【用法用量】用量3~10g。

【附　注】本品为广东等地的地方性
习惯用品种，《中华人民共和国药
典》未收载。

【植物特征】落叶灌木或小乔木。有粗壮、长达7cm的棘刺。小枝粗壮，曲
折，略压扁，深绿色。叶互生，为三出复叶，叶柄有翅，长1~3cm；顶生小
叶革质，卵形或椭圆形，长1.5~6cm，宽0.7~6cm，顶端圆或微凹，基部
楔尖，侧生小叶较小，椭圆状卵形，基部稍偏斜，
边缘均有小锯齿，幼嫩时中脉上有短柔毛。花白
色，芳香，具短柄，1或2朵腋生；萼片5，近卵形或
近三角形，长5~6mm；花瓣4，倒卵状匙形，长达3cm，
宽达1.5cm；雄蕊8~20枚，花丝长短不齐；子房被毛，
6~9室。柑果球形，直径2~5cm，成熟时橙黄，密被
短柔毛，有很多油胞，果柄短，于枝上宿存。花
期5—6月；果期10—11月。

【生　境】栽培。

【分　布】山东、河南、山西、陕西、甘肃、安
徽、江苏、浙江、湖北、湖南、广东、广西、贵
州、云南等地。

【采集加工】夏季拾起落地幼果或采摘幼嫩果
实，横切两半，晒干。

【药材性状】本品呈半球形，切面直径8~13mm。
外面灰绿色或灰黑色，有纵皱纹，密被棕绿色毛
茸，油点很密。皮厚3~6mm，肉少，瓤囊常7~9
瓣，放射状排列。质坚实，不易折断。气香，味
苦、酸。以个小、灰绿色、皮厚肉少、坚实者为
佳。

【性味归经】味苦、辛、酸，性微寒。归脾、胃经。

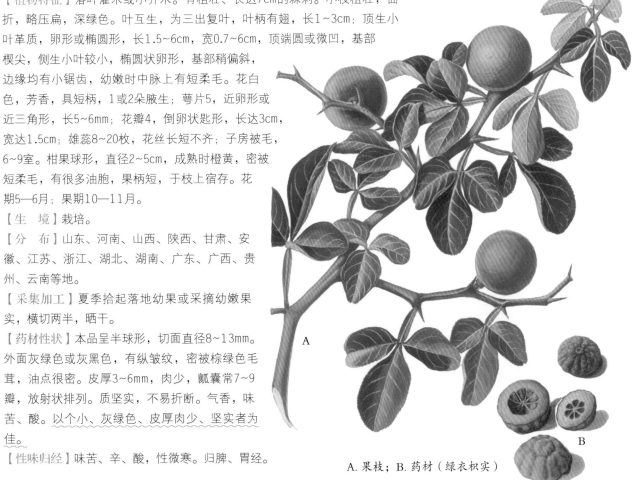

A. 果枝；B. 药材（绿衣枳实）

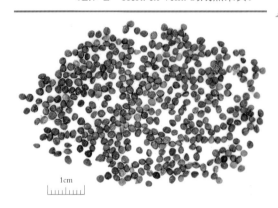

楮实子

【别　名】楮实。

【来　源】本品为桑科植物构树 **Broussonetia papyrifera** (L.) L' Hert. ex Vent. 的成熟果实。

1cm

【植物特征】落叶乔木。有乳状汁液。小枝被毛。叶互生，纸质，在苗期常琴状分裂，长达20cm，成长树的叶全缘，阔卵形至椭圆状卵形，长7~13cm，顶端渐尖，基部心形或圆，边缘有粗齿，上面粗糙，下面密被柔毛，叶脉在背面较明显；叶柄长2~8cm；托叶2。花雌雄异株，雄花排成密集圆柱形菜黄花序，花序梗长约2cm，被硬毛，花序轴长4~6cm；小苞片披针形；花梗短；花萼长约1.8mm，两面被硬毛，4深裂，裂片卵状三角形；雄蕊4，花药球形。雌花排成头状花序；小苞片线形，宿存；花柄短；花萼管状，长2.5~4mm，顶端3齿裂，宿存；子房上位，具柄，柱头线形。聚花果球形，直径1.5~2cm。花期4—5月；果期6—7月。

【生　境】多生于村旁旷地上。

【分　布】我国西南、东南及华北各省区。印度、越南也有分布。

【采集加工】秋季果实成熟时采收，洗净，晒干，除去膜状宿萼和杂质。

【药材性状】本品呈球形或卵圆形，稍扁，长0.15~0.6cm，宽0.15~0.2cm。表面红棕色至棕黄色，微具网状皱纹和颗粒状突起，一侧有凹沟，另一侧有棱，偶有果柄和未除净的灰白色膜状宿萼。质硬而脆，易压碎。胚乳白色，富油性。气微，味淡，微有油腻感。投入水中，微有淡红色液汁渗出。以果实饱满、红棕色者为佳。

【性味归经】味甘，性寒。归肝、脾、肾经。

【功能主治】健脾益肾，强筋骨，明目，利尿。用于腰膝酸软，虚劳骨蒸，头晕目昏，目生翳膜，阳痿，水肿胀满。

【用法用量】用量6~15g。

【附　方】

❶腰膝酸软、头目眩晕：楮实子、杜仲、牛膝各12g，枸杞子、菊花各9g，水煎服。

❷痢疾：构树叶90g，焙干研粉，每次6g，乌梅汤送服。

❸鼻衄：鲜嫩叶30g，捣汁服。

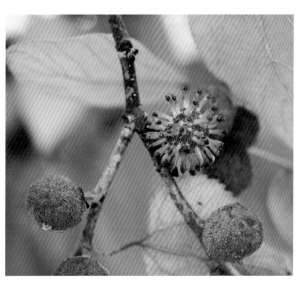

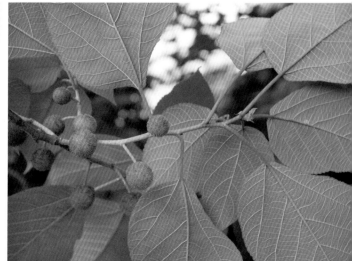

粤丝瓜络

【别　名】丝瓜络、丝瓜布。

【来　源】本品为葫芦科植物广东丝瓜**Luffa acutangula**（L.）Roxb. 的成熟果实。

【植物特征】草质攀缘藤本。全株密被柔毛。茎圆柱形，有直棱；卷须常3歧。单叶互生，膜质，卵圆形，长、宽均10~20cm，常5~7浅裂，中裂片宽三角形，较大，基部深心形。花雌雄同株，雄花序总状，腋生，有花17~20朵；花萼钟状，直径约1cm，5裂；花冠黄色，辐状，直径3~5cm，裂片5，倒心形；雄蕊3，离生，药室1或2，二回折曲。雌花单朵与雄花生于同一叶腋，花柱粗短，柱头3，2裂。果实圆柱状或棍棒状，长15~60cm，直径3~5cm，具8~10锐棱。种子卵形，长约1cm，黑色。花、果期为夏、秋季。

【生　境】栽培。

【分　布】我国各地栽培。世界其他热带地区也有栽培。原产亚洲热带。

【采集加工】秋季瓠果老熟，果皮变黄褐，内部干枯时采摘，晒干。

【药材性状】本品呈棒状长圆筒形，稍弯曲，上部较粗大，长20~60cm，直径5~7cm。表面灰黄色，具8~10条突出的纵棱。体轻且泡，全体由许多纤维纵横交织成网络状。横切面有3个空洞，有时空洞中有黑色、略带方形而扁的种子。种子边缘具翅。气微，味苦。<u>以粗大条长、无种子、无枯烂者为佳</u>。

【性味归经】味甘，性凉。归肝、胃经。

【功能主治】清热凉血，解毒消肿，止痛，通经络。用于湿热痹痛，肺热咳嗽，小便不利，睾丸肿痛，痈肿疮痛，浮肿，崩漏。

【用法用量】用量3~10g。

【附　注】

❶本品为广东及其邻近部分地区的地方性习惯用药。

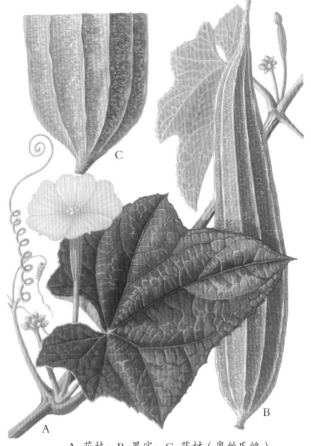

A. 花枝；B. 果实；C. 药材（粤丝瓜络）

❷《中华人民共和国药典》所载丝瓜络的原植物为丝瓜Luffa cylindrica（L.）Roem.（广东称之为水瓜），药用仅取其成熟果实的维管束，外皮、果肉和种子均已除去，故与粤丝瓜络的原植物和药材性状不同。

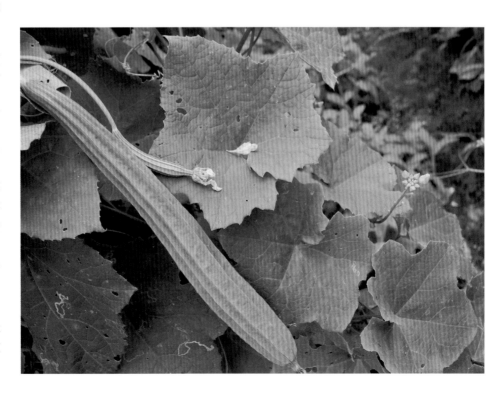

路路通

【别　名】枫香、大叶枫、枫子树、鸡爪枫、白胶香（树脂）。

【来　源】本品为金缕梅科植物枫香树 Liquidambar formosana Hance的成熟果序。

【植物特征】大乔木。高达20m。树皮灰褐色，常方块状剥落。单叶互生，薄革质，阔卵形，掌状3裂，中裂片较长，顶端尾尖，侧裂片平展，顶端渐尖，基部心形，边缘有锯齿，下面有时被短柔毛；掌状脉3~5条；叶柄长达11cm；托叶线形，长1~1.4cm，红褐色，早落。花单性同株，无花瓣。雄花排成短穗状花序，多个再呈总状排列；雄蕊多数，花丝不等长。雌花常24~43朵排成头状花序；花序梗长3~6cm。果序圆球状，直径3~4cm；蒴果嵌生于木质花序轴内，室间开裂为2果瓣，附有宿存萼齿和花柱。种子多角形或有窄翅，褐色。花期4~6月；果期9—11月。

【生　境】生于平原或丘陵地区。

【分　布】广泛分布于黄河以南，西至四川、贵州，南至广东、广西等地。越南北部、老挝及朝鲜南部亦产。

【采集加工】秋季采收。采摘或拾取落地果序，除去果柄及杂质，晒干。

【药材性状】本品呈球形，由多数小蒴果聚合而成，直径2~3cm。表面黄棕色或棕褐色，密布小刺及鸟嘴状钝

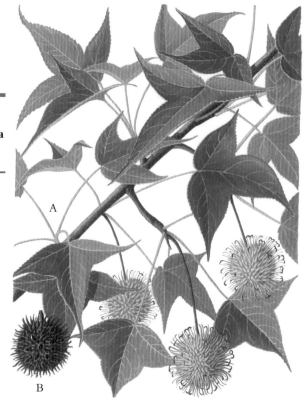

A. 果枝；B. 药材（路路通）

刺，刺为硬化宿存萼齿和花柱，除去刺状物则有许多凹窝状小孔。果序基部常带有果柄。体轻，质硬，不易破开。剖开果实可见内含种子2枚，淡褐色，有光泽。气微，味淡。以果实完整、无果梗者为佳。

【性味归经】味辛、微涩，性微温。归肝、肾经。

【功能主治】祛风通络，利水除湿，通经。用于关节痹痛，手足拘挛，胃痛，水肿胀满，经闭，小便不利，乳少。外用治痈疽，痔漏，疥癣，湿疹。

【用法用量】用量5~10g。外用适量，煅炭存性，研末，用油调敷患处。

【附　方】

❶急性肠炎：枫香叶、黄荆叶各9g，辣蓼6g，水煎。分2次服，每日1剂。

❷小儿单纯性消化不良：枫香叶500g，加水1 500g，煎后浓缩至1 000mL（鲜叶浓缩至500mL）。每次服10~20mL（服药量按年龄大小适量增减），每日3次。

【附　注】枫香脂又名白胶香，为枫香树干的树脂，经加热溶化后，滤去杂质，自然干燥而成。药材为不规则团块，淡黄色至黄棕色，半透明或不透明。质脆，破碎面有光泽。受热即变软，且可拉长。气香，味淡。以块大、质脆、无杂质、香气浓者为佳。

枫香脂的性味和功用：味苦、涩，性平。功能清热生津，化痰。外用定痛，生肌，收敛止血。

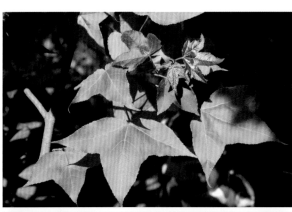

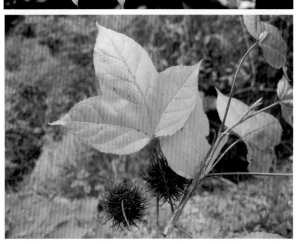

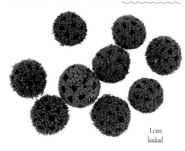

1cm

蔓荆子

【别　名】万京子、京子。

【来　源】本品为马鞭草科植物单叶蔓荆**Vitex trifolia** L. var. **simplicifolia** Cham. 或三叶蔓荆**Vitex trifolia** L.的果实。

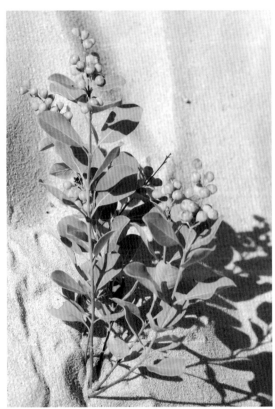

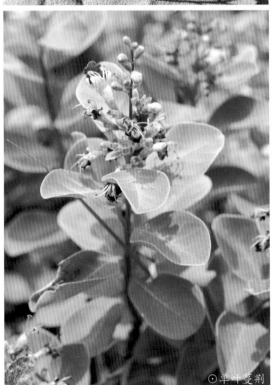

⊙单叶蔓荆

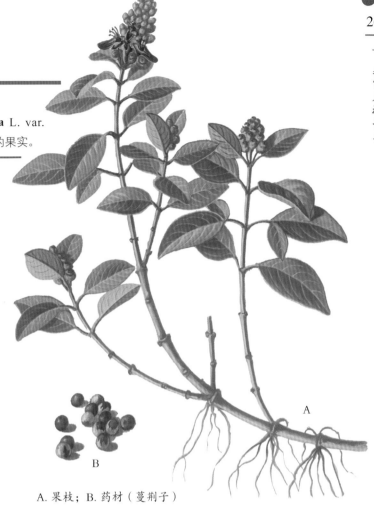

A. 果枝；B. 药材（蔓荆子）

⊙单叶蔓荆

◎单叶蔓荆

【植物特征】匍匐灌木。枝延长，节上有不定根。单叶对生，偶有2或3小叶的复叶；叶或小叶片倒卵形，长3~6cm，宽1.5~3cm，顶端急尖或钝圆，基部阔楔形，边全缘，上表面绿色，有短柔毛，下表面密被灰白色短绒毛。花排成顶生密聚的圆锥花序；花萼钟状，长约3mm，顶端5浅裂，外面密被灰白色微柔毛；花冠紫色，长6~10mm，外面及喉部有毛，二唇形，下唇中裂片较大；雄蕊4，伸出花冠之外；柱头2裂。核果球形，直径约5mm，具腺点，成熟时黑色，具宿存花萼。花期7—8月；果期8—10月。

【生　境】生于海边沙滩、平原草地及河滩上。

【分　布】我国南部至东北部沿海各地。亚洲东南部、日本、澳大利亚和新西兰也有分布。

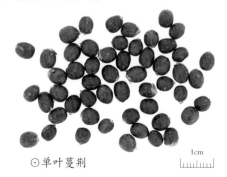

⊙单叶蔓荆

1cm

◎三叶蔓荆

【植物特征】落叶灌木，罕为小乔木。高1.5~5m，有香味。小枝四棱形，密生细柔毛。常三出复叶，有时在侧枝上可有单叶，叶柄长1~3cm；小叶片卵形、倒卵形或倒卵状长圆形，长2.5~9cm，宽1~3cm，顶端钝或短尖，基部楔形，全缘，表面绿色，无毛或被微柔毛，背面密被灰白色绒毛，侧脉约8对，两面稍隆起，小叶无柄或有时中间小叶基部下延成短柄。圆锥花序顶生，长3~15cm，花序梗密被灰白色绒毛；花萼钟形，顶端5浅裂，外面有绒毛；花冠淡紫色或蓝紫色，长6~10mm，外面及喉部有毛，花冠管内有较密的长柔毛，顶端5裂，二唇形，下唇中间裂片较大；雄蕊4，伸出花冠外；子房无毛，密生腺点；花柱无毛，柱头2裂。核果近圆形，直径约5mm，成熟时黑色；果萼宿存，外被灰白色绒毛。花期6—7月；果期9—11月。

【生　境】生于旷野、山坡、平原草地及河滩上。

【分　布】我国沿海各省和云南。印度、越南、菲

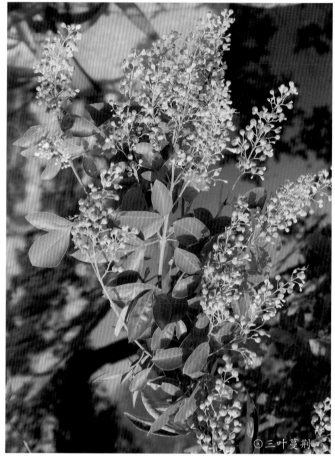

◎三叶蔓荆

律宾、澳大利亚也有分布。

【采集加工】秋季果实近成熟时采收，除去枝、梗及杂质，晒干。

【药材性状】本品呈球形，直径0.4~0.6cm。表面灰黑色或黑褐色，被灰白色粉霜状茸毛，有浅纵沟4条。基部有灰白色宿萼，萼长为果实的1/3~2/3，密生茸毛。体轻，质坚韧，不易破碎。横切面外层果皮灰黑色，果肉黄白色，间见棕色油点，内分四室，每室有种子1枚。气特异而芳香，味淡、微辛辣。以粒大饱满、气芳香者为佳。

【性味归经】味辛、微苦，性凉。归膀胱、肝、胃经。

【功能主治】疏散风热，祛风清热，止痛镇静，截疟。用于风热感冒头痛，齿龈肿痛，目赤多泪，目暗不明，眩晕，小儿惊风，风湿，跌打，刀伤，痈疮肿毒，疟疾。

【用法用量】用量6~9g。

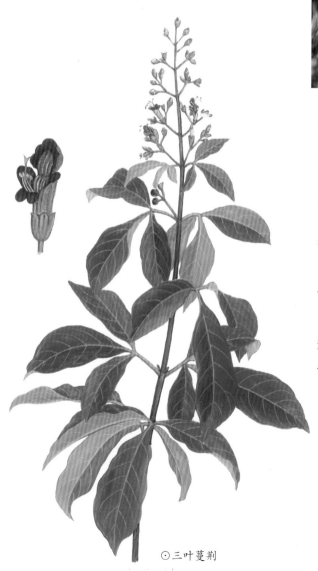

⊙三叶蔓荆

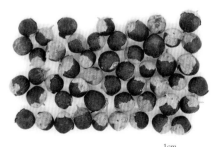

◎三叶蔓荆

1cm

槟榔

【别　名】槟肉、白槟。

【来　源】本品为棕榈科植物槟榔Areca catechu L.的成熟种子。

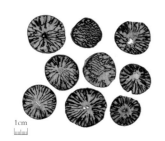

1cm

【植物特征】乔木状，高10~20m。茎单一，不分枝，有明显的环状叶痕。叶聚生于茎顶，长1.5~2m，羽状分裂；裂片斜长方形、斜椭圆形或斜披针形，长30~60cm，宽4~8cm，最顶端的1对裂片较大，基部合生，顶端截平，有数个短齿裂，其余的顶端渐尖，2~3齿裂或不裂。花单性，雌雄同株，排成圆锥状的肉穗花序，花序长25~30cm，生于刚脱落的叶腋内，初时为一草黄色、舟形的佛焰苞包着，后佛焰苞脱落。雄花小而多数，生于花序分枝上的上部或整个分枝上；萼片卵状三角形，长不及1mm；花瓣长卵形，长5~6mm；雄蕊6枚，花丝极短。雌花大而少数，生于花序分枝下部，花瓣近圆形，长1.2~1.5cm；退化雄蕊6枚，合生。核果长圆形或卵形，长4~8cm，成熟时橙黄色至淡红色，外果皮薄而光滑，中果皮厚，新鲜时肉质而富含纤维，干后纤维质。种子卵形，基部平坦，切面具红褐色辐射条纹。花期3—4月。

【生　境】栽培。

【分　布】广东、海南、广西、云南、台湾等地。原产马来西亚。

【采集加工】在6—7月采收成熟的果实，晒2~3日后放在特制的灶上，用文火烘烤7日左右，每日或每隔1日翻动1次，使受热均匀，烤好后破壳取种子。

【药材性状】本品呈圆锥形或扁球形，高1.5~3.5cm，基部直径2~3cm。顶端圆锥形，底部中央微凹陷，可见疤痕状的种脐。表面淡棕色或黄棕色，粗糙，有明显凹陷沟纹。质坚硬，不易破碎，断面可见棕色种皮与白色胚乳相间排列的大理石样花纹。气微，味涩而微苦。以个大、体重、坚实、无空泡、无枯烂者为佳。

【性味归经】味苦、辛、涩，性温。归胃、大肠经。

【功能主治】杀虫，消积，行气，截疟，利水。用于绦虫病、蛔虫病、姜片虫病，虫积腹痛，积滞泻痢，里急后重，水肿脚气，疟疾。

【用法用量】用量3~10g。

【附　注】

❶槟榔花亦入药，功能健胃，止渴。

❷槟榔未成熟的果实，于沸水中煮透，用文火焙干，即槟榔干。其中圆而大的称榔硬，其药用功效同槟榔；表面略不周正的称榔软，主要做食品，多不入药。榔硬去果皮，称枣槟肉，亦入药，功效同槟榔。

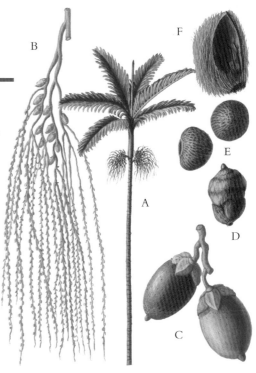

A.植株；B.果序；C.果实；D.药材（槟榔干）；E.药材（槟榔）；F.药材（大腹皮）

❸本品的干燥果皮称大腹皮。味辛，性微温。归脾、胃、大肠、小肠经。功能清热解毒，消肿利咽。

❹槟榔果皮于水中浸泡7日或更多日，取出用木棒打松，去净表皮，称大腹毛，功能同大腹皮。

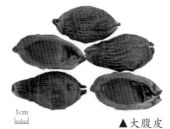

1cm

▲大腹皮

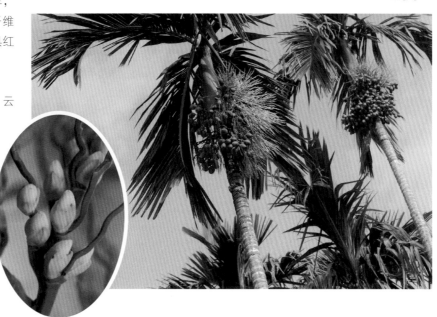

樟木子

【别　名】香樟、樟木、乌樟、油樟、香通、芳樟。

【来　源】本品为樟科植物樟 **Cinnamomum camphora**（L.）Presl的成熟果实。

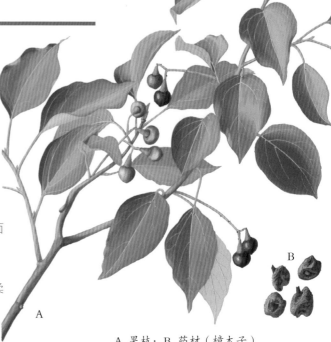

A. 果枝；B. 药材（樟木子）

【植物特征】常绿大乔木。高可达30m，直径可达3m。植物体含芳香油。树皮黄褐色，有不规则的纵裂。顶芽广卵形或球形，略被绢状毛。叶互生，革质，卵状椭圆形，长6~12cm，宽2.5~5.5cm，顶端急尖，基部阔楔形至近圆形，上表面绿色或黄绿色，有光泽，下表面灰绿色，干时带白色；离基三出脉，有时为不明显的5脉，中脉两面明显，上部有侧脉1~5对，侧脉及支脉脉腋上面明显隆起，下面明显具腺窝，窝内常被柔毛；叶柄长2~3cm，无毛。圆锥花序腋生，长3.5~7cm，无毛或被灰白色至黄褐色微柔毛；花绿白或带黄色，长约3mm；花梗长1~2mm，无毛；子房球形，无毛。果卵球形或近球形，直径6~8mm，熟时紫黑色；果托杯状，长约5mm，顶端截平，宽达4mm，基部宽约1mm。花期4—5月；果期8—11月。

【生　境】生于山地林中。

【分　布】我国长江以南各地。越南、朝鲜、日本也有分布。

【采集加工】冬季采收成熟果实，除去残梗，晒干。

【药材性状】本品呈球形或圆卵形，直径6~8mm。表面紫黑色或棕紫色，光滑无毛，干时常皱缩成网状，凸凹不平，基部常附有肉质果萼和残留果梗。核硬而脆，打破后呈不规则碎片。种仁黑褐色，富油性。气芳香，味辛辣而苦。以颗粒完整、不带果梗、气芳香者为佳。

【性味归经】味辛、苦，性温。归心、脾、胃经。

【功能主治】行气止痛，祛风散寒，消肿，止痒。用于腹痛吐泻，心腹冷痛，胃寒气痛，脚气浮肿。

【用法用量】用量5~10g。

【附　注】樟的果序上常有一些黄灰色的小球状体，入药称樟木扣，为虫瘿或某种菌类在嫩果上寄生而形成。樟木扣的性味功能和樟木子相同，但药效更佳。

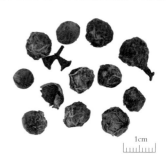

1cm

橙皮

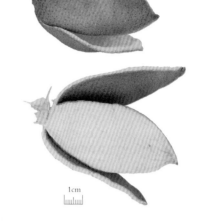

【来　源】本品为芸香科植物甜橙Citrus sinensis（L.）Osbeck的成熟果皮。

【植物特征】小乔木。有刺或无刺。小枝有棱。叶为指状复叶，叶片革质，阔卵形至椭圆形，有时卵状披针形，长6.5~11cm，宽3~6.5cm，顶端常钝或有时圆，基部阔楔形，边缘有疏而钝的锯齿；羽叶倒卵形或倒三角形，宽3~8mm；叶柄很短。花白色，两性，常数朵排成腋生总状花序，时有单朵或数朵簇生于叶腋；萼杯状，长3~4mm；花瓣长圆形或匙形，长达2cm；雄蕊20~25枚，合生成5束。柑果球形或扁球形，直径6~9cm，橙黄色至淡黄色；果皮与瓤囊不易分离；瓤囊10~13瓣。种子常具肋状凸起。花期3—5月；果期10—12月，迟熟品种至翌年2—4月。

【生　境】栽培。

【分　布】秦岭以南各地普遍栽种。现世界各地多有栽培。

【采集加工】秋、冬季收集剥下的果皮，洗净，晒干。

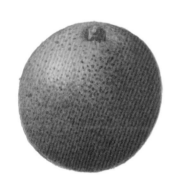

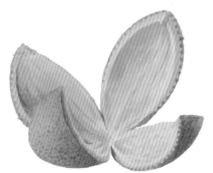

【药材性状】果皮多已开成4瓣，单瓣卵形，长5~7cm，中部宽2.5~3.5cm。外表面橙黄色，密具较细小的油点；内表面白色而平滑，有少数条纹筋脉，近蒂部更为明显。质稍韧。具橙气，味苦而辛。以完整、外表面橙黄色、内表面白色、香气浓者为佳。

【性味归经】味苦、辛，性温。归脾、胃、肺经。

【功能主治】理气健脾，燥湿化痰，

消食利隔。用于食滞不消，胸膈不舒，感冒咳嗽。外用治乳痈初起。

【用法用量】用量5~10g。外用适量，煎水热洗患处。

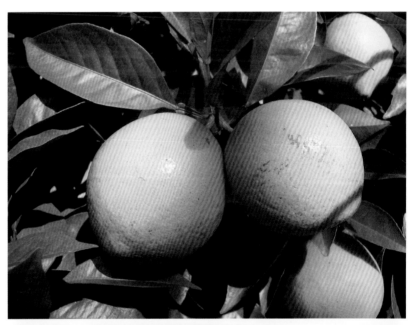

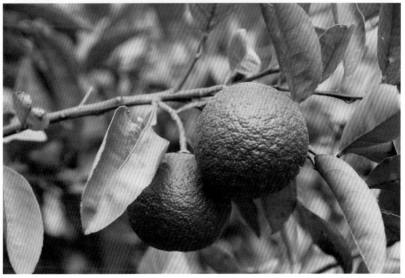

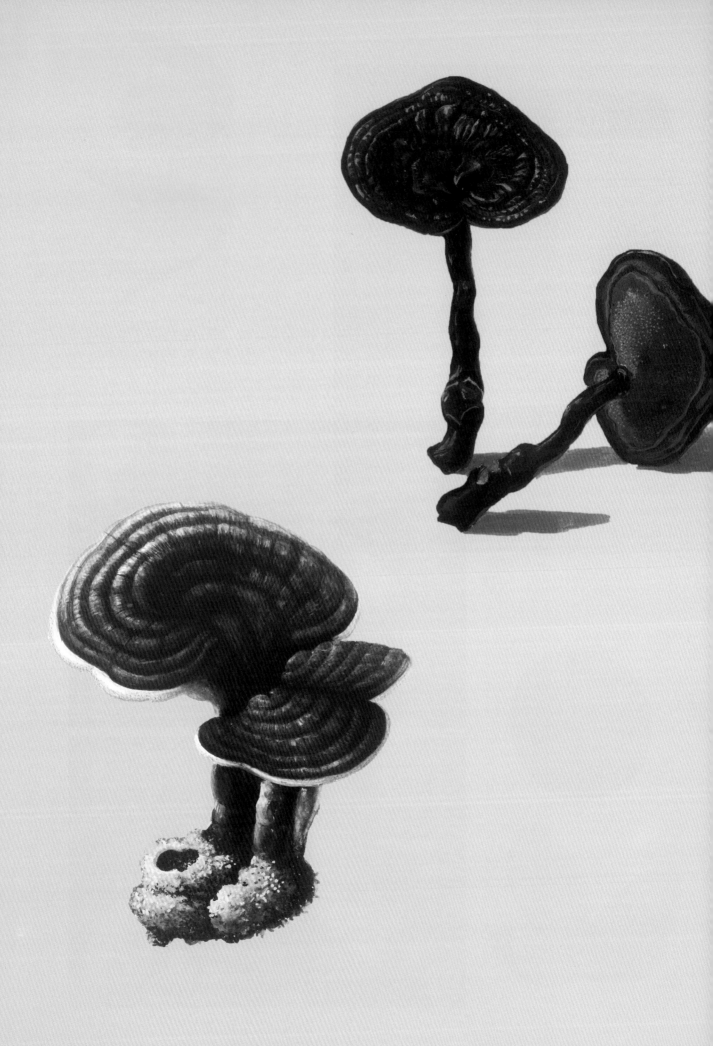

八

藻类及菌类

ZAO LEI JI JUN LEI

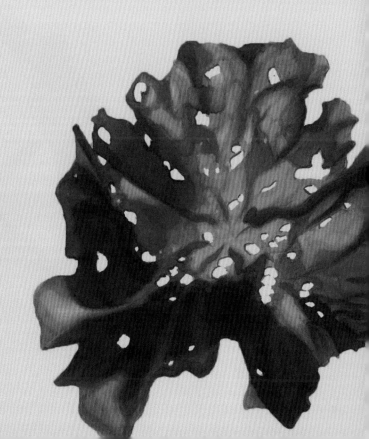

广昆布

【别　名】青昆布、绿昆布、海白菜。

【来　源】本品为石莼科石莼**Ulva lactusa** L.或孔石莼**Ulva pertusa** Kjellm.的叶状体。前者称青昆布，后者称绿昆布。

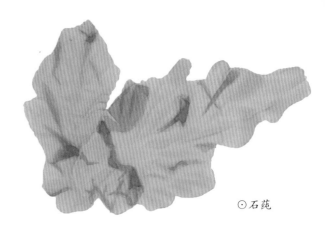

⊙石莼

【植物特征】略。

【生　境】常生长于中潮带和低潮带的岩石上和石沼中。

【分　布】我国华东和华南沿海。

【采集加工】常夏季采收，用淡水冲洗洁净，晒干。

【药材性状】青昆布　较大而稍厚，呈圆形或披针形，长达40cm。表面平滑，初呈深绿色，存放日久转变为黄绿色。投入水中展开较慢。水浸不易溶化。气腥，味微咸。

　　绿昆布　卷缩成不规则的松散团块状。呈淡绿色或黄绿色，表面常被白色盐霜。松软，易破碎。投入水中展开较快，呈不规则的膜状薄片，半透明，大小不一，多已破碎不完整，表面可见多数大小不一的孔，有时可见盘状的固着器。浸水时间稍长可全部溶化。气微腥，味微咸。

两者均以叶壮体大而厚、青绿色、无破碎者为佳。

【性味归经】味咸、甘，性平。归肝、胃、肾经。

【功能主治】软坚散结、消痰。用于痰火结核，瘰疬，睾丸肿痛，痰饮水肿。

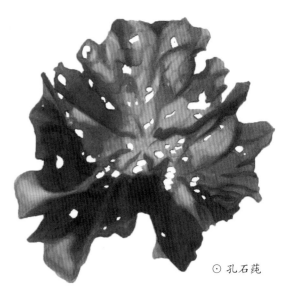

⊙孔石莼

【用法用量】用量5~15g。

【附　注】本品为广东地方性习惯用药，与《中华人民共和国药典》记载的昆布不同。后者来源为海带科的海带Laminaria japonica Aresch.或翅藻科的昆布Ecklonia kurome Okam.。

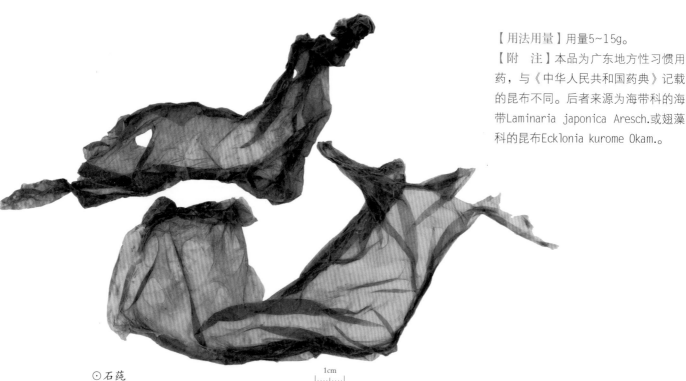

⊙石莼

1cm

红古菌

【来　源】本品为多孔菌科红栓菌 **Trametes cinnabarina**
（Jacq.）Fr. 的子实体。

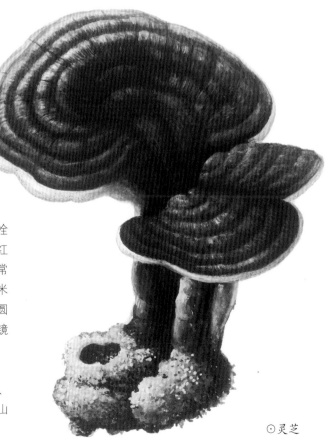

【植物特征】红栓菌的子实体无柄，
菌盖木栓质，半圆形或扇形而具狭小
基部，橙色至红色，后颜色消退，无
环带但微有皱纹，被短绒毛或无毛，
高2~7cm，宽2~12cm，厚0.5~2cm。
菌肉橙色，有明显的环纹，厚
0.3~0.6cm；菌管长1~4mm，管口红
色，圆形或多角形，每平方毫米2~4
个。孢子短圆柱形，光滑，无色或略
带黄色，长5~7μm，宽2~4μm。
【生　境】常生于阔叶树的腐木上，
有时生于松树腐木上。
【分　布】我国南北各省区。

【采集加工】全年可采，夏、秋季较
多，晒干或阴干。
【药材性状】菌盖轮廓为扇形、半圆
形或半月形，基部狭小，无柄。上表
面土红色，中心部分较厚，愈近边缘
愈薄；下表面红色，被短绒毛或近无
毛，在放大镜下可见许多小针孔。
【性味归经】味微辛、涩，性平。归
肝经。

【功能主治】解毒祛湿，收敛止血。
用于湿毒，吐血和肝炎。外用治创伤
出血。
【用法用量】用量9~15g。外用研末
撒敷患处。

灵芝

【别　名】灵芝草、菌灵芝。
【来　源】本品为多孔菌科灵芝**Ganoderma lucidum**
（Leyss. ex Fr.）Karst.或紫芝**Ganoderma**
sinense Zhau，Xu et Zhang的子实体。

◎灵芝
【植物特征】菌柄侧生，紫褐色，中空，质坚硬。菌盖木栓
质，半圆形或肾形，很少管圆形，皮壳初为黄色，后渐变红
褐色，光亮，有环状棱和放射状皱纹，边缘薄或平截，常
稍内卷；菌肉厚达1cm，近白色至淡褐色；菌管每平方毫米
4~5个，长达10mm，管口初为白色，后变褐色。孢子卵圆
形，褐色。一端截平，8.5~11.5μm×5~7μm（电子显微镜
下），外孢壁光滑，内孢壁粗糙，中央含一个大油滴。
【生　境】生于栎等阔叶树的树桩上，亦有人工培植。
【分　布】四川、贵州、云南、广东、广西、台湾、海南、
湖南、江西、福建、湖北、安徽、浙江、江苏、山东、山
西、河南和河北等地。

◎灵芝

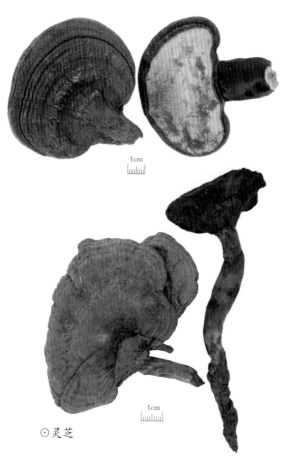

1cm

⊙灵芝

◎紫芝

【植物特征】菌柄侧生，紫黑色至近黑色，长达
15cm，直径约2cm。菌盖木栓质，半圆形或肾形，
直径达20cm，皮壳紫黑色至近黑色，光亮，有环
状和辐射状棱纹；菌肉锈褐色；菌管多而密，每
平方毫米约5个。孢子卵形，或顶端平截，双层
壁，外壁无色，平滑，内壁有明显小刺，淡褐
色，9.5~13.8μm×6.9~8.1μm（电子显微镜
下）。

【生　境】生于腐木或腐木桩上，亦有人工
培植。

【分　布】广东、广西、台湾、海南、湖南、江
西、福建和浙江等地。

【采集加工】全年采收。采收后晒干。

【药材性状】灵芝　菌盖肾形或半圆形，大小
差异较大，一般直径6~18cm，间有达25cm，厚
1.5~2.5cm。上表面红褐色，密布针状小孔。质坚
硬，不易折断，折断面红褐色。菌柄常偏生于一
侧，圆柱形，常弯曲，长5~10cm，直径1~2.5cm，
赤褐色或紫黑色。气微，味苦。以菌块大、肉厚、
完整、表面有漆样光泽者为佳。

　　紫芝　表面紫黑色至近黑色。

【性味归经】味甘，性平。归心、肺、肝、肾经。

【功能主治】补气安神，止咳平喘。用于神经衰
弱，失眠心悸，肺虚咳喘，虚劳短气，不思饮食。
治疗冠心病，心绞痛，高脂血症，急性传染性肝

炎，老年慢性支气管炎，小儿支气管哮喘。

【用法用量】用量5~15g。

【附　方】

❶神经衰弱：灵芝酊（每100mL相当于灵芝20g），每次
10mL，每日3次。

❷高血压、高脂血症：灵芝酊，每次10mL，每日3次。

❸风湿性关节炎：灵芝酊，每次10mL，每日3次。

❹矽肺：灵芝酊，每次10mL，每日3次。

❺肝炎：灵芝菌丝体口服液，每次10mL，每日3次。

❻过敏性哮喘：灵芝口服液，每次20mL，每日3次。

❼慢性气管炎：a. 灵芝菌丝体口服液，每次50mL，每日2
次。b. 灵芝口服液，每次15~25mL，每日2次。

❽鼻炎：灵芝500g，切碎，小火煎2次，每次3~4小时，合并
煎液，浓缩后过滤，加蒸馏水至500mL，滴鼻。每次2~6滴，
每日2~4次。

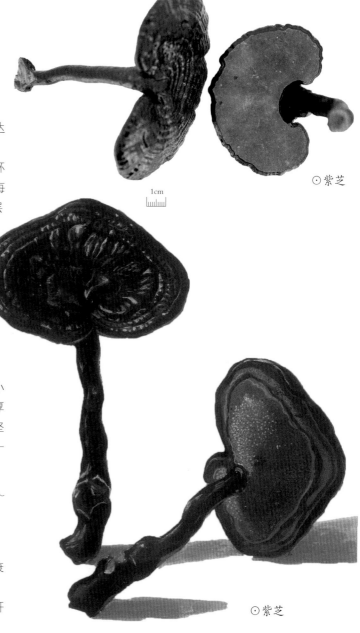

1cm

⊙紫芝

⊙紫芝

茯苓

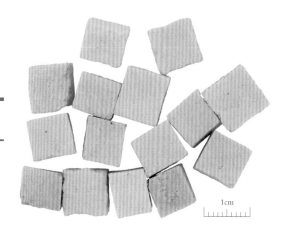

【来　源】本品为多孔菌科茯苓**Poria cocos**（Fr.）Wolf.的菌核体。

【植物特征】寄生真菌。由无数菌丝组成的菌核常球形、卵圆形或椭圆形，有时形状不规则，大小不一，常10~30cm，有时更大；表面灰棕色或黑褐色，有瘤状突起或大而钝的皱缩纹，里面粉白色或带粉红色。子实体无柄，生于菌核表面，厚0.3~1cm，初白色，后变浅褐色，孔常多角形或形状不规则，长2~3mm，直径0.5~2mm，孔壁薄，孔缘齿状。孢子长圆形至近圆柱形，有一歪斜的尖头。

【生　境】寄生于松树根上，深入地下20~30cm，现主要为栽培。

【分　布】我国北部、东部、西南部和南部各省区。

【采集加工】野生茯苓常在7月至翌年3月采挖。人工栽培茯苓，一般是春天种的茯苓在9月后采收，秋天种的茯苓在翌年2、3月间采挖。挖出后，除去泥土，堆放在不通风处，用稻草围盖，进行发汗，取出置阴凉处摊开，待表面干燥后，再行发汗，如此反复数次，使水分大部分散失，表面现皱缩纹理，然后阴干者，称"茯苓个"。取鲜茯苓去皮后切成方形或长方形块，阴干，称"茯苓块"，中有松树根者，称"茯神"。

【药材性状】茯苓个　本品为类球状或扁球状不规则块状体，大小不一。外皮薄而粗糙，棕褐色至黑褐色，有明显的皱缩纹理。质坚实，体重，不易破碎。断面颗粒性，有的具裂隙，外层多淡棕色，内部白色，少数淡红色，有的中间有松根穿插。气微，味淡，嚼之黏牙。

茯苓块　呈片状、方块状或碎块，大小不一。全白色者，商品称"白茯苓"；淡红色者，商品称"赤苓块"。

茯苓皮　为削下的茯苓外皮，形状大小不一。外面棕褐色至黑褐色，有细纹理，里面白色或淡棕色。质较松软，略具弹性。

【性味归经】味甘、淡，性平。归心、肺、脾、肾经。

【功能主治】利水渗湿，健脾，宁心。用于水肿尿少，痰饮眩悸，脾虚食少，便溏泄泻，心神不定，惊悸失眠。

【用法用量】用量5~15g。

【附　方】

❶脾虚湿盛，小便不利：茯苓、猪苓、泽泻、白术各12g，桂枝6g，水煎服。

❷脾虚食少脘闷：茯苓15g，白术、党参各9g，枳实、陈皮、生姜各6g，水煎服。

❸食管癌：茯苓45g，厚朴12g，苏梗18g，枳壳15g，赭石、清半夏各30g，橄榄24g，硼砂3g，橘红、生姜各9g，水煎服。治疗过程中可加海藻24g，昆布18g，白矾3g。

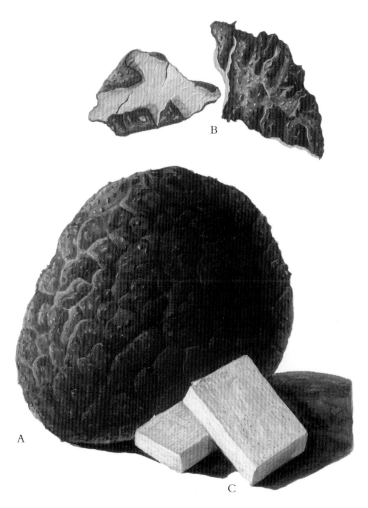

A. 菌核体；B. 药材（茯苓皮）；C. 药材（茯苓块）

雷丸

【来　源】本品为多孔菌科雷丸菌**Omphalia lapidescens** Schroet. ［*Mylitta lapidescens* Hor.； *Polyporus mylittae* Cooke et Mass.］的菌核体。

【植物特征】寄生真菌。菌核体干燥后坚硬，为不规则团块状，常略呈球形或卵形，直径0.8~3.5cm，很少达5cm；外面褐色、黑褐色或黑色，近平滑或有细密的皱缩纹理，里面白色或灰白色，略带黏性，切成薄片，呈半透明状。春季由菌核体发出的新子实体寿命很短，常不易见到。

【生　境】常寄生于竹根上或老竹兜下面。

【分　布】河南、甘肃、江苏、浙江、安徽、江西、福建、湖北、湖南、四川、贵州、云南、广东、广西等地。

【采集加工】秋季采挖。挖取后，洗净，晒干。

【药材性状】本品为类球形或不规则团块，大小不等，直径1~4cm。表面黑褐色或灰褐色，有略隆起的网状细纹。质坚实而重，不易破裂，断面不平坦，粉状或颗粒状，白色或浅灰黄色，常具大理石样花纹。嚼之有颗粒感，微带黏性，久嚼无渣。气微，味淡。以个大、质坚实、外皮黑褐色、断面近白色、具大理石样花纹者为佳。

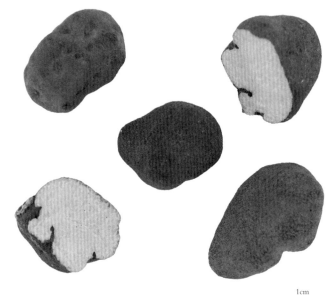

1cm

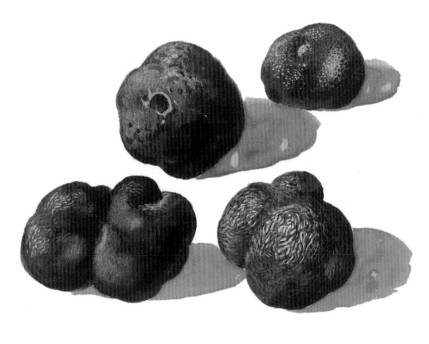

【性味归经】味苦，性寒；有小毒。归胃、大肠经。

【功能主治】杀虫消积。用于虫积腹痛，小儿疳积。

【用法用量】用量10~15g。不宜入煎剂，虫积患者宜研粉吞服。

【附　方】

❶蛔虫病：雷丸3g（研粉），使君子、槟榔各9g，乌梅3个。后3味药水煎2次，分2次冲雷丸粉服，每日1剂。

❷脑囊虫病：雷丸90g，干漆、炮山甲各30g，制成丸剂。每次服4.5g，每日2~3次，黄酒为引。4~6个月为1个疗程。

❸钩虫病：雷丸2份，榧子2份。将雷丸研成粉，榧子去壳，水煎、浓缩，加入雷丸粉，干燥后研成粉或制成丸剂。每晚服30~40g，共2次。

蝉花

【别　名】金蝉花。

【来　源】本品为麦角菌科蝉花**Cordyceps sobolifera**（Hill.）Berk et Br.寄生于蝉蛹上形成的子座和蝉蛹尸体的复合体。

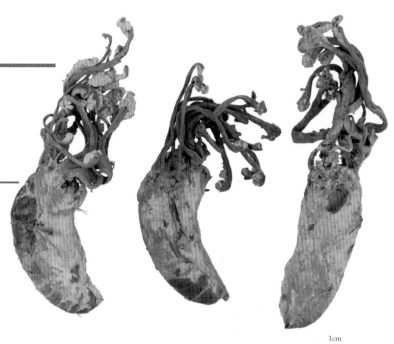

1cm

【植物特征】蝉花的子座单生或2~3个成丛地从蝉蛹前端伸出，棍棒状或鹿角状，高2.5~6cm，中空。茎肉桂色，干后深肉桂色，直径0.15~0.4cm，往往有不孕小枝。头部棒状，肉桂色至茶褐色，长0.7~2.8cm，直径0.2~0.7cm。子囊壳呈长圆形，埋生于子座内，孔口稍凸，500~620μm×220~260μm。子囊圆柱形，200~740μm×5.6~7μm，内含8枚线状、多隔、透明的子囊孢子。孢子易断为8~16μm×1~1.5μm的小段。

【生　境】生于蝉蛹上。

【分　布】江苏、浙江、福建、广东、四川、云南等地。

【采集加工】春季子座从虫体抽出时采收，洗净，于烈日下晒干，未干时不宜堆压，否则易发霉变质。

【药材性状】虫体似蝉，表面土黄色，大部分体表覆有灰白色菌丝。子座2~3个，自虫体头部伸出，长条形或分枝卷曲，长2~5cm，灰黑色或灰白色。体较轻，质柔韧，断面中部充满松软的粉白色菌丝。气味似草菇。以个大、完整、肉白、子座分枝卷曲、气香者为佳。

【性味归经】味咸、甘，性寒。归肝经。

【功能主治】明目退翳，定惊镇痉。用于止翳，惊痫，小儿夜啼，麻疹未透。

【用法用量】用量3~10g。

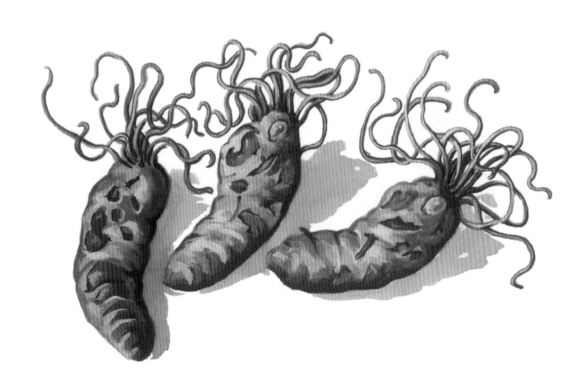

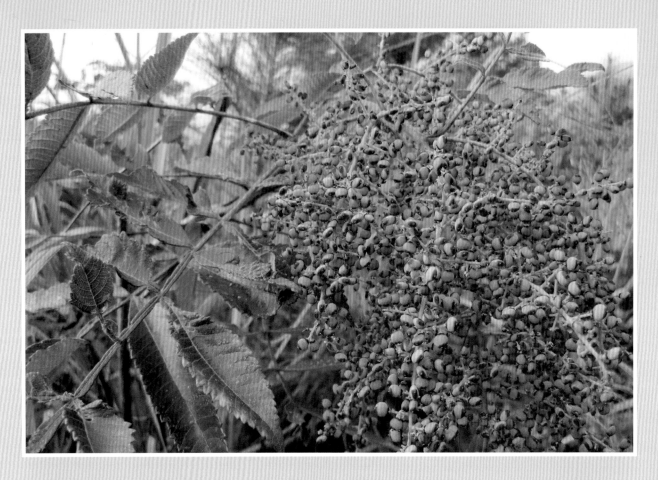

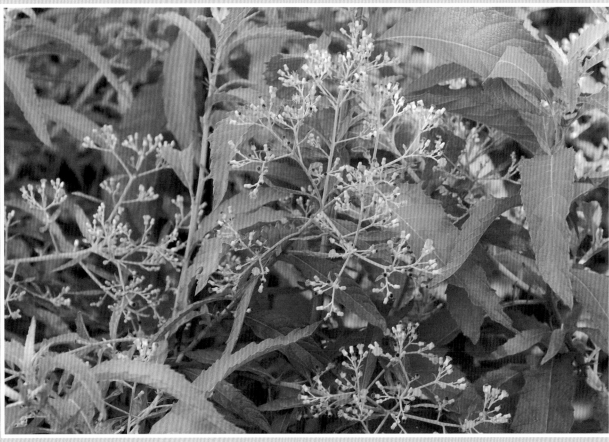

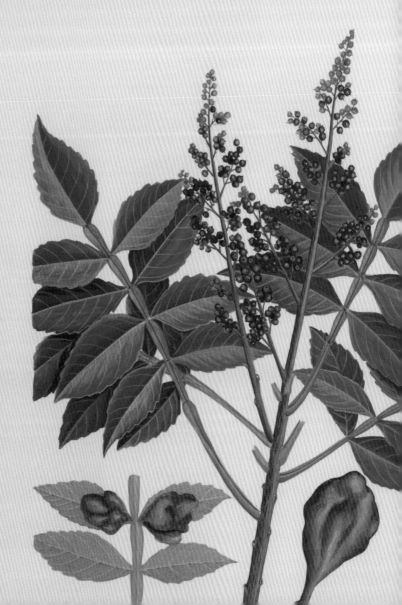

九

其他类
QITA LEI

五倍子

【别　名】文蛤、百虫仓、角倍。

【来　源】本品为五倍子蚜虫在漆树科植物盐肤木**Rhus chinensis Mill.** 的干燥叶上寄生所形成的虫瘿。

【植物特征】落叶灌木或小乔木。高2~10m，全株被淡黄色至锈色柔毛。叶互生，奇数羽状复叶，长达45cm，常具小叶3~6对，叶轴明显具翅；小叶无柄，卵形至长圆形，长6~12cm，顶端渐尖或急尖，基部圆或楔形，边缘具粗锯齿，上表面脉上常有柔毛，下表面被白粉或锈色柔毛。花雌雄同株，排成顶生圆锥花序。雄花序长30~40cm；雄花的萼裂片5，卵状长圆形，长约1mm，外面

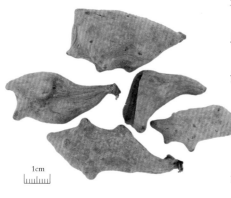

1cm

被毛；花瓣白色，倒卵状长圆形，长约2mm；雄蕊5，花药外伸；子房不育。雌花序略短于雄花序，具披针形苞片；雌花的萼裂片长约0.6mm；花瓣5，白色，卵形，长约1.5mm；子房无柄，被微柔毛；花柱3，柱头头状。核果扁圆形，长3~4mm，被柔毛和腺毛，成熟时被白霜。花期8—9月；果期10月。

【生　境】生于山坡、林缘疏林中或荒坡、旷地的灌木丛中。

【分　布】我国中部、南部至西南部各省区。亚洲南部至东部均有分布。

【采集加工】秋季采收未开裂的虫瘿。采收后将虫瘿直接晒干，但常先将虫瘿蒸或置沸水略煮至表面变灰色、半透明时，取出晒干或烘干。

【药材性状】本品呈菱形，常有瘤状凸起和角状分枝，长2.5~9cm。表面灰褐色或灰棕色，光滑，密被灰白色柔毛，壁厚常不及2mm。质硬而脆，易破碎，断面角质状，有光泽，内壁平滑，黏附有蚜虫尸体和蚜虫排泄物。气特异，味涩。以个大、完整、灰褐色、无枝和梗者为佳。

【性味归经】味酸、涩，性寒。归肺、肾、大肠经。

【功能主治】敛肺，涩肠，固精，敛汗，止血。用于肺虚久咳，久泻久痢，盗汗，滑精，遗尿。外用治皮炎，痈肿疮毒，烧烫伤，外伤出血。

【用法用量】用量3~7g。外用适量。

【附　注】青麸杨Rhus potaninii Maxim.

A. 果枝；B. 生有虫瘿的小叶；C. 药材（五倍子）

和红麸杨Rhus punjabensis Stew. var. sinica（Diels）Rehd. et Wils. 亦是五倍子蚜虫的寄主植物。它们叶片上所形成的虫瘿称肚倍，而盐肤木叶片上形成的虫瘿称角倍，两者同等入药，也有人认为角倍优于肚倍。

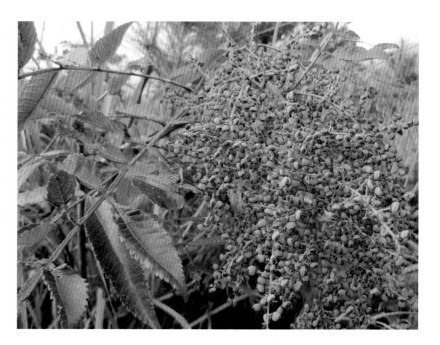

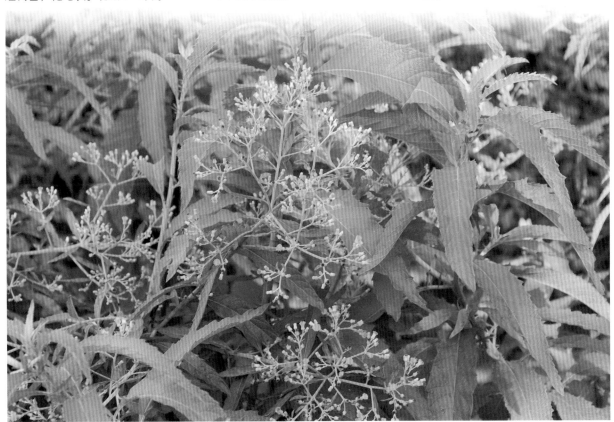

艾纳香冰片

【别　名】艾片、结片。

【来　源】本品为菊科植物艾纳香**Blumea balsamifera**（L.）DC. 的叶片蒸馏提取的结晶物。

【植物特征】亚灌木状草本。高1～3m。茎粗壮，多分枝，密被黄褐色柔毛。叶互生，纸质，下部的椭圆形至长圆状披针形，长22～25cm，宽8～10cm，顶端短尖或钝，基部渐狭成柄，柄的两侧具2～5对线形裂片，边缘有细齿，腹面被柔毛，背面被绵毛；叶脉羽状，侧脉10～15对，有网脉；上部叶较小。头状花序多数，直径5～8mm，于枝顶排成开展的圆锥花序；总苞钟形，总苞片6层，覆瓦状排列，外层长卵形，内层线形，顶端尖，背部被柔毛。花黄色，异型，外围雌花多数，花冠檐部2～4齿裂；中央两性花较少，花冠管状，檐部5齿裂，裂片被毛；花柱枝线形，顶端钝。瘦果圆柱形，长约1mm，被柔毛。冠毛红褐色，糙毛状。花期4—6月。

【生　境】生于山坡路旁。

【分　布】云南、贵州、广西、广东、福建、台湾等地。印度、巴基斯坦、缅甸、泰国、马来西亚、印度尼西亚、菲律宾也有分布。

【采集加工】秋季采摘叶片，经蒸馏得灰白色粉状物，再精制成块状结晶，劈削成薄片。

【药材性状】本品为不规则薄片状结晶体。直径0.2～1cm，厚0.2～0.3cm。白色，微透明，洁净但无光泽，厚薄均匀。质松脆，易破碎或呈粉末状。气香而清凉，入目微有刺眼感觉。味辛、凉。燃烧时有浓黑烟。以片大而薄、白色、松脆、气味清香者为佳。

【性味归经】味辛、苦，性微寒。归心、脾、肺经。

【功能主治】开窍醒神，清热止痛，明目退翳。用于热病神昏，痉厥，中风痰厥，气郁暴厥，中恶昏迷。外用治目赤，口疮，咽喉肿痛，耳道流脓。

【用法用量】用量0.3～1g。外用适量。

海金沙

【别　名】金沙粉、金沙藤、左转藤、蛤蟆藤。

【来　源】本品为海金沙科植物海金沙Lygodium japonicum（Thunb.）Sw. 的成熟孢子。

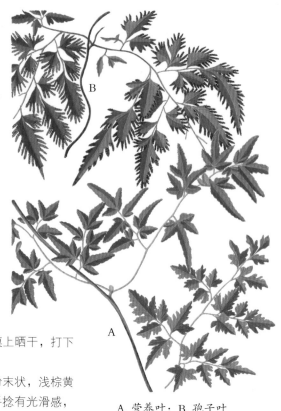

A. 营养叶；B. 孢子叶

【植物特征】攀缘植物。长1~4m。叶轴能无限生长，细长而缠绕；羽片多数，对生于叶轴上的短距上，相隔9~11cm，二回羽状，羽片柄长约1.5cm，有狭翅，被短柔毛；不育羽片三角形，长、宽均10~12cm，一回小羽片2~4对，互生，卵圆形，长4~8cm，二回小羽片2~3对，掌状3裂，裂片短而阔，边缘有不规则的圆齿；能育羽片卵状三角形，长、宽均10~20cm，一回小羽片4~5对，长圆状披针形，二回小羽片卵状三角形，羽状深裂，边缘生有流苏状、黑褐色的孢子囊穗，其长2~4mm，由两行并生的孢子囊组成；孢子囊藏于叶边的一个反折小瓣内，梨形，横生短柄上，环带位于小头；孢子四面形，有疣状突点。

【生　境】生于山谷、灌丛、路旁、村边。

【分　布】广东、海南、广西、云南、四川、贵州、湖南、湖北、江西、福建、安徽、陕西、甘肃等地。日本、菲律宾、马来西亚、印度、澳大利亚也有分布。

【采集加工】秋季孢子成熟时割取全草，将其铺在塑料薄膜上晒干，打下孢子，除去茎叶。

【药材性状】本品呈粉末状，浅棕黄色至棕黄色。体轻，手捻有光滑感，置手中易由指缝滑落。撒于火焰上可燃烧且发出闪光，并发出轻微爆鸣声，烧尽后几无灰烬。撒于冷水中则浮于水面，加热则逐渐下沉。气微，味淡，嚼之犹如细沙粒。以颗粒细小、光滑、金黄色、撒于火焰上燃烧殆尽、撒于水中而不下沉者为佳。

【性味归经】味甘，性寒。归膀胱、小肠经。

【功能主治】清利湿热，通淋止痛。用于热淋，石淋，血淋，膏淋，尿道涩痛。治疗肾炎水肿，感冒，气管炎，腮腺炎，流行性乙型脑炎，痢疾，肝炎，乳腺炎，带状疱疹。

【用法用量】用量6~15g，包煎。

【附　方】

❶泌尿系结石：海金沙15g，冬葵子、王不留行、牛膝、泽泻、陈皮、石韦各9g，枳壳6g，车前子12g。水煎，分2次服，每日1剂。

❷流行性腮腺炎：海金沙藤30g，水煎服，每日1剂。另用木鳖子碾粉，浓茶汁调成糊涂患处，保持湿润。

❸流行性乙型脑炎：海金沙藤、忍冬藤、菊花、生石膏各30g，瓜子金、钩藤（或钩藤的钩）各15g，水煎煮（石膏先煎），浓缩至60mL。每日1剂，重症患者则每日2剂。退热后剂量减半，维持3~5日。持续高烧患者加七叶一枝花嚼服，每日9~15g。并酌情配合西药治疗。

❹上呼吸道感染、扁桃体炎、肺炎、支气管炎：海金沙藤30g，大青叶（马鞭草科）15g，加水500mL，煎至60mL。每次服20mL，每日3次。小儿酌减。

【附　注】海金沙的藤茎亦入药，称海金沙藤。其性味和功能与海金沙基本相同，但清热作用较强，通淋功用稍弱。

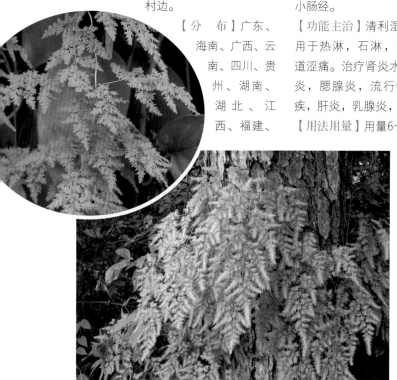

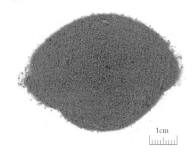

1cm

参 考 文 献

[1] 国家药典委员会. 中华人民共和国药典: 一部 [M]. 2010年版. 北京: 中国医药科技出版社, 2010.

[2] 中国食品药品检定研究院, 广东省食品药品检验所. 中国中药材真伪鉴别图典 [M]. 3版. 广州: 广东科技出版社, 2011.

[3] 《广东中药志》编辑委员会. 广东中药志: 第一卷 [M]. 广州: 广东科技出版社, 1994.

[4] 《广东中药志》编辑委员会. 广东中药志: 第二卷 [M]. 广州: 广东科技出版社, 1996.

[5] 南京中医药大学. 中药大辞典 [M]. 2版. 上海: 上海科学技术出版社, 2006.

[6] 《全国中草药汇编》编写组. 全国中草药汇编: 上册 [M]. 北京: 人民卫生出版社, 1975.

[7] 《全国中草药汇编》编写组. 全国中草药汇编: 下册 [M]. 北京: 人民卫生出版社, 1976.

[8] 国家中医药管理局《中华本草》编委会. 中华本草 [M]. 上海: 上海科学技术出版社, 1999.

中文名索引

中国中草药三维图典
Zhongguo Zhongcaoyao Sanwei Tudian

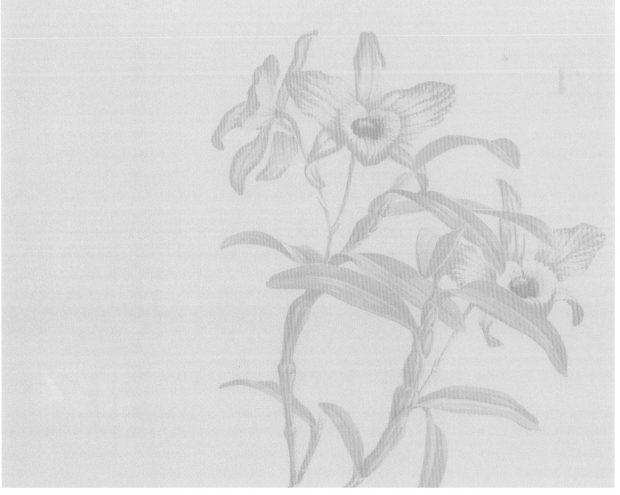

拉丁名索引

中国中草药三维图典

Zhongguo Zhongcaoyao Sanwei Tudian